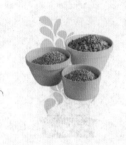

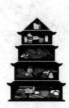

五谷杂粮
最养人

葛静 编著

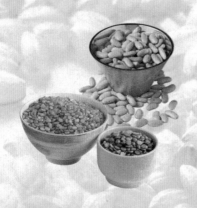

天津出版传媒集团

天津科学技术出版社

图书在版编目（CIP）数据

五谷杂粮最养人 / 葛静编著 . -- 天津：天津科学
技术出版社，2014.1（2020.10 重印）

ISBN 978-7-5308-8536-9

Ⅰ . ①五… Ⅱ . ①葛… Ⅲ . ①杂粮－食物养生 Ⅳ .
① R247.1

中国版本图书馆 CIP 数据核字（2013）第 285044 号

五谷杂粮最养人

WUGU ZALIANG ZUI YANGREN

策 划 人：杨 譞

责任编辑：孟祥刚

责任印制：兰 毅

出 版：天津出版传媒集团

天津科学技术出版社

地 址：天津市西康路 35 号

邮 编：300051

电 话：（022）23332490

网 址：www.tjkjcbs.com.cn

发 行：新华书店经销

印 刷：三河市万龙印装有限公司

开本 720×1020 1/16 印张 16 字数 280 000

2020 年 10 月第 1 版第 2 次印刷

定价：45.00 元

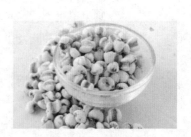

食尚五谷，
糙口物就是香饽饽

　　民以食为天，而健康则是永不褪色的时尚。随着人们对传统养生和现代营养学关注的深入，以前因口感粗糙，只被作为普通粮食甚至备战饥荒的杂粮也华丽变身，蜕变为炙手可热的香饽饽。

　　曾经随着生活水平的提高，人们饮食变得越来越精细，而朴实的杂粮则日渐被冷落。然而日益增加的高血压、高血脂、老年痴呆、肥胖症等现代疾病无一不证明了只有粗细搭配，回归最自然的五谷杂粮饮食才是健康的正确选择。

　　五谷杂粮是身体能量的重要来源，可为一天的生活提供动力，让一天的工作学习绽放活力；五谷杂粮大多富含纤维质，可促进肠胃蠕动，帮助肠道排出废物，让您变得更苗条；五谷杂粮还能保持皮肤和黏膜的健康，让您的肌肤散发美丽光彩；最重要的是五谷杂粮含有各种丰富的营养素，不少食物就具有预防高血压、冠心病、高脂血症、心血管疾病、癌症的作用。

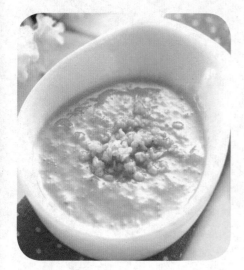

　　因此，选择以五谷杂粮相伴，就意味着迈入健康的门槛。

　　一般来说，除精白米面外的粮食皆可称作杂粮，本书按照传统分法兼顾现代人的习惯，将其分作三大类，即谷类、豆薯类、坚果干果类。

　　谷类包括稻米、麦子、高粱、玉米、芡实、青稞等，主要可煮熟或蒸熟作主食用，人体50%~80%的能量皆来源于谷物。

　　豆薯类包括大豆、黑豆、绿豆、红豆、扁豆、豌豆等豆类以及红薯、土豆、山药等薯类。豆类既可煮粥又可做成各种美味的菜肴或打磨成豆浆食用，主要可为人体提供大量的优质蛋白质。薯类煮食、做菜皆可，可为人体提供大量糖分，同时对改善肠道状况也很有好处。

坚果干果类包括核桃、杏仁、开心果、松子、栗子、大枣等，它们大多含有丰富的油脂及蛋白质，对软化血管、抗衰老及人体生长发育具有重要作用。

在内容结构方面，为了让读者最大限度地了解每一种杂粮的保健作用，本书特地从挑选保存、保健疗效、实用偏方、食用指南、专家提示、营养解析、搭配宜忌、五谷美食等十余个角度入手，并配置了大量精美照片，力求为读者提供一份科学、易懂、详尽的实用指南，希望每一位本书的使用者及其家人亲友都能从中得到切实的利益。

最后，我们衷心地希望每一位读者都不仅能从本书中收获五谷杂粮知识，更能通过本书远离疾病、收获健康，做一位美丽健康的"食尚达人"！

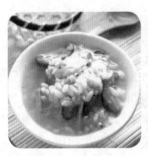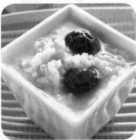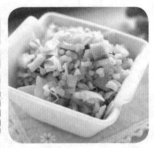

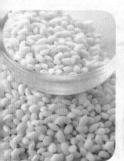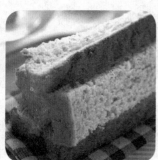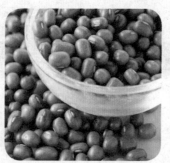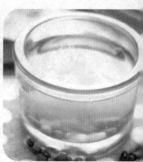

目录

第①章 五谷杂粮护健康

第②章 粥饭当家，五谷为主——谷类养生篇

1

第3章 健康搭配，豆薯为补——豆薯养生篇

第4章 营养加分，珍果为益——坚果干果养生篇

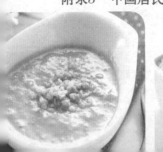
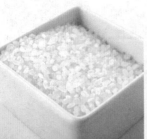
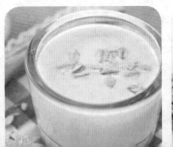
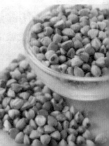

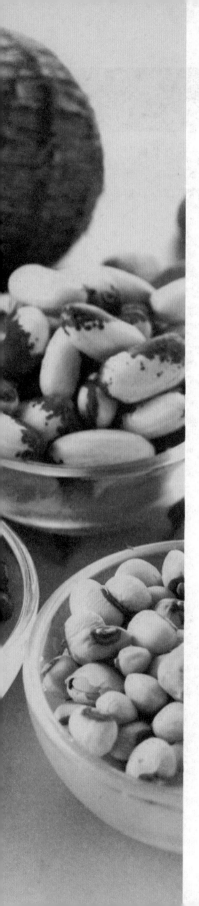

第一章

五谷杂粮护健康

在人一生的饮食中，一日三餐占据了重要位置；而三餐结构中，五谷杂粮又占去了大部分，因此如何吃好五谷杂粮就显得极其重要。我国自古就有"药补不如食补"之说，那么如何让五谷杂粮养护我们的身体健康呢？翻开本书，它将给您一份满意的回答。

所谓五谷杂粮

现在多习惯将"杂粮"和"五谷"合在一起，并称为"五谷杂粮"。"五谷"一说的出现大致见于春秋时期，但在这之前实际上都是概称"百谷"。"五谷"具体为哪几种特定的谷物，各古书记录不尽相同，而流传到现在，五谷更仅仅只是各类杂粮的泛指代称了。

春秋:《黄帝内经》	→	战国:《孟子·滕文公》	→	明:《本草纲目》	→	现代
·《黄帝内经》最早提出"五谷为养,五果为助,五畜为益,五菜为充"的饮食养生法则。		·《孟子》中对当时的五谷记录为"稻、黍、稷、麦、菽",菽即豆子。但现在"五谷"一般只是作为杂粮的统称。		·在《本草纲目》里,谷类被分为麦稻类、稷粟类、豆类以及酿造类四种,其中包括33种谷物和14种豆类。		·一般指稻类、麦类、大豆、玉米、薯类等富含淀粉的食品;同时也习惯将米面以外的粮食加上部分坚果、干果称作杂粮或粗粮。

现代五谷杂粮概览 ▶

五谷杂粮种类	代表食物		营养结构
谷类	小麦	粳米	含70%以上的碳水化合物,是人体热能最经济的来源
豆类	大豆	红豆	蛋白质含量丰富,尤其是干品豆子,蛋白含量甚至可达50%以上
薯类	红薯	土豆	含有约20%的淀粉以及大量的糖类,碳水化合物利用率很高,也是人体能量的重要来源
干果坚果类	杏仁	核桃	大多数含有近50%的油脂,且多为不饱和脂肪酸,对保护心脑血管有重要作用

四性五味，解密五谷杂粮各脾性

何为四性？

　　传统中医认为：无论是药物还是食物都可以分为凉、寒、温、热四性。其中凉性和寒性、温性和热性在性质上想通；而凉性和温性、寒性和热性则互补。此外，有部分食物性质温和，可以成为平性。

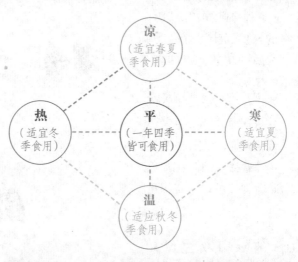

四性	功效	对症	代表谷物
凉性	清热泻火、解暑除燥、消炎解毒等	夏季发热、发汗、中暑，急性热病、发炎、热毒	薏米
寒性	寒与凉性质功效相同，但清热去火程度更强，不宜长期过量食用	常用于热性病症，发热、发炎、痘疹	绿豆
温性	驱寒振阳、温暖脾胃、补养气血、驱虫、止痛等	秋冬怕冷、手脚冰凉、脘腹冷痛、病后体虚	糯米
热性	与温性食物性质相同，但程度较为剧烈，一般不用来长期补益身体	可用于寒性病症，以及冬季滋补等	桂圆
平性	开胃健脾，强身健骨，清淡滋补，可长期食用	各种体质都能食用	粳米

五味与五脏的对应关系?

　　五味。即酸、咸、甘、苦、辛五种味道。中医认为，食物的五色五味皆可以反映出其大致的功效，并可与五脏相互对应：

　　酸味食物，入肝，主青色。

　　甘味食物，入脾，主黄色。

　　苦味食物，入心，主赤色。

　　辛辣食物，入肺，主白色。

　　咸味食物，入肾，主黑色。

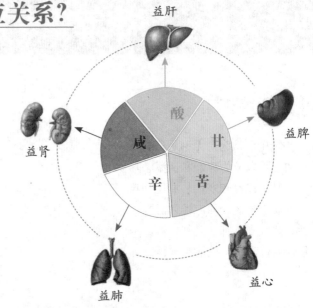

益肝

益脾

益肾

益心

益肺

酸

甘

苦

辛

咸

五谷杂粮功效一览▶

五味	功效	代表食物	代表器官
酸	酸味食物可以刺激唾液分泌，生津、养阴、收敛、固涩，有益于心脏和肌肉，但过食易引起消化不良和牙齿骨骼的损伤	酸枣	肝
甘	甘味食物能补、能缓、能和，具有滋养补虚、缓和痉挛、止痛镇痛的功效，内脏下垂、肌肉下垂者尤适宜食用甘味食物	糯米	脾
苦	苦味食物可以清火去热、醒脑提神、除烦静心、止痛镇痛，四季皆可食用，尤其可作为夏季的消暑祛湿佳品	杏仁	心
咸	咸味食物的主要特征是软和补，具有软坚散结、润肠通便、消肿解毒、补肾强身的功效。但过食易导致高血压、高血脂等症	黑豆	肾
辛	辛味食物具有促进新陈代谢、加快血液循环、增强消化液分泌的作用，可发散、行气、活血。但过食易导致津液损伤、上火	开心果	肺

辨色识谷，杂粮的五色理论

　　每种食物有着各自不同的颜色外衣，然而这"外衣"可不仅仅是好看那么简单。颜色不同，即表示食物的养生功效也大为不同，因为根据中医五色理论，五色是可与五脏相对应的：五色主要指青、赤、白、黑、黄五种颜色；其中青色食物主养肝，赤色即红色食物主养心，白色食物主养肺，黑色食物主强肾，而黄色食物则主健脾。

青色谷物

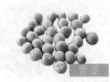

青豆

青色，包括绿色。中医五行属于木。

　　青色食物主要入肝经，对应人体的肝脏、胆；有利肝明目，清肝疏肝的作用，有助于治疗两胁胀痛、心烦易怒、目涩流泪等病症。

青色食物代表　青豆、绿豆、扁豆以及菠菜等各种绿叶菜。

赤色谷物

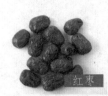

红枣

赤色，包括红色、紫色、粉色。中医五行属火。

　　赤色食物主要入心经，对应人体的心、小肠、舌头；有补心止痛的作用，有助于治疗心悸气短、胸闷胸痛等病症。

红色食物代表　红豆、大枣、红腰豆等。

白色谷物

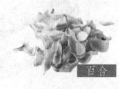

百合

白色，中医五行属于金。

　　白色食物主要入肺经，对应人体的肺、大肠、鼻，有散邪宣肺润肺、化痰止咳平喘的作用，有助于治疗寒热咳嗽、咯痰气喘等病症。

白色食物代表　山药、杏仁、百合、薏米等。

黑色谷物

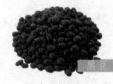

黑豆

黑色，包括蓝色。中医五行属于水。

　　黑色食物主要入肾经，对应人体的肾、膀胱、耳、骨骼；有补肾保精、乌发固齿的作用，有助于治疗须发早白、牙齿松动、早泄遗精、月经不调等病症。

黑色食物代表　黑豆、黑芝麻、黑枣、桂圆等。

黄色谷物

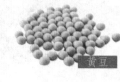

黄豆

黄色，包括棕色。中医五行属于土。

　　黄色食物主要入脾经，对应人体的脾、胃、口腔；有健脾益气、消食开胃的作用，有助于治疗食纳呆滞、脘腹胀痛等病症。

黄色食物代表　南瓜、玉米、黄豆、甘薯等。

五谷营养，不仅仅是淀粉

提到五谷杂粮的营养结构，多数人的第一反应基本都是"不就是淀粉、碳水化合物嘛！"实际上这只是日常米面主食给我们造成的惯性错觉，看完以下分析，相信这样认为的人都会有一个认识大转变，不由得打心底赞服五谷杂粮的营养丰富。

膳食纤维（玉米）▶

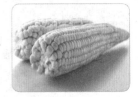

具有促进肠道蠕动、帮助消化、促进排便、维护肠道清洁的作用，对肥胖症、高血压、高血脂、心血管疾病、肠癌等皆有一定的防治和辅助治疗作用。

代表食物 玉米、糙米、魔芋、燕麦等。

◀不饱和脂肪酸（核桃）

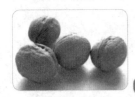

具有提高脑细胞活性，增强记忆力和思维能力；降低血液黏度，改善血液微循环的功效。

代表食物 核桃、开心果、杏仁、榛子等。

维生素A（红薯）▶

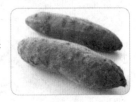

可调节表皮及角质层新陈代谢，抗衰老，去皱纹；预防夜盲症，帮助保护视力；促进骨骼生长，帮助牙齿生长、再生。

代表食物 红腰豆、芋头、红薯、荸荠等。

◀维生素C（杏仁）

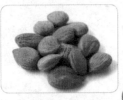

可提高免疫力，预防癌症、心脏病、中风、心脑血管疾病等；改善铁、钙和叶酸的利用；促进脂肪和类脂特别是胆固醇的代谢；同时还有抗氧化，预防衰老的作用。

代表食物 大枣、杏仁、栗子等。

维生素B₁（开心果）▶

能够很好地帮助碳水化合物消化；改善精神状况；维持神经组织、肌肉、心脏的正常活动；减轻疼痛，减轻晕机、晕船等症状。

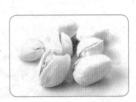

代表食物 小麦、开心果、葵花子、榛子等。

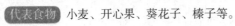

维生素B₂（南瓜子）▶

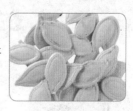

提高机体对碳水化合物、蛋白质、核酸和脂肪的利用率；促进人体生长发育，维护皮肤和细胞膜的完整性，预防皮肤病；促进铁质吸收等。

代表食物 南瓜子、葵花子、白果。

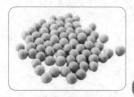

◀蛋白质（大豆）

蛋白质是人体血液和细胞的主要构成成分，青少年的生长发育、孕产妇的优生优育、老年人的健康长寿，都与膳食中蛋白质的含量有着密切的关系。

代表食物 各种豆类、小米、高粱等。

钙（芝麻）▶

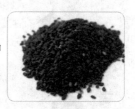

钙质是促进人体骨骼发育的重要物质，对人体生长发育、肌肉活动、神经传递、血液凝固等都有着重要作用。

代表食物 芝麻、花生、大豆、松子等。

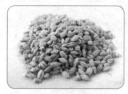

◀磷（小麦）

具有促进骨骼和牙齿发育，预防佝偻病、软骨症、骨质疏松的作用；同时还有助于维持体内酸碱平衡，参与体内能量代谢。

代表食物 小麦、燕麦、莲子、栗子等。

钾（山药）▶

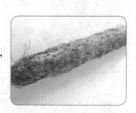

可维持肌肉活力，消除机体疲劳；调节体内水分的平衡并使心跳规律化，预防心脏病发作；维持肠道蠕动，预防恶心、呕吐、厌食等。

代表食物 山药、青豆、蚕豆、玉米等。

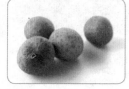

◀铁（桂圆）

铁是红细胞中血红素的主要组成成分，具有预防缺铁性贫血、胃肠黏膜萎缩、指甲变形的作用，可提高儿童注意力、免疫力，保证儿童健康成长。

代表食物 大枣、桂圆、大豆、芝麻等。

各年龄段对五谷杂粮的选择

年龄段	特点	饮食建议	推荐谷物
儿童 3~10岁	体力、智力、精力发育期	儿童活泼好动，能量消耗大，各种营养素的需求也大。日常饮食中要注意膳食平衡，遵循谷物为主、粗细搭配、食物多样的原则。比起精白米面，杂粮的营养价值更高，更能增进食欲，促进消化，维护儿童神经系统的正常发育	小米 黑米 玉米 大豆 大枣
少年 11~17岁	体力、智力、精力增长期	少年期是人体各方面快速成长的时期，需要丰富的营养尤其是大量的蛋白质补充。大豆蛋白中含有人体必需的氨基酸和营养素，将大豆与米面混吃，可以起到很好的营养互补作用。此外，每天吃20克左右的坚果，对生长发育很有好处	各种豆类 高粱 核桃 黑芝麻 瓜子
青年 18~44岁	体力、智力、精力充沛期	青年期是体能各方面都处于旺盛状态的时期，同时也大力承担着工作、家庭、社会各方面的负担与压力。一般青年人的饮食主要以谷物为主，同时注意粗细搭配，补充各方面的营养，尽量避免食用高能量、高脂肪、低碳水化合物的食物等	大米 小麦 各种豆类 大枣 桂圆 腰果
中年 45~59岁	体力、智力、精力稳定期	中年人的各机能呈稳定至逐渐下滑状态，这时期要留心血压血脂的状态。除注意饮食低盐清淡外，还可多食用豆类和干果类食物，因其含有丰富的钾元素，可以帮助调节血压。大豆含有的植物性雌激素——异黄酮素，可以帮助更年期的女性减轻更年期症状，延缓衰老	大豆 糙米 豌豆 芋头 和头 松子
老年 60岁以上	体力、智力、精力疲惫期	老年期是人体各器官功能逐渐衰弱的时期，这时的饮食要以量少、质优、营养且易吸收为主。同时不能过于精细，否则容易出现老年性便秘；此外还要注意食用一些具有抗氧化功能的食物，如葵花、核桃油等，以起到软化血管、预防老年性痴呆的作用	玉米 山药 红薯 大豆 核桃 松子

五谷杂粮养生，跟着四季走

▶春季多倒春寒，因此高热量谷物仍需占很大比重；为预防季节性流行病，提高免疫力，可多补充蛋白质和维生素。

糯米、黄豆、花生、芝麻、杏仁。

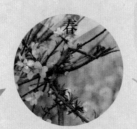

● 阴气极盛　　　● 阳气渐盛

北

西 ←→ 冬

南

小麦、绿豆、莲子、扁豆、薏米。

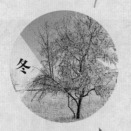

● 阴气渐盛　　　● 阳气极盛

▶冬季气候寒冷，人体代谢处于相对缓慢的水平，此时最适宜滋补养生，以待来年春天生机勃发。冬季饮食应遵循滋阴、暖身的原则，宜食用热量较高的食品。

糙米、甘薯、萝卜、鸡蛋、红豆。

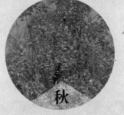

豆腐、莲藕、木耳、核桃、百合。

▶夏季炎热且潮湿，容易出现食欲减退，体内积热水肿等情况，所以开胃、利水、解暑是夏季饮食的重要原则。

▶秋季空气多干燥，容易出现肌肤缺水、口干舌燥、流鼻血、脱发、肺燥肺热引起的干咳、哮喘等疾病，所以秋季应注意滋阴润肺；同时也可适当进补，为即将来临的冬季做好准备。

不同体质对五谷杂粮的需求

平和体质	阳盛体质	阳虚体质
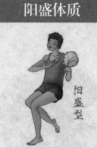	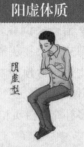	
脸色润泽、头发稠密有光泽、眼睛有神、唇色红润，精力好，性格随和。	形体壮实、面色红光、喜冷怕热、口苦口臭，喜欢冷饮。	手脚冰凉、怕冷，肌肉松软、精神不振、容易出汗。
气虚体质	血虚体质	阴虚体质
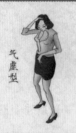	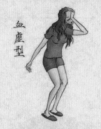	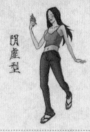
精神不振、身体容易疲乏、气短懒言，容易患感冒，病后康复慢。	面色萎黄或苍白、口唇指甲泛白、头发干枯、易脱发、视物昏花、精神疲乏。	形体消瘦、午后面色潮红、手足心热、喜冷饮、易烦易怒、易失眠。
气郁体质	血瘀体质	痰湿体质
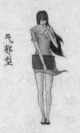	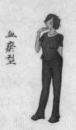	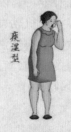
形体多偏瘦、多愁善感、常闷闷不乐、无故叹气、不思饮食、易心慌失眠。	形体多消瘦、面色晦滞、眼眶暗黑、肌肤暗滞、唇色暗紫、头发易脱落。	形体多肥胖、喜食肥甘、神倦嗜睡、头晕、身体困重、睡眠易鼾。

平和体质

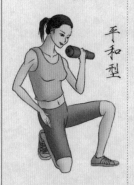

平和型

平和体质是最健康的体质，多由先天禀赋良好，加之后天调养得当形成。

体质特征

体形匀称、健壮，肤色润泽，头发稠密有光泽，目光有神，唇色红润，精力充沛，不易疲劳，睡眠安和，胃口良好。性格随和开朗，平时较少生病，对自然环境和社会环境的适应力较强。

饮食需求

饮食清淡，不宜有偏嗜。顺应四时变化，保持自身与自然界的整体阴阳平衡。也可酌量选食具有缓补阴阳作用的食物，以增强体质。

推荐谷物

各类谷物皆宜，顺应季节食用即可。

阳盛体质

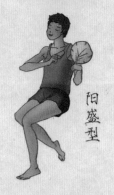

阳盛型

阳盛体质多由过食辛热或脏腑失调所致，以阳气偏盛、热量过多、功能亢奋为主要特点。

体质特征

形体壮实，面色红赤，声高气粗，喜凉怕热，口渴喜冷饮，口苦口臭，小便热赤、大便干燥、熏臭。阳盛体质的人不轻易生病，一旦患病，多为突发病、急性病，多见于感染性和传染性疾病。

饮食需求

多食滋阴、清淡食品；忌食辛辣、燥热、大补之物，如葱姜蒜、牛羊肉等；慎饮酒类。

推荐谷物

绿豆、百合、荸荠等。

阳虚体质

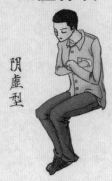

阴虚型

阳虚体质多由先天禀赋不足，或后天调养不当所致。特征以阳气不足为主要特点。

体质特征

疲倦怕冷，手脚冰凉，易出汗，唇色苍白，少气懒言，四肢乏力，喜热饮食，精神不振，睡眠偏多；男性遗精；女性白带清稀，易腹泻，排尿次数频繁，性欲衰退等。

饮食需求

多食滋阴、清淡食品；忌食辛辣、燥热、大补之物，如葱姜蒜、牛羊肉等；慎饮酒类。

推荐谷物

核桃、板栗、大豆、红枣、桂圆等。

气虚体质

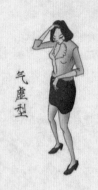

气虚型

气虚体质多由先天禀赋不足，或后天调养不当，或久病不愈、日久伤身所致。

体质特征

形体消瘦或偏胖，体倦乏力，面色苍白，语声低怯，多汗，不纳饮食或食少腹胀，心悸怔忡，精神疲惫，腰膝酸软，大便溏泄，小便频多，男子滑精早泄、女子白带清稀。

饮食需求

补气养气，温补脾、胃、肺、肾。宜食易于消化之物，少食生冷、苦寒、肥腻之品。

推荐谷物

粳米、小米、糯米、甘薯、大豆、红枣、桂圆、花生、百合等。

血虚体质

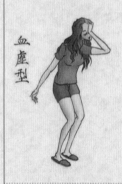

血虚型

血虚体质多由气血生化不足，或失血过多，或久病损耗，或脾胃功能失常，水谷精微不能化生血液所致。

体质特征

尤以女性多见，主要表现为面色萎黄或苍白，口唇、指甲苍白，头发干枯、容易脱落，眼睛视物不明，常有惊悸反应，睡眠质量欠佳、多梦，易健忘，神情疲惫，大便偏干。

饮食需求

以补肝养血、益气安神为主要原则；饮食有节，注意补脾，气血双补。可多食具有补血养血功能的食物。

推荐谷物

紫米、黑米、糯米、大枣、桂圆、花生、山药等。

阴虚体质

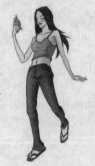

阴虚型

阴虚体质多由阴血不足引起，可由先天禀赋不足，或后天调养不当，或久病不愈所致。

体质特征

体形瘦长，面色潮红，两目干涩，视物模糊，眩晕耳鸣，皮肤偏干，手足心热，易口燥咽干，口渴喜冷饮，大便干燥，睡眠质量差。性情急躁，外向好动，活泼；耐冷不耐热，耐冬不耐夏，不耐受燥邪。

饮食需求

以养阴降火，滋补肝肾为主要原则，多食用具有补肾养阴的食物，少食辛燥之物。

推荐谷物

百合、绿豆、芝麻、大豆、燕麦、糯米等。

气郁体质

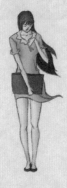

气郁型

气郁体质多由先天禀赋不足，或后天脏腑功能失调，或长期郁闷烦躁、心情不畅所致。

体质特征

一般形体消瘦，多愁善感，经常闷闷不乐，无故叹气，或者焦躁不安，容易心慌，受惊吓，遇事常感到害怕；情感脆弱，容易失眠，食欲低下，对新环境的适应力差。

饮食需求

以疏肝、理气解郁为主要原则，可选择食用一些调养脾胃的食物；宜少食收敛酸涩之物，如乌梅、南瓜、泡菜、酸枣等，冰冷的东西，如雪糕、冷饮一类也应少食。

推荐谷物

大麦、荞麦、高粱、刀豆、百合、山药、开心果等。

血瘀体质

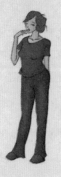

血瘀型

血瘀体质多由先天禀赋不足，或脏腑功能失调，或后天情志长期抑郁，或久居寒冷之地所致。

体质特征

形体多消瘦，皮肤干燥，易生斑，面色晦暗，口唇发暗，眼睛浑浊，容易脱发，面部表情抑郁、呆板，面部肌肉不灵活，容易健忘、记忆力下降，经常心烦易怒。

饮食需求

以补肝养血、活血化瘀为主要原则，多食具有活血、散结、行气、疏肝功效的食物；少食寒凉、油腻之物。

推荐谷物

黑豆、黄豆、大枣、糯米、开心果等。

痰湿体质

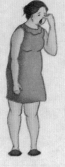

痰湿型

痰湿体质多由先天禀赋不足，或后天脏腑功能失调所致，以水液代谢功能减退、痰湿停滞于体内为主要原因。

体质特征

体形肥胖，腹部肥满松软，面部皮肤油脂较多，多汗且黏，胸闷，痰多，面色淡黄而暗，眼胞微浮，容易困倦，喜食肥甘甜黏，小便不多或微混。性格稳重温和，多善于忍耐。

饮食需求

戒肥甘厚味，戒酒，忌暴饮暴食和进食速度过快；饮食应以清淡性平为主，尤其适宜吃一些健脾、益肾、利水、化湿的食物。

推荐谷物

红豆、蚕豆、扁豆、花生、茯苓、大枣、山药、薏米等。

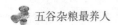
对症吃五谷，一粥一饭亦治病

病症	对症谷物		对症谷物
高血压	荞麦	玉米	荞麦所含芦丁有清脂降压作用 玉米对心脑血管具有综合保健作用
高血脂	大豆	榛子	大豆及大豆制品有助于降低胆固醇 榛子可软化血管
糖尿病	荞麦	花豆	可延缓食物中葡萄糖的吸收，减少 糖分摄入，缓解餐后高血糖症状
肥胖症	糙米	绿豆	糙米可帮助清除身体多余毒素 绿豆有助于消除水肿
便秘、 肠道癌	芝麻	红薯	芝麻富含油脂，可滑肠通便 红薯含大量膳食纤维，有助润肠
中风	糙米	青稞	经常食用含麦芽、麦麸、麦糠的粗 粮可降低中风危险
衰老	黄豆	核桃	黄豆有延缓更年期的效果 核桃中的不饱和脂肪酸有助抗衰
消化 不良	大麦	小米	大麦和小米都有健脾和胃、帮助消 化的功能

病症	对症谷物		对症谷物
腹泻	高粱	糯米	高粱中的单宁有收敛止泻作用 糯米可暖胃，对胃寒引起的腹泻有缓解作用
咳嗽	荸荠	杏仁	荸荠富含黏液质，有化痰生津止咳的作用 杏仁中苦杏仁苷可缓解咳喘
失眠	百合	莲子	百合和莲子都具有安神宁心的作用，可辅助治疗心烦失眠
乳腺癌	小麦	大豆	小麦和大豆均可降低体内雌性激素含量，进而预防乳腺癌
水肿	薏米	红豆	薏米和红豆均有很强的利水作用，用于治疗水肿可起到明显效果
贫血	花生	大枣	花生红衣有生血、补血的功效 大枣所含铁质对贫血有很好的改善作用
动脉硬化	红薯	葵花子	红薯可消除活性氧，预防动脉硬化 葵花子中的不饱和脂肪酸有助软化血管
遗精	芡实	莲子	芡实有收敛作用，是治疗遗精的常用药 莲子可治疗遗精
带下	芡实	白果	芡实可帮助治疗白浊、带下等症 白果可辅助治疗脾虚型带下

病症	对症谷物		对症谷物
脚气病	糙米	百合	糙米中所含的 B 族维生素有助预防脚气病 百合在中医里就是一味治疗脚气病的良药
中暑	扁豆	绿豆	扁豆水煎服可缓解中暑 绿豆性寒，有显著消暑作用
呕吐	刀豆	豇豆	刀豆有降逆止呕的功效 豇豆可改善脾虚食少、呕吐的症状
炎症	豌豆	杏仁	豌豆中的植物凝集素有消炎作用 生苦杏仁外用有消炎作用
一般癌症	青豆	芋头	青豆含有异黄酮、钼、硒等抗癌成分 芋头中的黏液蛋白有助于肿瘤防治
肠胃病	土豆	山药	土豆对胃及十二指肠溃疡有辅助治疗作用 山药可健脾强胃，增强胃肠功能
神经衰弱	酸枣	茯苓	酸枣和茯苓皆有安神、宁心的功效，对神经衰弱具有一定的辅助治疗作用
健忘	核桃	桂圆	核桃补脑，可增强记忆力 桂圆又称"益智果"，有助改善健忘症状

吃对五谷，吃出美丽容颜

乌发	 黑米	美容方法：黑米、黑豆、黑芝麻、核桃仁熬粥同服
	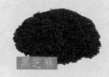	美容方法：黑米、黑豆、黑芝麻、核桃仁熬粥同服
祛斑	 燕麦	美容方法：燕麦打成粉后，加适量牛奶调成糊状，做面膜敷
	 红薯	美容方法：蒸食、煮食、烤食皆可
痘疮	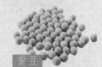 黄豆	美容方法：生黄豆粉，加水或蜂蜜调成糊状，涂于患处；同时也有美白作用
	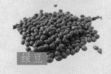 绿豆	美容方法：生绿豆粉，加水或蜂蜜调成糊状，涂于患处；同时也有消炎作用
明目	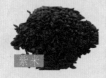 紫米	美容方法：紫米适量，加莲子同煮粥服食
	 黑豆	美容方法：煮粥或打成豆浆饮用皆可
红润脸色	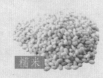 糯米	美容方法：与红枣、红豆、银耳同煮粥服用
	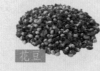 花豆	美容方法：与排骨同煮食
美白	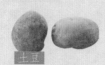 土豆	美容方法：生土豆切片，做面膜敷
	 杏仁	美容方法：与大豆一起打成豆浆饮用
润肤	 核桃	美容方法：直接食用或取其油做护肤用
	 葵花子	美容方法：直接食用，或者使用其生压榨的油护肤

吃对五谷，吃出苗条身材

同样是吃五谷杂粮，可为什么有人就苗条可人，有人却臃肿肥胖呢？可见即使面对健康食品，怎么吃还真是一门学问。只有吃法得当，才能真真切切地收获健康，收获苗条身材。那我们就来看看都有哪些具体食物、具体吃法有助减肥吧！

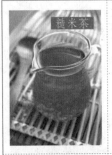

糙米茶

可有效清除体内油脂，健胃消食，帮助身体及时排出毒素。

● 最佳食法
下午1点后当茶饮。

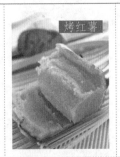

烤红薯

含有丰富的纤维素，可增强肠道蠕动，帮助清除肠道垃圾。

● 最佳食法
当早、晚餐食用。

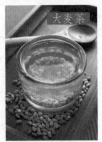

大麦茶

能有效去除油腻，助消化，健脾和胃，减肥。

● 最佳食法
当茶频饮。

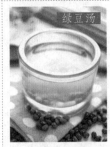

绿豆汤

有助于利尿消肿，对水肿型肥胖疗效显著。

● 最佳食法
夏季消暑饮用。

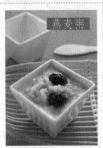

燕麦粥

可调节脂肪代谢，增强饱腹感，润肠通便。

● 最佳食法
当早、晚餐食用。

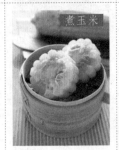

煮玉米

可增强肠胃蠕动，促进体内废物排泄，消除水肿。

● 最佳食法
作为早、晚餐食用。

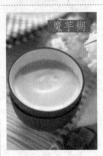

魔芋糊

魔芋粉能有效吸附胆固醇和胆汁酸，及时清除肠道垃圾。

● 最佳食法
沸水冲饮，清晨空腹服食。

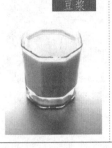

豆浆

豆类含有丰富蛋白质与纤维质，具有良好的新陈代谢作用。

● 最佳食法
餐前或用餐中饮用。

五谷杂粮的烹调秘籍

在烹调五谷杂粮的时候，如果合理运用以下小秘籍，不仅能使得五谷美食更加美味，也会为其营养价值大大加分哦！

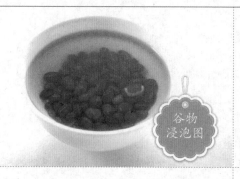

谷物浸泡图

1. 烹调前、淘洗后，适时浸泡

谷物、豆类中含有较多纤维，直接煮较费时，且不易将其营养素充分释放出来；浸软后烹调更利于人体吸收和消化。需要注意的是每种谷物的浸泡时间可随其软硬程度灵活调整，且泡过的水不宜用来直接烹煮。

2. 少油、少盐、少糖

在烹煮五谷杂粮时，能不用调料的就不用，需要的也以量少为宜。越是自然的方式，越能保留更多营养，吃出健康！

 【多盐】　　　　【少盐】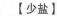

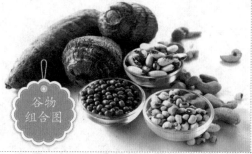

谷物组合图

3. 多种杂粮搭配食用

五谷杂粮品种繁多，所含营养也各有偏重，食用时注意一下搭配，就能起到取长补短的作用，收到均衡营养的保健效果。

4. 选择适当锅具

烹调五谷杂粮所用的锅具，最好使用稳定性较高的陶瓷器或不锈钢制品；塑料或其他容易发生氧化的铝质锅具等则不宜采用。

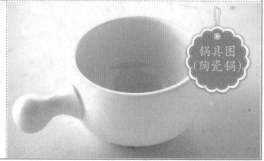

锅具图（陶瓷锅）

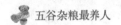
五谷杂粮的正确食用方法

 喝水

1. 及时多喝水

粗粮中的膳食纤维需要有充足的水分做后盾才能正常排泄，所以食用粗粮时要注意多喝水。

 吃饭

2. 循序渐进吃粗粮

粗粮虽好，但对于已经习惯吃精白米的人来说，突然增加或减少粗粮的进食量都会引起肠道不适，所以最好能逐渐增加或减少食量。

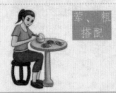 荤、粗搭配

3. 搭配荤菜吃粗粮

粗粮虽然营养丰富，但为了均衡膳食，还是应该荤素搭配食用。

食用五谷杂粮的禁忌

1. 忌过量 　　坚果类食用过量，容易腹胀；糯性类则会消化不良；豆类一次食用过量，则可能引起急性消化不良。	【坚果类食物杏仁】
	【糯性类食物黍米】
	【豆类食物芸豆】
2. 部分豆类忌生吃 　　黄豆、扁豆等若生吃，胰蛋白抑制素会影响蛋白质消化吸收；而皂素、植物凝血素等则会导致呕吐、腹痛、腹泻症状，所以一定要煮熟后再食用。	【扁豆】
	【黄豆】
3. 一般情况下单煮豆类时不要放盐 　　怪味蚕豆和五香毛豆都是常见的小吃，但实际上煮豆类时放盐会使其水溶性维生素 B_1、维生素 B_2 等遭到破坏，所以最好清煮，原味食用即可。	【蚕豆】
	【青豆】

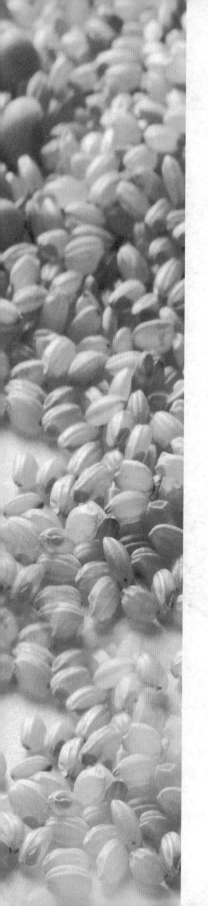

第二章
粥饭当家，五谷为主
——谷类养生篇

　　主食，尤其是稻谷类主食永远是餐桌上的营养将帅，然而所谓稻谷也不仅仅只有水稻、小麦这么单一。稻谷类家族庞大，除水稻、小麦外还有荞麦、燕麦、黍米、黑米、高粱等，且每一种所含营养物各有特点，有很强的互补作用。因此越是能将主食吃出花样，越有可能吸收到更为丰富的营养。

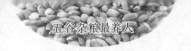
大麦

● 凉血理气、消食健胃

题解

　　大麦可分为有稃大麦和裸大麦。有稃大麦也称皮大麦，稃壳和籽粒粘连；而裸大麦则是稃壳和籽粒分离，青藏高原称青稞，长江流域称元麦，华北称米麦等。按用途分，则可分为啤酒大麦、食用大麦、饲用大麦三种类型。一般食用大麦类常用来做不发酵食物，如北非及亚洲部分地区就喜欢将其做成麦片粥。

● 谷粮名片

名称：大麦；牟麦、赤膊麦

性味：性凉；味甘、咸

归经：脾、胃经

功能主治：脾胃不和、缺乳

适宜人群：胃气虚弱、消化不良者；产后妇女需催乳者

产地分布

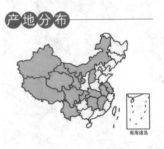

南海诸岛

■ 主产地

长江流域、黄河流域、青藏高原

● 解析图

大麦秸秆

性温，味甘、苦，无毒，可治小便不通。

大麦芽

性凉，味甘、咸，可用于酿造啤酒等。

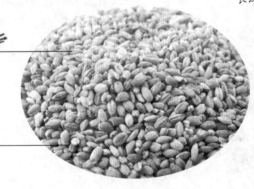

成熟周期

1	2	3	4	5	6
7	8	9	10	11	12

成熟期：4~5 月

【医家箴言】

　　唐 医学家 孟诜 暴食大麦会导致脚弱，是因为大麦下气的缘故。大麦热吃宜人，生冷食之则损人。

　　明 医学家 李时珍 大麦、麦，注解不一。因为大麦的苗和粒都比米大，所以叫大麦。主宽胸下气，凉血，消食开胃。用大麦做饭，对人体很有益处；煮粥口感润滑；磨面做酱味道很甘美。

　　元 医学家 朱丹溪 大麦刚成熟时，人们多炒香来吃。但这种吃法容易上火，导致热病，一般人却不知道。

【选购保存小妙招】

挑选

　　优质的大麦具有淡淡的坚果香味，挑选时可以抓取适量放于鼻前闻一闻，如有霉味、潮味等异味则为劣质大麦，此外形态上应以饱满、完整、无杂质、无虫蛀、色泽黄褐的为宜。

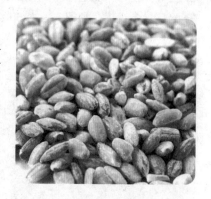

保存

　　大麦适宜放在阴凉、干燥的地方保存，若放置于密闭的坛子、罐子则可以保存更长的时间。

【药理作用】

　　据实验研究，大麦中分离出一种叫酰基葡基固醇的抗癌成分，该成分可抑制在肠中产生的致癌毒素的形成，可有预防肠癌的作用。

　　日本科学家从大麦叶中成功提取出了一种名为麦涤素的物质，该物质富含SOD酶，且钾、镁、钙含量均高于一般蔬菜，对疲劳、癌症、脑溢血、心脏病、肝病、肥胖都具有一定疗效。

【营养解析】

　　大麦含有较高的碳水化合物，适量的蛋白质、钙、磷以及少量的B族维生素。

　　因为碳水化合物含量较多，因此大麦可作为可溶性纤维的优质来源。经常食用含有大量可溶性纤维的大麦，不仅可以降低血液中的胆固醇含量，还可以降低低密度脂蛋白的含量，起到保护心脏的作用。

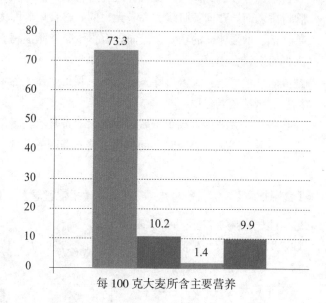

每100克大麦所含主要营养

■ 碳水化合物　　■ 脂肪
■ 蛋白质　　　　■ 膳食纤维

[单位：克]

【实用小偏方】

❶ **妇女断奶：** 大麦芽水煎服，连续7日。

❷ **祛暑、治消化不良：** 大麦50~100克，水煎服。

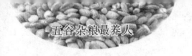
③ 治疗灼伤：大麦适量炒黑，研末，用油调和涂于患处。

④ 治疗饮食过度、烦闷：大麦 30 克，微炒研末。每次 6 克，温开水送下。

⑤ 治疗黄疸：鲜麦苗一把，滑石粉 15 克，水煎后去渣服用，一日两次，连续 7 日。

【专家提示】

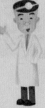

大麦在适宜的水分及温度下会自然发芽，大麦芽晒干炒熟后也可食用。服食大麦芽可以起到消化积食、疏肝回乳的作用。另外，经过加工熬炼而成的麦芽糖，营养丰富，是老少皆宜的滋补品。需要注意的是，大麦有催乳作用，而大麦芽虽服食少量时也可催乳，然而一旦过量，则可起到回乳作用，所以哺乳期的妇女不宜过食大麦芽及麦芽糖。

【保健功效】

改善食欲、补益身体：大麦具有健脾益胃的功能，因此特别适合因脾胃虚弱而导致面黄肌瘦、浑身无力的人群食用。因为具有明显改善食欲、增强体质的功效，故而患有胃十二指肠溃疡、慢性胃炎的人也可适量食用。

益五脏、抗衰老：大麦可除五脏之热、暖胃生津、养精血，常食还能起到抵抗衰老之用。

美容减肥：大麦炒香或烘干后制成的大麦茶具有消暑解毒、健脾养胃、减肥、去腥、去油腻、助消化、美容养颜的功效。

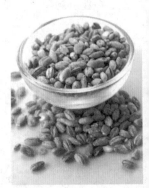

【食用指南】

❶ 可以学着藏族人民将裸大麦炒熟磨粉，做成糌粑吃。

❷ 将大麦做粥或直接加在粳米里蒸食也是一种较为常见的吃法，尤其以长江流域多见。

❸ 也可将大麦做成茶饮用。朝鲜族人民就喜欢饮用"大麦茶"，现代的一些加工型饮料也有以大麦为原料的。

【搭配宜忌】

大麦 ＋ 粳米　√ ▶ 养胃、生津、健脾

大麦 ＋ 蜂蜜 ＋ 姜　√ ▶ 缓解小便淋涩疼痛

大麦 ＋ 牛奶　✕ ▶ 影响人体吸收维生素

五谷美食

▶ 大麦茶

[主料] 大麦适量。

[做法]

① 把大麦淘洗干净，滤水、晾干。

② 将晾干的大麦置于文火上翻炒烘烤，待大麦表皮微糊时起锅、放凉后装入盒中收好。

③ 要喝的时候，抓取适量沸水冲泡即可。

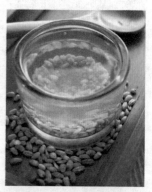

▶ 大麦粥

[主料] 大麦100克。

[做法]

① 把大麦淘洗干净。

② 在锅中注入适量水，大火煮沸。

③ 将淘好的大麦倒入锅中，煮至滚沸后，转小火再继续煮半小时即可。

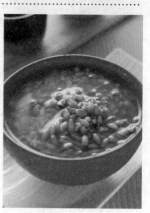

▶ 香芹籽全麦面包

[主料]

高粉 300 克
香芹籽粉 20 克
大麦片 50 克

[辅料]

干酵母 7 克
牛奶 120 克

[做法]

① 全部材料拌匀，加适量水揉到面团出筋后置于 35℃ 的环境下发酵 2 小时，并整理好其发酵后的形状。

② 将烤箱温度调至 40℃，把整形好的面团放进烤箱再次发酵 55 分钟。

③ 把二次发酵过的面团取出烤箱后，将烤箱调至 210℃ 预热 10 分钟，喷水。

④ 最后将面团置于 190℃ 的烤箱中烘烤 30 分钟即可。

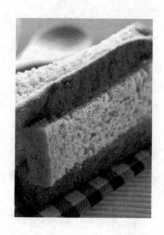

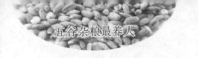

小麦

■ 宁心安神、养胃益肾

题解

小麦是世界上总产量仅次于玉米的粮食作物，原产于西亚。在中国新疆楼兰地区发现了四千年前的炭化小麦，但小麦在中国的真正推广是在汉代以后。由于生长环境不同，不同品种小麦间的营养差别较大，但富含淀粉、蛋白质、脂肪、矿物质、钙、铁、硫胺素、核黄素、烟酸及维生素A等是其共同特性。

● 谷粮名片

名称：小麦、浮小麦
性味：性凉；味甘
归经：心、脾、肾经
功能主治：心烦失眠、体弱体虚、盗汗
适宜人群：体虚者、失眠多梦者

产地分布

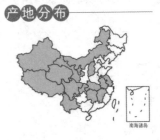

■ 主产地
黑龙江、新疆、甘肃

● 解析图

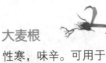

小麦皮
可入药治疗脚气病。

大麦根
性寒，味辛。可用于解酒热，除酒疸目黄。

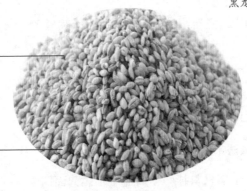

成熟周期

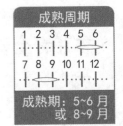

| 1 2 3 4 5 6 |
| 7 8 9 10 11 12 |

成熟期：5~6月
或 8~9月

【医家箴言】

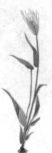

明 医学家 李时珍 当人身体疼痛或疮痈溃烂流脓，或者小儿夏季出痘疮，溃烂疼痛不能躺卧入睡时，可以用内部缝有麦麸的褥子垫于身下，因为麦麸性凉且温暖，可帮助缓解疼痛，治疗疮痈。

明 医学家 汪颖 东南地区潮湿，小麦接收过潮地气，有毒。吃汉椒、萝卜可解。长江以北的小麦花白天开，故而江北小麦对人有益；长江以南的小麦花晚上开，食后能诱发疾病。

【选购保存小妙招】

挑选

　　优质的小麦粉颜色白中略带浅黄，无酸、霉、潮等异味。挑选时，可用手抓一把紧握，如果松手后面粉久不散，则说明含水分较多，买回后需先晾晒干再储存，否则容易发生霉变。

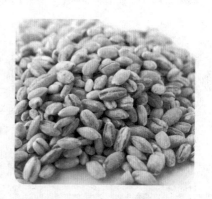

保存

　　小麦保存时需要放在阴凉、通风、干燥的地方，一般情况下，若放于密闭的坛子或罐子中可以存放更长时间。

【小麦硬度与麦粉质量】

　　小麦粉的质量与小麦的硬度密切相关。硬度高的小麦出粉率高、麦麸少，色泽好，灰分低，颗粒较大、形状较规整，流动性好，便于筛理；硬度低的小麦则相反，小麦粉颗粒小而不规则，表面粗糙，流动性差，不易于筛理。烤面包、做面条等需要面筋强而有弹性时，最好选择硬度高的小麦。

【营养解析】

　　小麦含有丰富的淀粉、蛋白质、脂肪、矿物质，以及钙、铁、硫胺素、核黄素、烟酸、维生素A等。但因品种和环境条件不同，其营养成分差别较大。就蛋白质来说，生长在大陆干旱气候区的麦粒含蛋白质较高，麦质硬而透明，而生于潮湿条件下的麦粒则含蛋白质略低，麦质也相对软一些。

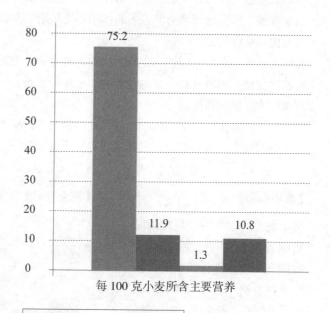

每 100 克小麦所含主要营养

■ 碳水化合物　■ 脂肪
■ 蛋白质　　　■ 膳食纤维

[单位：克]

【实用小偏方】

❶ 火烫伤：小麦面粉适量，和水调匀，敷于患处。

❷ 心神不宁、失眠、盗汗、烦躁不安、精神抑郁：小麦 30~60 克，水煎服。

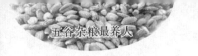
❸ 更年期综合征、心阴不足型衰弱：甘草 10 克，大麦 10 克，大枣 30 克，加水煎汤服用。

❹ 老人小便淋沥，滞涩不通，内心烦热：小麦 30 克，通草 10 克，加水煎汤服用。

【专家提示】

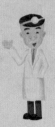

　　小麦作为主要粮食作物，除对麦麸过敏者外，一般人均可食用，通常情况下，每餐以 100 克左右为宜。小麦可安养心神，因此心血不足造成的失眠多梦、心悸者可以经常食用。另外，老打呵欠、情绪低落的人，患有脚气病、末梢神经炎的人以及体虚盗汗、多汗者都非常适宜通过食用小麦或小麦粉制品进行辅助治疗。

【保健功效】

预防乳腺癌，缓和更年期症状：食用小麦可以降低血液循环中的雌激素含量，从而起到预防乳腺癌的作用；更年期妇女食用还可收到缓和更年期症状的功效。

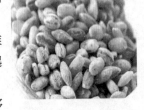

预防大肠癌：全麦，即带有麦麸的小麦，富含的矿物质和膳食纤维可消除便秘，同时含有的其他营养物还可保护大肠，适当食用可起到预防大肠癌的作用。

健脾胃、护肝脏：经常食用小麦粉做成的面条、饺子等主食，能够增强肠胃动力，补养脾胃，尤其适合容易下痢者食用。

【食用指南】

将小麦作为主食时，最好同时搭配着粳米及其他主食来吃，以达到主食多样化的目的，同时也更有利于营养的吸收。此外，民间有"麦吃陈，米吃新"的说法，因此新磨的麦子放上一段时间后再食用更有助于健康。

【搭配宜忌】

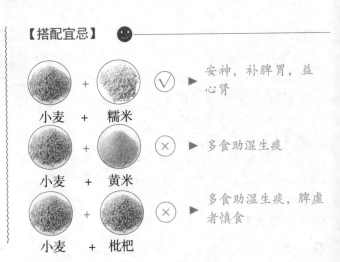

小麦 ＋ 糯米　✓ ▶ 安神，补脾胃，益心肾

小麦 ＋ 黄米　✗ ▶ 多食助湿生痰

小麦 ＋ 枇杷　✗ ▶ 多食助湿生痰，脾虚者慎食

五谷美食

▶ 素炒饼

[主料]　小麦面粉 300 克，白菜 400 克，海米 2 克。

[调料]　大葱 1 段，盐、味精、酱油、花生油各适量。

[做法]

❶ 将面粉放在案板上，中间挖个窝形，倒入水，拌匀揉透；再把面团擀成厚约 0.3 厘米的圆饼，放入锅中烘熟，取出，切成长 5 厘米、粗 0.5 厘米的丝。

❷ 将白菜择洗干净，切成细丝；葱洗净切成末；海米洗净，切碎。

❸ 锅内倒入适量花生油，烧至七成热，放入葱末爆香，加入白菜丝翻炒，随即放入海米、酱油、饼丝，待饼丝炒至柔软时，放入适量精盐、味精调味，拌匀后起锅即可。

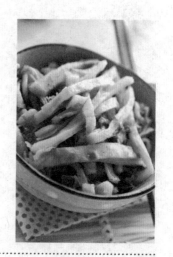

▶ 奶香小麦胚芽饭

[主料]　粳米 80 克，小米 30 克，小麦胚芽 30 克，紫薯 30 克。

[做法]

❶ 紫薯洗净切块，粳米、小米、小麦胚芽清水淘净后和紫薯块一起倒入电饭锅中。

❷ 倒入牛奶和水，水量需要比日常蒸米饭的水多一些。

❸ 按下电饭锅"煮饭"键，待指示灯提示饭熟后，再多焖一会即可。

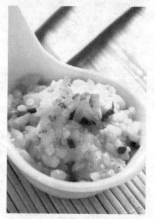

▶ 小麦胚芽香蕉奶

[主料]

小麦胚芽适量

香蕉 1 根

[辅料]

牛奶

蜂蜜适量

[做法]

❶ 香蕉去皮切段，放入粉碎机内，加入适量牛奶和少许蜂蜜，打匀。

❷ 把香蕉牛奶倒入杯中，撒上少许小麦胚芽即可。

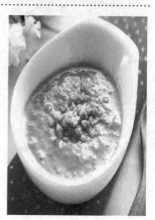

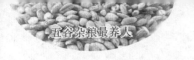

荞麦

● 健脾除湿、降低血糖

题解

　　荞麦和其他粮食作物不同，不属于禾本科，是一种双子叶植物。现在的荞麦是从野生荞麦演化而来，种子呈三角形，去壳后磨面食用。荞麦在肥沃土壤的土中较其他粮食作物产量低，但在贫瘠的酸性土壤中能够很好生长，不需要过多的养分和氮素，下种晚，成熟快，可作晚季作物种植。

◆ 谷粮名片

名称：荞麦、花麦、三角麦

性味：性凉；味甘

归经：脾、胃、大肠经

功能主治：高血压、糖尿病、炎症

适宜人群：糖尿病患者、高脂血症者

产地分布

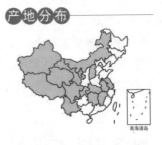

■ 主产地
四川等地

◆ 解析图

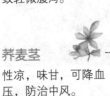

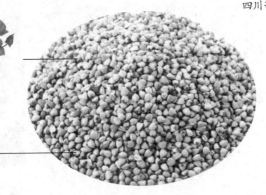

荞麦叶
能下气，但过食会导致轻微腹泻。

荞麦茎
性凉，味甘，可降血压，防治中风。

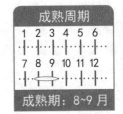

成熟周期
1 2 3 4 5 6
7 8 9 10 11 12
成熟期：8~9 月

【医家箴言】

　　明 医学家 李时珍　南北方都有种植荞麦，在立秋前后播种，八九月份收割。荞麦红茎绿叶，开白色的小花，繁密点点，果实累累。北方种植荞麦，主要是将它磨制成面粉，做成煎饼，配大蒜吃，或做成面条，作为日常的主食。荞麦面条光滑细腻得像面粉，但没有小麦面条好。南方种植荞麦比较少，通常只用来做成粉或糕饼吃，不过也是农家冬季的粮食。

【选购保存小妙招】

挑选

在购买荞麦时，要选择颗粒饱满，表皮光滑、干燥完整、没有虫蛀、大小均匀的产品。如果是购买荞麦面，则以面粉质地细腻、光滑，没有异常气味，无潮湿的为优。

保存

荞麦保存时要注意放在阴凉、干燥的通风处，如果能够放于密闭的坛子或罐子中则更好，可以尽量延长其保存时间。

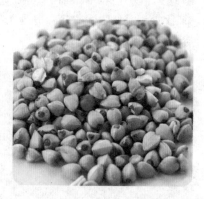

【药理作用】

荞麦可作为高血压、心血管疾病的辅助药物，因为荞麦中含大量的黄酮类化合物，尤其是芦丁。芦丁具有降低毛细血管通透性及脆性，促进细胞增生、扩张冠状动脉，增强冠状动脉血流量的功效。

荞麦中还含有另一种重要物质——铬元素。铬可促进胰岛素在人体内发挥作用，从而起到调节血糖的作用。

【营养解析】

荞麦蛋白质组分不同于小麦，而近似于豆类蛋白，这也造成了其加工食品面筋含量低的特点。

荞麦脂肪含量较高，且组分较好，多为高度稳定、抗氧化的不饱和脂肪酸、油酸和亚油酸，因此不易导致肥胖。

荞麦中的天然钙质是粳米的 80 倍，常吃可以达到补钙的目的。

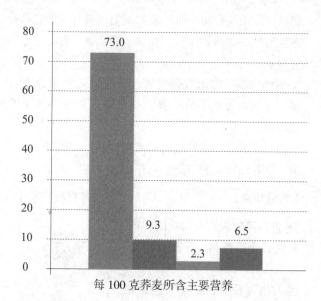

每 100 克荞麦所含主要营养

■ 碳水化合物　■ 脂肪
■ 蛋白质　　　■ 膳食纤维

[单位：克]

【实用小偏方】

❶ 治疗小便混浊、轻度腹泻、妇女白带病：荞麦适量，小火炒至微焦，研为细末，每次 6 克，温开水送服。

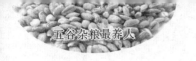

❷ 缓解治疗夏季腹痛腹泻：荞麦面 10 克，小火炒香，加水煮成稀糊服食。

❸ 饮食积滞、腹胀腹痛：荞麦 15 克，隔山撬 30 克，莱菔子 10 克，一起研磨为细末。饭后温开水送服，每次 10 克。

【专家提示】

    一般人皆可食用荞麦类制品，尤其是正长个的儿童，可以经常吃一些荞麦面条；另外肠胃不好、便秘以及想要减肥的人和高血压、高脂血症患者，也可将荞麦列入日常食谱。但需要注意，有少数人可能会因食用荞麦而发生皮肤瘙痒、头晕等过敏反应。

    此外，荞麦花蜜、荞麦茶等荞麦制品也有着很好的食疗效果，而荞麦制成的枕头、凉席则有不错的保健功效。

【保健功效】

防治高血压、心血管疾病：经常食用荞麦能维持毛细血管的抵抗力，促进细胞增生和防止血细胞的凝集，具有降血脂作用。另外，荞麦中含有的一些微量元素，如镁、铁、铜、钾等，也非常有助于心血管保护。

防治糖尿病：临床观察发现，糖尿病人食用荞麦后，血糖、尿糖都有不同程度的下降，甚至很多轻度患者单纯食用苦荞麦即可控制病情。

预防结肠癌：荞麦纤维能刺激肠蠕动，加速排便，从而起到清洁肠道，预防结肠癌和直肠癌的作用。

【食用指南】

❶ 可以模仿东欧人的吃法，将荞麦去壳后像稻米一样煮熟作饭食用。

❷ 将荞麦粉单独或与小麦粉混合后烘烤成荞麦饼食用也是不错的选择，美国人和加拿大人就非常喜欢这样吃。

❸ 将荞麦做成面条，传统汤食或仿韩式、日式口味食用皆可。

【搭配宜忌】

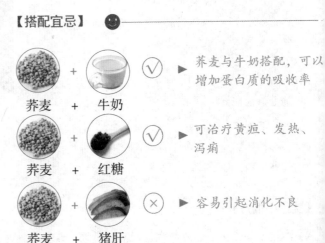

荞麦 ＋ 牛奶 ✓ ▶ 荞麦与牛奶搭配，可以增加蛋白质的吸收率

荞麦 ＋ 红糖 ✓ ▶ 可治疗黄疸、发热、泻痢

荞麦 ＋ 猪肝 ✕ ▶ 容易引起消化不良

五谷美食

▶ 香菇荞麦粥

[主料]　鲜香菇 2 朵、荞麦米 80 克、粳米 100 克。

[调料]　油、盐适量。

[做法]

❶ 粳米和荞麦米分别淘洗干净，提前浸泡 1 小时；鲜香菇去蒂洗净，切成细丝备用。

❷ 往锅内注入 6 碗清水，加盖大火煮沸，然后放入粳米和荞麦米，同时注意搅拌锅底，以免米粒粘锅烧煳。

❸ 待到米粒煮到八九分熟时，放入香菇丝拌匀，淋入适当香油，继续小火续煮 10 分钟，加盐调味即可。

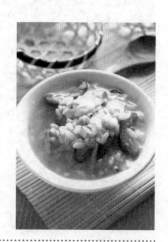

▶ 豆沙荞麦饼

[主料]　低筋面粉 60 克、荞麦粉 60 克、熟豆沙馅 100 克。

[调料]　黄油 75 克、鸡蛋 1 个、白糖 30 克、芝麻适量、泡打粉 1 小勺。

[做法]

❶ 将黄油软化后用打蛋器打匀，再加入白糖打至黄油颜色变白、体积膨大，然后分 2~3 次加入鸡蛋液，继续搅打至黄油把蛋液充分吸收。

❷ 在黄油中筛入低筋面粉和荞麦粉、泡打粉，拌匀，然后用手将面团稍稍揉匀，分成大约 15 克一份的小面团，将豆沙分成和面团同样的分数，填入小面团中包好、压平，并在饼面上撒上几粒芝麻。

❸ 将烤箱预热到 180℃，放入面饼烘烤 10 分钟，待到面饼表面金黄即可。

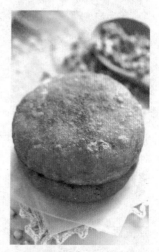

▶ 荞麦凉面

[主料]　荞麦面 60 克，胡萝卜丝、黄瓜丝、豆芽、肉末各 20 克。

[调料]　盐、生抽、辣椒油、熟白芝麻、香醋、香油、糖、鸡精适量。

[做法]

❶ 先将调料依据个人口味混合拌匀，置冰箱冷藏 15 分钟。

❷ 将荞麦面入锅煮至没有硬芯，捞出后即刻放入冷开水浸泡，5 分钟左右后捞出沥干，倒入适量香油拌匀以防止粘连。

❸ 将胡萝卜丝、黄瓜丝、豆芽焯熟、过冷开水，和肉末、荞麦面一起混合，再浇上冷藏后的调料，拌匀后即可食用。

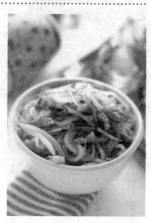

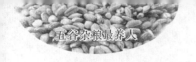
燕麦

● 健脾除湿、降低血糖

题解

美国《时代》周刊评出的十大健康食品中，燕麦排第五。在全球范围内，燕麦可分为带稃型燕麦和裸粒型燕麦两大类。我国栽培的燕麦主要以裸粒型燕麦居多，通常也称为裸燕麦。裸燕麦在华北地区称为莜麦；西北地区称为玉麦；西南地区称为燕麦，有时也称莜麦；东北地区称为铃铛麦。

● 谷粮名片

名称：燕麦、雀麦、玉麦

性味：性平；味甘

归经：肾、脾、心经

功能主治：便秘、水肿、糖尿病

适宜人群：胃肠不好、常便秘者，高血压患者

产地分布

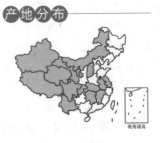

■ 主产地

河北、山西、甘肃、陕西等地

● 解析图

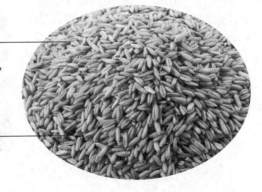

燕麦叶

性平，味甘，可消食降气，缓解热肿风痛。

燕麦苗

性平，味甘，煮成汤饮用，可治妇女难产。

成熟周期

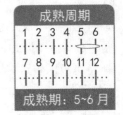

| 1 | 2 | 3 | 4 | 5 | 6 |
| 7 | 8 | 9 | 10 | 11 | 12 |

成熟期：5~6月

【医家箴言】

唐 医学家 苏恭 燕麦草到处都有，生长在废墟野林之中，叶似麦。

宋 药物学家 寇宗奭 燕麦的苗和小麦苗相似，但穗细长而稀少。唐朝诗人刘禹锡说"菟葵燕麦，动摇春风"，指的就是它。燕麦舂去外皮后，可以做成面蒸着吃，也可以做成饼吃。正月、二月间，将刚生的青叶捣成汁，和着米粉做成饼蒸着吃，不仅颜色清脆好看，味道尤其清香。

【选购保存小妙招】

挑选

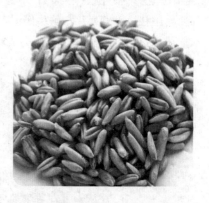

选购燕麦片时，首先要注意包装中的"麦片"到底是不是燕麦做的，有的产品仅以"麦片"的名称来误导消费者，实际上却不含燕麦，或含量很少。如果可以，挑选燕麦含量高的麦片或纯燕麦麦片。其次要选择低糖或不含糖的原味麦片，这样更有利于降糖、降脂、减肥。

【药理作用】

燕麦富含大量不饱和脂肪酸组成的优质油脂，这种油脂能乳化水分，可作为皮肤表皮层水合保湿剂的有效载体，长效保湿肌肤。

据研究，通过抑制酪氨酸酶的活性可有效控制皮肤黑色素的生成，而燕麦提取物则含有大量能够抑制酪氨酸酶活性的生物活性成分，所以燕麦可起到抑制色斑形成、淡化色斑的作用。

【营养解析】

燕麦中的蛋白质、脂肪、淀粉释放的热量以及磷、铁、钙等元素在同类粮食中均名列前茅，且蛋白质的氨基酸组成比较全面，人体必需的8种氨基酸含量均居首位。

此外燕麦粉中还含有谷类食粮中均缺少的皂苷，皂苷为人参的主要成分，具有很高的营养价值。

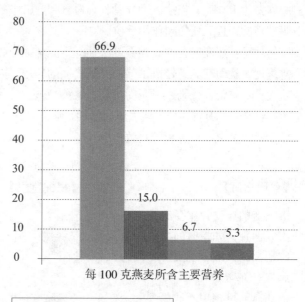

每 100 克燕麦所含主要营养

- 碳水化合物
- 脂肪
- 蛋白质
- 膳食纤维

[单位：克]

【实用小偏方】

❶ 妇女血崩：燕麦 60 克，新鲜鸡血 30 克，白酒少许，蒸炖服食。

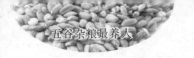
❷ **缓解肺结核症状**：燕麦片 90 克，羊肉 100 克，加水炖食，每日一次。

❸ **美白祛痘**：燕麦片与鲜牛奶混合调成糊状，敷于脸上 15 分钟，冷水洗净。

❹ **体虚、盗汗**：燕麦 60 克，研磨成粉状，蒸食。或者燕麦 50 克、瘦猪肉 100 克，一起清炖服用。

【专家提示】

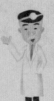

燕麦一般人均可食用。对生活节奏较快的上班族来说，燕麦尤其是一种既营养又不至于发胖的健康食品。此外，产妇、婴幼儿、老年人等需要补充营养的人群也可经常食用燕麦。而对于慢性病人、脂肪肝、糖尿病、浮肿、习惯性便秘者、高血压病、高脂血症、动脉硬化者来说，燕麦更可作为一种食疗物经常食用。不过需要注意燕麦不能一次食用过多，否则易引起胃痉挛或胀气。

【保健功效】

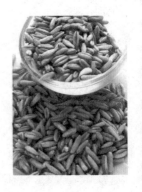

预防和治疗由高血脂引发的心脑血管疾病：临床实验证明，每日食用燕麦片 100 克，连续 3 个月后，心血管和肝脏中的胆固醇可得到明显降低，且无任何副作用反应。

控制体重：燕麦富含的高黏稠可溶性纤维能增强饱腹感，延缓胃排空速度，从而起到减轻饥饿感，控制食欲的作用。同时燕麦纤维中的大量不可溶性纤维还可帮助排便，维持身体正常代谢。

美容：燕麦具有抗氧化、增强肌肤活性、延缓肌肤衰老、美白保湿、减少皱纹色斑、抗过敏等功效。

【食用指南】

市场上的燕麦片主要有免煮和需煮两种，如果时间允许，最好还是选择煮食型麦片。因为燕麦中的水溶性膳食纤维只有在煮的过程中才会被充分溶解，所以煮食的燕麦片看起来也更为黏稠、口感也更好。而且从营养方面看，煮食的燕麦片更好地保留了麸皮，营养也更完整。

【搭配宜忌】 😊

燕麦 + 瘦肉 ✓ ▶ 补虚益气，增强体质

燕麦 + 玉米 ✓ ▶ 有助于女性丰胸

燕麦 + 南瓜 ✓ ▶ 健脾、降糖止渴、增强体质

五谷美食

▶ 燕麦大枣粥

[主料]　粳米 50 克、糯米 20 克、燕麦 20 克、大枣 5 个。
[调料]　白糖适量。

[做法]

❶ 将粳米、糯米、燕麦分别淘洗净，粳米、燕麦提前清水浸泡 2 小时，糯米提前清水浸泡 4 小时，大枣温水泡发、去核。

❷ 注水入锅，开水煮沸后，将粳米、糯米、燕麦一起投入锅中，边煮边注意搅拌。

❸ 煮至米开后，加入大枣转小火继续熬煮约半小时，调入适量白糖，起锅即可。

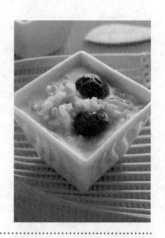

▶ 牛奶燕麦片

[主料]　低筋面粉 60 克、荞麦粉 60 克、熟豆沙馅 100 克。
[调料]　白糖适量。

[做法]

❶ 燕麦片加少许水入锅，中火煮开。

❷ 待燕麦片煮至八分熟时，将牛奶倒入锅中和燕麦同煮，边煮边搅拌均匀。

❸ 依个人口味调入适量白糖，化开后起锅即可。

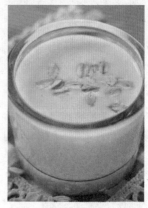

▶ 香脆麦片

[主料]

燕麦片 50 克
核桃仁 10 克
杏仁 10 克
葡萄干 10 克

[辅料]

牛奶
蜂蜜适量

[做法]

❶ 香蕉去皮切段，放入粉碎机内，加入适量牛奶和少许蜂蜜，打匀。

❷ 锅烧热倒油，下麦片小火加热，并注意不断翻炒，炒至麦片颜色开始变深时倒入红糖继续翻搅。

❸ 最后加入核桃仁、杏仁、葡萄干碎末翻炒一会，至材料全部散开，颜色变深时起锅即可。

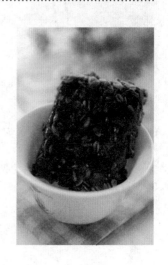

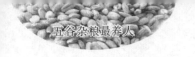

粳米

■ 消渴润燥、养阴除烦

题解

　　粳米指的是脱壳的稻谷，也称"稻米"，很多情况下也直接把粳米称作"大米"。粳米被誉为"五谷之首"，是我国主要的粮食作物，尤其是南方居民的日常主食。根据国家标准《大米 GB₁354-2009》规定，依据其加工精度，即粳米背沟和粒面留皮程度可将粳米分为一等、二等、三等、四等4个等级。

● 谷粮名片

名称：大米、稻米、粳米

性味：性平；味甘

归经：脾、胃经

功能主治：肠胃不和、小便不畅、烦渴

适宜人群：脾胃虚弱者

产地分布

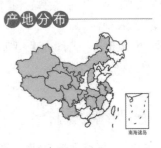

南海诸岛

■ 主产地

广东、广西、福建、湖南等地

● 解析图

稻叶

　性平，味甘，可清补脾胃，除湿止泻。

禾秆

　煮汁内服可治疗黄疸，烧灰外用可治跌打损伤。

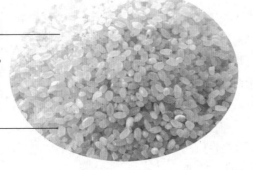

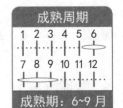

成熟周期

| 1 | 2 | 3 | 4 | 5 | 6 |
| 7 | 8 | 9 | 10 | 11 | 12 |

成熟期：6~9 月

【医家箴言】

　　明 医学家 李时珍　稻有水旱之分。南方雨水多，适宜种植水稻；北方土地平坦，置于润泽的地方适宜种植旱稻。西南少数民族也有烧山地为田，种植旱稻的习俗，并称这种旱稻为粳米。

　　明 医学家 李时珍　稻有早、中、晚三季，早稻六七月收，只可用来充饥。八九月收的为迟稻，十月收的为晚稻。北方气候寒冷，八九月收的即可入药；南方则只有十月的晚稻可入药。

【选购保存小妙招】

挑选

购买粳米最好到流动性较大的超市。选择时应以米粒整齐、干燥、光滑，有轻微光泽，无米虫、无沙粒，碎米极少，米灰极少，闻之有一股清香味的为佳。

保存

粳米的陈化速度与保存时间成正比，因此最好一次不要购买过多。自家种植收成的则最好带壳保存，待食用时再去壳。

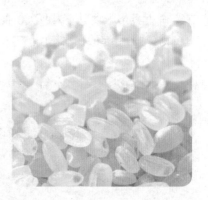

【强化米和免淘米】

强化米是指在普通大米中添加某些营养而制成的成品大米。强化米的主要特点是增加了大米本身所缺乏的一些营养物质，可为人体提供更全面的营养。

免淘米是指不用淘洗就可以直接蒸煮食用的大米，因不用淘洗，所以可避免因淘洗所损失的营养物质。

但这两种米都是精细加工的粳米，如无特殊情况，普通人食用一般粳米即可。

【营养解析】

粳米含有大量的碳水化合物，它的蛋白质含量较少，但因食用量大，所以仍是人体蛋白质的重要来源。粳米所含人体必需氨基酸也比较全面，此外还含有脂肪、钙、磷、铁及 B 族维生素等多种营养成分。

粳米米糠层含有丰富的粗纤维分子及 B 族维生素，有助于防治便秘和脚气病。

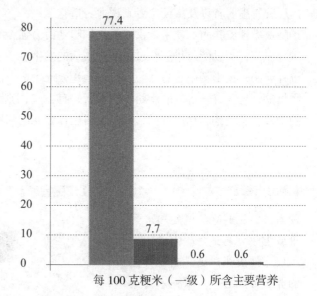

每 100 克粳米（一级）所含主要营养

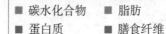

■ 碳水化合物　　■ 脂肪
■ 蛋白质　　　　■ 膳食纤维

[单位：克]

【实用小偏方】

❶ 腹泻：粳米 50 克，小火炒焦，研磨为细面，温水送服，每次 5 克。

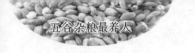

❷ 阳气虚弱型慢性肾炎：粳米 30 克，生黄芪、生薏仁米各 30 克，红小豆 15 克，鸡内金 9 克，一起煮粥服食。一天两次，食后嚼金橘饼一枚。

❸ 肝肾虚弱引起的视物不明：粳米 100 克，榛子、枸杞子各 30 克捣碎，与粳米一起熬粥服用。

【专家提示】

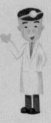

　　粳米适宜一般人及体虚的人食用，煮粥或蒸食最容易消化吸收，可作为脾胃虚弱或烦热口渴病人的滋补佳品。

　　但是痰饮内盛的人不宜过食，因为粳米煮粥偏寒，痰饮内盛者食后更能助湿生痰。而胃热患者则不宜食用炒过的粳米，即俗称的炒米，因为食用后会助长胃热，使病情更加严重。此外，由于粳米含糖量较高，所以糖尿病患者也应控制食量。

【保健功效】

清补脾胃：粳米煮粥具有健脾、和胃的功效，对老年人以及病后、产后脾胃虚弱者以及热证患者来说尤为适宜。

预防过敏性皮肤病：粳米所供养的红细胞生命力强，又无异体蛋白进入血流，所以能防止一些过敏性皮肤病的发生。

滋补养阴：粳米汤中含有大量的烟酸、B 族维生素，以及磷、铁等无机盐，还含有一定量的脂肪等营养素，有益气、养阴、滋补身体的功效，是绝佳的食疗补品，同时也可用作婴儿的辅助饮食。

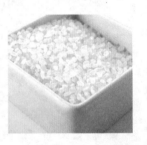

【食用指南】

粳米最常见的吃法就是用来蒸食或熬粥。尤其是熬粥食用，不仅方便美味，更是老少皆宜的养生方式之一。以粳米为主要原料，添加的辅料不同，收到的食疗保健功效也各异。如枸杞子粥可补肾明目、红豆薏米粥可美肤除湿、红枣莲子粥可补血安神等。

【搭配宜忌】　☺

粳米	+	茄子	✓	▶ 二者煮粥，可起到降血压的功效
粳米	+	菠菜	✓	▶ 有助于补血、补气、润肠
粳米	+	牛奶	✕	▶ 会导致食物中的维生素 A 损失

五谷美食

▶ 紫菜寿司

[主料] 紫菜6张，粳米250克，洋火腿条、腌萝卜条、黄
瓜条各6条，鸡蛋1个。

[调料] 醋1汤匙，盐适量。

[做法]

❶ 将粳米、糯米、燕麦分别淘洗净，粳米、燕麦提前清水浸泡
2小时，糯米提前清水浸泡4小时，大枣温水泡发、去核。

❷ 注水入锅，开水煮沸后，将粳米、糯米、燕麦一起投入锅中，
边煮边注意搅拌。

❸ 煮至米开后，加入大枣转小火继续熬煮约半小时，调入适量
白糖，起锅即可。

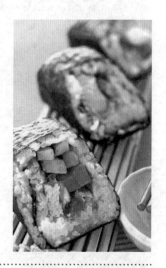

▶ 粳米红枣豆浆

[主料] 干黄豆2/3杯、粳米1/3杯、红枣10枚。

[做法]

❶ 干黄豆清水浸泡4个小时以上，淘洗干净；粳米淘净，红枣
去核洗净备用。

❷ 接通电源，按下"豆浆"键，煮至豆浆机提示豆浆做好即可。

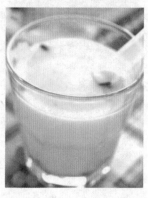

▶ 香肠焖饭

[主料]

粳米200克
香肠200克
豌豆100克

[辅料]

盐
酱油
色拉油适量

[做法]

❶ 粳米淘洗净，提前清水浸泡半小时，
香肠切成薄片，豌豆淘洗净备用。

❷ 将粳米放入电饭锅中，再依次铺上
香肠、豌豆，加好适量水后，按下"煮
饭"键。

❸ 待到电饭锅加热灯提示煮好后，继
续保温10分钟即可。

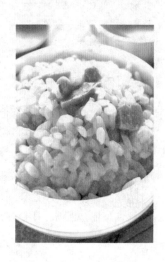

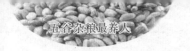

小米

■ 滋阴除热、健胃和中

题解

小米亦称粟米，是谷子去壳后的产物，因其粒小，直径仅在1毫米左右，因此俗称小米。小米原产于我国北方黄河流域，是我国古代的主要粮食作物，因其有白、红、黄、黑、橙、紫各种颜色之分，所以有"粟有五彩"之说。按黏性小米又可分为糯粟和粳粟两种，其中糯粟多为红色、灰色；粳粟多为白色、黄色、褐色。

● 谷粮名片

名称：小米、粟、谷子

性味：性凉；味甘

归经：肾、脾、胃经

功能主治：胃热、体虚、肠胃不和

适宜人群：体虚者、脾胃虚弱者

产地分布

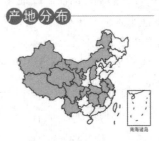

■ 主产地

山东、东北、西北等地

● 解析图

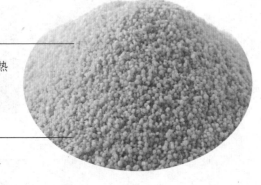

米泔

性凉，味甘、咸，可除热解渴，补中益肾。

小米

生米嚼烂后可敷于烫伤、瘢痕、疮烂处。

成熟周期

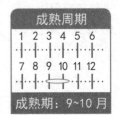

| 1 | 2 | 3 | 4 | 5 | 6 |
| 7 | 8 | 9 | 10 | 11 | 12 |

成熟期：9~10月

【医家箴言】

明 医学家 李时珍　粟也就是粱。谷穗大、毛长、颗粒大的是高粱；谷穗小并且毛短颗粒小的就是粟，即小米。粟的成熟分早、晚，大多数早熟的粟皮薄米多，而晚熟的粟则皮薄米少。

明 医学家 兰茂《滇南本草》　小米主要有滋阴，养肾气，健脾胃，暖中的功效。

明 医学家 李时珍　陈粟米，味苦，性寒。加水煮服能治疗热腹痛和鼻出血。制成粉末，用水过滤成汁，能解多种毒。

【选购保存小妙招】

挑选

挑选小米时应选择颜色自然的产品。有的商家会用姜黄或地板黄等色素浸染小米，辨别时可将少量小米放入水中，若水变得过黄则说明该小米染过色。

保存

小米受潮后可阴干，但不宜暴晒。另外在存放小米的容器中放入一袋用纱布装好的鲜花椒，可以有效防止虫蛀。

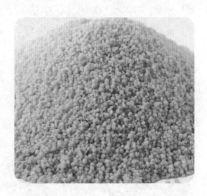

【药理作用】

据研究，小米具有维持男女双方性功能，促进优生优育的功效。

小米中所含的类雌激素物质，有滋阴作用。

小米含有的锌元素可使男性精子数量正常、前列腺不致肿大；使女性月经和性欲正常；所怀胎儿发育健全，不致畸，生长正常。

小米中所含的硒利于谷胱甘肽的生成，改善性功能，所含的锰则能提高精子交配能力。

【营养解析】

小米中的蛋白质、脂肪、碳水化合物都高于粳米和小麦，而且还含有一般粮食中没有的胡萝卜素，多种维生素和无机盐也均高出大米好几倍，维生素 B_1 含量更是居于所有粮食之首。

不过小米蛋白质虽然超过大米，但其蛋白质的氨基酸组成并不如大米理想，所以食用时应注意营养搭配。

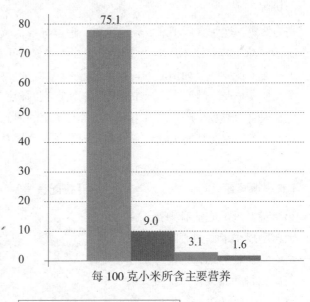

每 100 克小米所含主要营养

■ 碳水化合物　　■ 脂肪
■ 蛋白质　　　　■ 膳食纤维

[单位：克]

【实用小偏方】

❶ 消化不良、反胃呕吐：小米 60 克，研磨为细粉，加水和为梧桐子大小的丸子。水煮加盐服食，一次 10~15 克，空腹连汤服下。

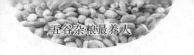

②妇女妊娠黄白带：小米、黄芪各 30 克，水煎服食。

③血虚：小米 50 克，花生适量，熬粥服用。

④胃弱或消化不良引起的失眠：小米 50 克，半夏 15 克，熬粥服食。

【专家提示】

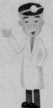

小米，一般人群皆可食用，特别是小米粥，可作为孕产妇、老人、体虚者的滋补品，但应注意粥汤不宜太稀薄。另外，因为小米是碱性的，所以烹煮时，不需要加太多的盐或直接可以不用盐。由于小米中的蛋白质组成不是太理想，所以可搭配豆类一同食用，以补充小米蛋白质结构的不足。小米虽然滋补养人，但身体虚寒、小便清长者不宜多食。

【保健功效】

滋阴养血：小米具有滋阴养血的功效，可以帮助调养妇女产后的血虚体质。

美容淡斑：经常食用小米可淡化色斑、色素沉着，减轻皱纹。

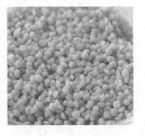

防治口角生疮：小米中含有丰富的 B 族维生素，可以有效防治由于缺乏 B 族维生素而引起的口角生疮。

防止胎儿早产、畸形：小米中所含的铜元素有助于维持胎儿正常的生长发育，避免早产。同时小米中还含有丰富的碘元素，可帮助维持胎儿的甲状腺功能正常，避免胎儿痴呆或骨骼发育不良。

【食用指南】

小米最常见的吃法有熬粥、煮饭、磨成小米面蒸着吃或做成饼吃等。若熬粥，可不添加任何调味料和其他食材，慢火细熬，直至粥汤表面熬出一层米油即可，这种吃法最适宜日常滋补。若用小米煮饭或做饼，则最好和大米、面粉、豆类等一起，粗细搭配，均衡营养。

【搭配宜忌】 ☺

小米 ＋ 莲子 ✓ ► 安神、缓解高血压

小米 ＋ 桂圆 ✓ ► 生血补血、益气

小米 ＋ 杏仁 ✕ ► 易发生呕吐、腹泻

五谷美食

▶ 椰蓉小米糕

[主料] 小米 150 克，熟栗子仁 5 颗。
[调料] 绵白糖、椰蓉适量。

[做法]
❶ 小米淘洗干净，在冷水中浸泡 20 分钟后，上锅蒸熟。
❷ 熟栗子仁切碎，与小米、白糖混合，拌匀。
❸ 将拌好的米糕分成小份，放入模子压实，再将米糕轻轻磕出，裹上一层椰蓉即可。

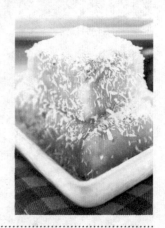

▶ 桂圆芝麻小米粥

[主料] 小米 100 克，干桂圆 5 枚，熟黑芝麻 50 克。
[调料] 白糖少许。

[做法]
❶ 干桂圆去皮去核，冲洗干净后温水泡开；小米淘洗干净，提前清水浸泡 1 小时。
❷ 锅中加入适量水烧开，先下入小米，大火煮至米开后，再加入桂圆肉和黑芝麻，转小火继续熬煮至米熟，加入白糖调味即可。

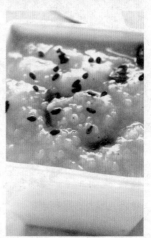

▶ 小米沙拉

[主料]
小米 50 克
生菜 50 克
小西红柿 50 克

[辅料]
鲜柠檬汁，葡萄干，橄榄油，黑橄榄，黑胡椒各适量

[做法]
❶ 小米淘洗净后煮至 9 成熟，沥出水分，晾干。
❷ 洋葱洗净切丝、生菜洗净用手撕碎后和小米、小西红柿、葡萄干、黑橄榄一起放入沙拉盆。
❸ 加入适量鲜柠檬汁、橄榄油、黑胡椒拌匀调味即可。

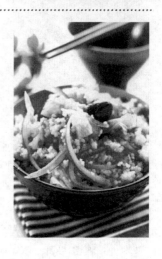

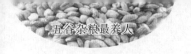

糯米

■ 美容养颜、控制血糖

【题解】

糯米指的是除去外壳后其他物质全都有保留的谷粒，即含有皮层、糊粉层和胚芽的稻米。日本人则称之为玄米。由于糯米谷粒外层组织含有丰富的营养，因此维生素、矿物质和膳食纤维等营养物质的量都比精白米要多，是一种天然绿色健康食品。不过也正因此，糯米煮起来会比较费时，口感也相对较粗。

● 谷粮名片

名称：糯米、发芽米、活米

性味：性温；味甘

归经：脾、胃经

功能主治：无食欲、体虚易乏

适宜人群：糖尿病患者、心血管疾病患者、肥胖者

● 产地分布

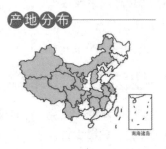

■ 主产地
四川、江西等地

● 解析图

糯米

性温，味甘，可补虚损、抗衰老。

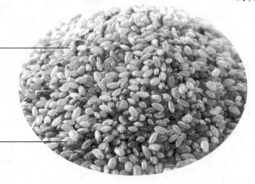

糯米芽

性平，味甘，可健脾胃，消烦渴，益精止泻。

成熟周期

1	2	3	4	5	6
7	8	9	10	11	12

成熟期：7~9月

【医家箴言】

明 医学家 李时珍　谷芽，气味甘、温，具有开脾胃、下气和中、消食化积的功效，同时能调和五脏、令人容颜娇美，气色好。

梁 医学家 陶弘景　糯米能够补益中气，止渴，止泻。

唐 医学家 孟诜　糯米可以止泻痢，补气，使筋骨坚韧，调和血脉。

当代《中国药典》糯米芽主和中消食，健脾开胃。可用于食积不消，腹胀口臭，脾胃虚弱，不饥食少等。

【选购保存小妙招】

挑选

质量好的糙米色泽均匀，颗粒饱满，米层微带黄色，闻之没有霉变或其他异味，而是一股淡淡的清香。将手深入米中搅拌一下，手上应无油腻感，也无过多米灰。糙米质地坚硬，用手捻搓一下，应无捻碎的米粒。

清洗

淘洗糙米时，不宜淘洗过多，否则易使米皮中的营养物流失。

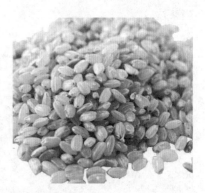

【药理作用】

据日本实验研究证实，发芽糙米中含有丰富的抗活性氧植酸、阿魏酸等，这些物质可以促进新陈代谢，抑制黑色素的产生，预防动脉硬化。而糙米中含有大量的氨基酸，可以帮助改善血液循环、增加氧气供应量、抑制自律神经失调、预防老年性痴呆症等。

此外，糙米还具有分解农药、放射性物质的作用，可降低有害物质的吸收，帮助防癌抗癌。

【营养解析】

糙米含有较多的脂肪和碳水化合物，可以在较短时间内为人体提供大量的热量。

糙米的营养物质要比精白米高出很多，就维生素含量看，就比精白米高出60%~70%。

糙米的蛋白质含量没有全麦的多，但是质量更好。其蛋白质构成主要为米精蛋白，氨基酸组成比较完全，更利于人体消化吸收。

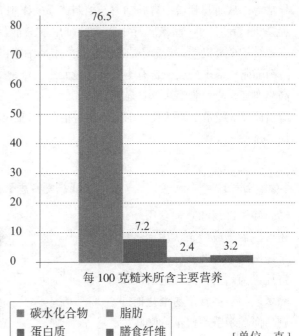

每100克糙米所含主要营养

■ 碳水化合物　　■ 脂肪
■ 蛋白质　　　　■ 膳食纤维

[单位：克]

【实用小偏方】

❶ 痔疮：糙米蒸熟晾干后打成粉末，加入牛奶、咖啡冲调饮用。

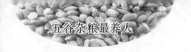
❷ **预防高血压与脑卒中**：糙米 500 克，小火炒香，凉凉后密封贮存。每次 5~10 克，热水冲服，当茶饮。

❸ **皮肤暗黄**：糙米 200 克，红枣 50 克，白糖少许，同熬粥服食。

❹ **皮肤粗糙**：糙米适量，文火慢熬成浓米汤，凉凉，待汤上出现米皮时食用。

【专家提示】

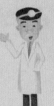

糙米一般人均可食用，每餐以 50 克左右为宜。但由于糙米质地紧密，口感较粗，所以煮起来会比较费时，为了节省时间，煮前可以将其提前一夜用冷水浸泡，另外煮时还可以选择高压锅一类较快捷的器具来煮。

糙米虽营养丰富，但仍不宜食用过多或长期连续食用，一般情况下一日一餐即可，而且最好是能与大米或其他主食相搭配，粗细结合，均衡营养。

【保健功效】

控制体重、调节肠胃功能：糙米能有效调节体内新陈代谢，内分泌异常等，从而起到增强胃肠动力，控制体重的作用。

提高机体免疫力：糙米胚芽中富含的维生素 E 能促进血液循环，有效维护全身机能。糙米还能净化血液，维持细胞正常，增强体质。

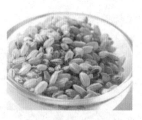

降糖降脂：糙米皮层中含有丰富的微量元素，可帮助预防高血压、高脂血症、心血管疾病、贫血症等。

防治便秘：糙米中的膳食纤维远远超过精白米，更有助于肠内蠕动，促进排便。

【食用指南】

糙米除了做饭和煮粥食用外，还可以做汤或做茶饮用。将糙米与肉类一起炖食，不仅营养搭配更为均衡，同时也解决了糙米质粗、多食不易消化的问题。而糙米茶不仅不含咖啡因等不利于身体的物质，经常饮用还可收到清脂、排毒、预防心血管疾病等功效。

【搭配宜忌】 ☺

糙米 ＋ 南瓜 ✓ ▶ 防治便秘、排毒养颜

糙米 ＋ 黑芝麻 ✓ ▶ 具有乌发、明目、延缓衰老的作用

糙米 ＋ 枸杞子 ✓ ▶ 具有补肾养阴、益血明目的功效

五谷美食

▶ 糙米黑豆排骨汤

[主料] 糙米 50 克，黑豆 50 克，排骨 250 克。
[调料] 盐、鸡精粉、米酒适量。

[做法]

❶ 将糙米与黑豆分别淘洗净，提前清水浸泡 2 小时。

❷ 排骨剁成小块，取锅加水烧开后将排骨氽烫 2 分钟，捞起，用冷水冲洗去肉上的杂质血污。

❸ 取锅加水烧开后将糙米、黑豆放入锅中，待豆、米煮滚后，加入排骨继续熬煮，待排骨快煮好时，加入适量盐、鸡精粉、米酒，继续小火慢煮一会即可。

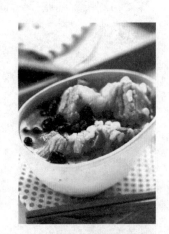

▶ 糙米南瓜饭

[主料] 粳米 200 克，糙米 80 克，南瓜 150 克。

[做法]

❶ 糙米淘净后加水浸泡 2 个小时，粳米淘净后，与糙米混合在一起浸泡 30 分钟。

❷ 南瓜去皮去子，切成小碎块。

❸ 将泡好的米与南瓜一起放入电饭锅，加好水后，按下"煮饭"键，待指示灯提示饭熟后继续焖 10 分钟左右即可。

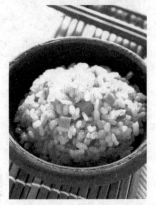

▶ 糙米香橙沙拉

[主料]

糙米 280 克
橙汁 150 毫升
大橙子 2 个
生菜叶 4 片
紫洋葱半个

[辅料]

鲜柠檬汁，葡萄干，
橄榄油，黑橄榄，
黑胡椒各适量

[做法]

❶ 糙米淘洗净、提前清水浸泡 2 小时，蒸熟；生菜叶洗净撕碎，洋葱洗净切碎备用。

❷ 将适量橙汁、油、香醋、蜂蜜、橙皮、盐等调料混合调匀，放入糙米饭中搅拌充分，凉凉。

❸ 临吃前将生菜叶、橙子和洋葱加进米饭里搅拌均匀即可。

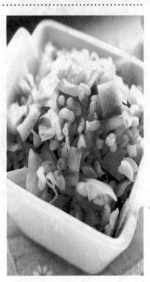

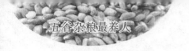

紫米

■ 滋阴补肾、活血养血

题解

　　紫米是珍贵的水稻品种之一，全国仅有陕西汉中、四川、贵州、云南有少量栽培。从颜色上看，紫米与普通粳米的区别在于其种皮有一层紫色物质，此外紫米较普通粳米更香且糯，因此又有紫糯米之称。纯正紫米蒸制后晶莹、透亮，黏性强，蒸熟后的断米也能再接到一起，且入口香甜细腻，口感极好。

● 谷粮名片

名称：紫米、血糯米

性味：性温；味甘

归经：脾、胃经

功能主治：体虚、贫血、动脉硬化

适宜人群：脾胃虚弱者、贫血者

产地分布

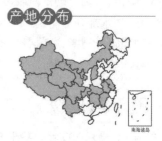

■ 主产地

四川、云南、陕西等地

● 解析图

紫米叶

性温，味甘，主治气血不调。

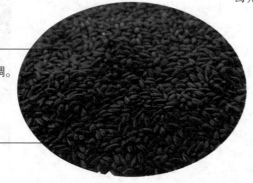

紫米仁

性温，味甘，主补气、补血养血。

成熟周期
1 2 3 4 5 6
7 8 9 10 11 12
成熟期：7~9 月

【烹饪提示】

　　紫米煮饭比较难煮透，因此最好先浸泡 1~2 小时。然后再按 1 ∶ 3 的比例与白米拼配蒸食，或者直接用高压锅煮 30 分钟左右也可。

　　紫米煮粥最适合与糯米搭配，将紫米与糯米按 2 ∶ 1 的比例加水入高压锅熬煮，清香怡人、黏稠爽口，根据个人喜好加入适量黑豆、花生、红枣等同煮也是不错的选择。

　　另外紫米也可以用来炖排骨、包粽子或做成米粉、糍粑、点心、汤圆、面包、紫米酒等。

【选购清洗小妙招】

挑选

选购时应注意挑选外观呈紫白色或紫白色夹小紫色块、米粒细长、颗粒饱满均匀的产品。用手翻搅一下，优质紫米会使得手上会留有浅紫黑色，但用指甲刮除米粒上的色块后，米粒仍呈紫白色。

清洗

紫米清洗时会出现掉色现象，淘洗时只需注意将紫米淘洗干净即可。

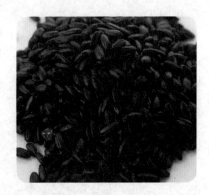

【明星紫米】

在众多紫米品种中，尤以新化紫鹊界贡米（紫米）和云南墨江紫米最为有名。

新化紫鹊界紫米产于海拔500~1000米的梯田，常年利用地下泉水灌溉，不仅香软可口，更富含多种有益矿物质，清朝乾隆时期将其列为贡米。

云南墨江紫米生长于哈尼梯田，用其烤制的墨江"紫米封缸酒"，曾荣获巴黎国际博览会金奖，畅销海内外。

【营养解析】

紫米与一般的精白大米相比，具有蛋白质含量高，氨基酸组成全面，淀粉含量高、纤维素含量高、微量元素含量丰富等优点。

以紫鹊界紫米为例，与一般精白大米相比，其铁含量高出248.3%，钙含量高出116.5%，锌含量高出81.8%，硒含量高出17.8%，因此保健功效也更为突出。

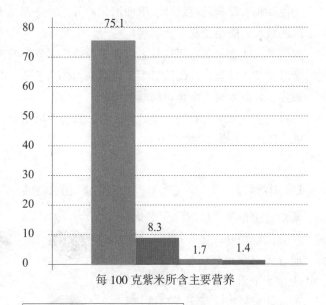

每100克紫米所含主要营养

■ 碳水化合物　　■ 脂肪

■ 蛋白质　　■ 膳食纤维

[单位：克]

【实用小偏方】

❶ 气虚：紫米100克，鸡肉100克，大枣10克，核桃仁10克洗净、切碎，加水适量同煮成粥，空腹服食。

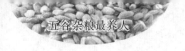

❷ 妇女体质虚弱、营养不良、贫血：紫米、糯米各 100 克，红枣 8 枚，红糖适量，加水熬粥，空腹服食。

❸ 月经不调：紫米 100 克，桂圆 50 克，椰浆 200 毫升，去核红枣 20 克，冰糖适量，加水煮粥，空腹服用。

【专家提示】

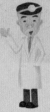

　　纯正的紫米煮好后，晶莹透亮，黏性强，蒸熟后断米也能复接上。入口香甜细腻，口感好，一般人皆可食用。尤其是营养不良、贫血、气血不足、身体虚弱、面色苍白、皮肤干燥的人可以常吃。孕妇以及产妇也可以通过食用紫米饭或紫米粥来补充气血，恢复身体。成长中的儿童食用紫米则可帮助其发育，老年人食用紫米可提高体质、抵抗衰老。

【保健功效】

降低胆固醇、预防肠癌：紫米中含有的粗纤维可以充盈肠道、增加粪便体积、促进肠道蠕动、增加消化液分泌，从而减少身体对胆固醇的吸收，防治便秘、大肠癌。

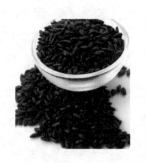

提高儿童注意力、身体抵抗力：食用含铁质丰富的紫米，可帮助儿童改善精神状态、提高注意力，缓解脑力体力疲劳，防治缺铁性贫血症、促进发育、增强抗病能力等。

明目美肤：紫米含有的微量营养元素，具有保肝明目、滋润细腻肌肤、防治头皮屑等功效。

【食用指南】

紫米口感偏糯，所以除了做饭和煮粥食用外，也常被用来做成各种小吃和节庆点心，常见的如紫米团、紫米糕、紫米布丁、紫米露等。紫米在口味搭配上，若与糖类、桂圆、牛奶等偏甜的食物搭配会更显软糯香甜，将紫米磨成面后做面包或煎饼等偏咸食品也别有一番风味。

【搭配宜忌】

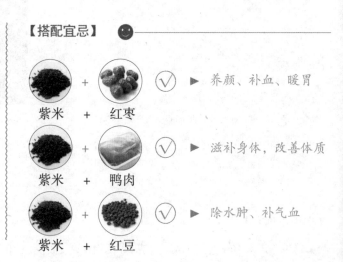

紫米 + 红枣 ✓ ▶ 养颜、补血、暖胃

紫米 + 鸭肉 ✓ ▶ 滋补身体，改善体质

紫米 + 红豆 ✓ ▶ 除水肿、补气血

五谷美食

▶ 紫米粥

[主料] 紫米 150 克。

[做法]

❶ 紫米淘洗净，清水浸泡 1 小时。

❷ 在锅内加入适量水，大火烧开后，投入紫米煮至滚沸，并注意适当翻搅。

❸ 转小火继续慢熬 30 分钟左右即可。

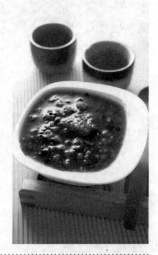

▶ 紫米团

[主料] 紫米 50 克，糯米 50 克，蜜红豆 20 克。

[调料] 白糖、熟白芝麻少许。

[做法]

❶ 将紫米与糯米分别淘洗净，提前清水浸泡 2 小时，混合蒸熟。

❷ 趁热将白糖与蜜红豆加入蒸熟的米饭中，搅拌均匀。

❸ 将拌好的米饭捏成饭团，表面裹上一层白芝麻即可。

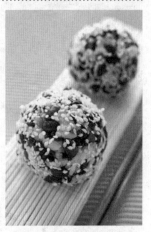

▶ 核桃紫米鲜奶露

[主料]

核桃仁 30 克

紫米 60 克

[辅料]

鲜奶

蜂蜜适量

[做法]

❶ 紫米淘洗净，提前清水浸泡 2 小时以上；核桃仁温水泡开，去衣。

❷ 将紫米同核桃仁一起倒入搅拌机中，加少量水，混合打匀。

❸ 将打好的核桃紫米浆倒入锅中，加入适量鲜奶，中火煮熟后调入适量蜂蜜即可。

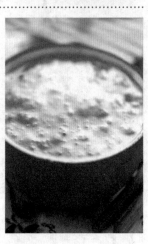

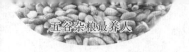

黑米

● 滋阴补血、明目益肾

题解

　　黑米是由禾本科植物稻经长期培育形成的特色品种，有糯性黑米和非糯性黑米之分。黑米不同于一般粳米，药、食均可兼用，因其表皮墨黑，营养丰富，所以有"黑珍珠"和"世界米中之王"的美誉。在我国，不少地方均有栽培，其中最具代表性的有陕西黑米、贵州黑糯米、湖南黑米等。

● 谷粮名片

名称：黑米、药米、月米、补血米

性味：性平；味甘

归经：脾、胃经

功能主治：气血不足、肾虚体乏

适宜人群：体虚者、肾虚者、贫血者

产地分布

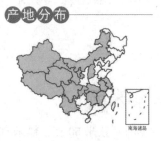

■ 主产地

陕西、湖南等地

● 解析图

黑米仁

性平，味甘，可滋阴补肾、活血养血。

黑米叶

性温，味甘，可滋补肝肾、止咳平喘。

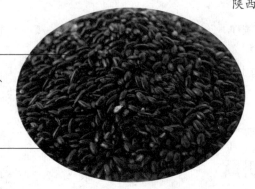

成熟周期

1	2	3	4	5	6

7	8	9	10	11	12

成熟期：7~9月

【医家箴言】

　　秦汉《神农本草经》　黑米可滋阴补肾、健脾开胃、补中益气、活血化瘀。

　　明 医学家 李时珍　黑米可调理中气，治疗走马喉痹、骨节风痛、常年白发等病症，对于体质虚弱、头昏贫血、眼疾、腰酸膝软、四肢乏力的治疗效果明显。小儿吃了可以增强智力，中年人吃了可以壮筋骨、生力气，老年人吃了则可延年益寿。

【选购保存小妙招】

挑选

挑选黑米时可用手抠一下黑米表皮，若能抠下片状的东西，则为优质黑米；若抠下的是粉状物，则是劣质黑米。此外，黑米的米心是白色的，普通大米的米心是透明的。所以如果是用普通大米染成的黑米，其外表颜色虽然均匀，但染料的颜色会渗透到米心里去，使米心呈浅黑色。

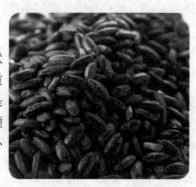

【药理作用】

现代医学证实，黑米的颜色之所以会与其他米不同，主要是因为它外部的皮层中含有花青素类色素的原因。花青素类色素具有很强的抗衰老作用，可以帮助促进细胞的生长，提高其低氧耐力。

此外，黑米的保健药效如此杰出还得力于其富含的黄酮类物质。黄酮类物质具有很强的抗氧化和清除自由基能力，不仅可抗癌防癌，对于心血管系统和内分泌系统也有着重要的调节作用。

【营养解析】

黑米富含的营养元素远在大米之上。不仅蛋白质、脂肪的质量优良，且由于保留了麸皮，所以还含有丰富的B族维生素，此外黑米所含的锰、锌、铜等无机盐也比大米高出1~3倍。最可贵的是，黑米还含有大米所没有的维生素C、叶绿素、花青素、胡萝卜素及强心苷等特殊成分。

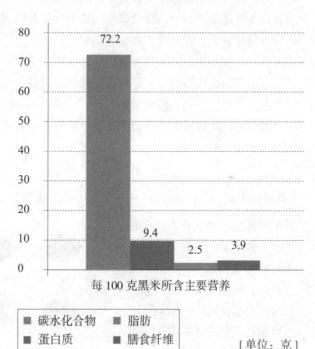

每100克黑米所含主要营养

■ 碳水化合物　■ 脂肪
■ 蛋白质　　　■ 膳食纤维

[单位：克]

【实用小偏方】

❶ 脾气虚弱、营养不良及肺痛、浓痰：黑米100克，南瓜50克，大枣20克，洗净加水熬成糜粥。早晚随时服用，连服一周。

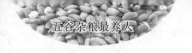

❷ 气血虚、肤色苍白、食欲不振：黑米 50 克，粳米 50 克，龙眼、枸杞子各 30 克，洗净加水熬粥服食。

❸ 气血虚、肤色苍白、食欲不振：紫米 100 克，桂圆 50 克，椰浆 200 毫升，去核红枣 20 克，冰糖适量，加水煮粥，空腹服用。

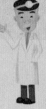

【专家提示】

黑米一般人均可食用，尤其适宜身体虚弱、需要长期进补之人，如大病初愈者、产后体虚者以及年老体虚者，此外，成长期的儿童和更年期的妇女食用黑米也有不少好处。

食用黑米时应注意黑米外部有一层坚韧的种皮包裹，所以最好能提前浸泡一夜再煮。若黑米不能煮透煮烂，不仅大多数营养素不能溶出，食用后还容易引起急性肠胃炎、消化不良等症。

【保健功效】

降脂降血糖：黑米糙皮层中含有丰富的膳食纤维，可帮助增加消化液分泌、促进肠道蠕动、帮助排便、减少身体对胆固醇的吸收，能有效预防高血压、糖尿病、心血管疾病等。

养肾明目、抗衰老：黑米具有滋阴养肾、明目活血的功效，对于年老肾虚引起的腰腿酸痛有一定的治疗作用。此外，黑米含有的花青素类色素，对抗衰老也很有帮助。

预防动脉硬化：黑米中富含黄酮类活性物质，具有预防动脉硬化的作用。

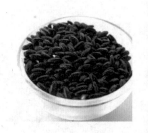

【食用指南】

黑米不像精白米一样有过多的加工，多半是在脱壳之后以糙米的形式直接食用，所以口感会相对粗糙，不太适合直接作为米饭蒸熟食用。一般情况下，黑米最适宜的吃法是煮粥，且一定要煮至米烂透，另外也可用来做成面饼、点心、汤圆、粽子、面包等。

【搭配宜忌】 ☺

黑米 + 芝麻 ✓ ▶ 补肾强身，乌发美发

黑米 + 南瓜 ✓ ▶ 补肾益气，适合脾气虚弱者食用

黑米 + 红枣 ✓ ▶ 滋阴补血、改善气色

五谷美食

▶ 黑米杂粮小窝头

[主料]　黑米面、黑芝麻粉、薏米粉共 150 克，黄豆粉、
　　　　玉米面共 50 克，糯米粉 70 克。
[调料]　白糖、熟白芝麻少许。
[做法]

❶ 将所有粉类、面类与白糖混合，加入酵母粉，再加入适量温水，混合揉匀成光滑的面团。

❷ 将面团放入容器中盖好盖子，置于温暖的地方发酵约 40 分钟，然后将其分成大致均等的小面团，用手捏成圆锥形窝头的样子，并在窝头底部钻一个小洞。

❸ 将做好的小窝头放入蒸锅，上气后蒸 15 分钟即可。

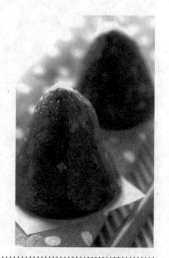

▶ 黑米面疙瘩汤

[主料]　黑米面 70 克，鸡蛋 1 个，西红柿 1 个，豆腐 1 块。
[调料]　油、精盐、鸡精、香菜末、葱花各适量。

[做法]

❶ 西红柿切小块，豆腐切成薄片，鸡蛋打好调匀备用。

❷ 在鸡蛋液中加入黑米面及适量葱花，调匀。

❸ 炒锅烧热油后，把西红柿倒进锅内翻炒一会，加入水及豆腐片，汤烧开后下面疙瘩，最后加适量盐、味精调味，撒上香菜末出锅即可。

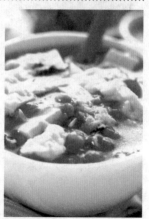

▶ 黑米红豆糖水

[主料]

黑米 100 克

红豆 50 克

[辅料]

冰糖

椰糖

椰奶适量

[做法]

❶ 红豆洗净，提前清水浸泡 4~6 小时；黑米淘洗净，提前清水浸泡 2 小时以上。

❷ 注水入锅，大火烧开后投入红豆和黑米，一同煮开。

❸ 转小火继续慢煮 1 小时，化入适量冰糖和椰糖调味，出锅后依个人喜好可热饮，也可凉凉后冷饮。

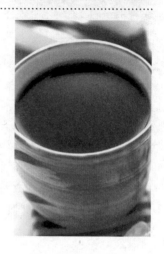

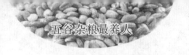

黍米

■ 滋阴润肺、益气补中

【题解】

黍米原产中国北方，俗称黄米，是古代黄河流域重要的粮食作物之一，有糯质和非糯质之别。糯质黄米多用来酿酒，非糯质黄米以日常食用为主。黍米比小米稍大，二者虽同出于北方，但在北方人眼里，黍米要比小米珍贵得多。黍米常被北方人拿来当作江米使用，有些地方还拿它做糕待客。

● 谷粮名片

名称：黍米、黄米、糯粟、糜子米

性味：性平；味甘

归经：大肠、肺、脾、胃经

功能主治：烦渴、泻痢、胃痛、疮痈、烫伤

适宜人群：阳盛阴虚者、热毒者

产地分布

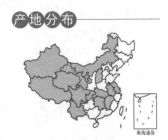

■ 主产地

华北、西北等地

● 解析图

黍米颖果

性热，味辛，煮汁沐浴可去浮肿。

黍米叶

性温，味苦，可治疗咳嗽、发热。

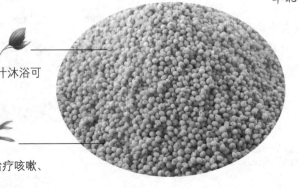

成熟周期

1	2	3	4	5	6
7	8	9	10	11	12

成熟期：8~10 月

【医家箴言】

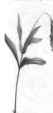

明 医学家 李时珍 黍米即有黏性的稷，稷可做饭，黍可酿酒，它们二者的关系就像粳米与糯米。稷黍的苗和粟相似，但略小有毛，果实类似于粟，但更为光滑。黍米三月下种，五六月即可收，也有七八月收的，因其成熟早，所以被称为"五谷之长"，用来祭祀谷神。黍米有红、白、黄、黑几个品种，白黍米黏性次于糯米，红黍米黏性最强，可以蒸着吃，也可以煮粥食用。

【选购保存小妙招】

挑选

选购黍米时，可以抓适量先闻一闻，优质黍米闻起来应带略微的清香气，其次再用手轻轻搓一搓，如果手上沾有米糠，则为新黍米，如果沾的是黄色粉状物，则很可能为染色或掺假的黍米。

保存

可放于阴凉、干燥、通风处，或干燥的密封罐子、坛子。

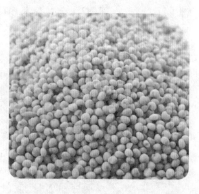

【药理作用】

黍米是酿制黄酒的主要原料之一。以黍米酿制出的黄酒香气浓郁、味道甘美，而且富含氨基酸、糖、醋、有机酸、维生素等多种营养物质，既是日常烹调中不可缺少的调料，也是常见的药酒。

黄酒酒精含量很低，一般人均可饮用。夏季加冰块或柠檬片清凉解暑，冬季烫热饮用则可起到驱寒暖身的功效。

【营养解析】

黍米所含淀粉略低于粳米。脂肪含量则高于米、麦，近似玉米，主要有棕榈酸、亚油酸、异亚油酸等。黍米中含有丰富的蛋白质，含量高出粳米1倍，蛋白质中有清蛋白、球蛋白、谷蛋白、醇溶蛋白等种类。黍米中还含有粗纤维、灰分、黍素等。

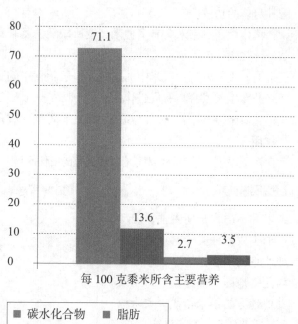

每 100 克黍米所含主要营养

碳水化合物　脂肪
蛋白质　　　膳食纤维

[单位：克]

【实用小偏方】

❶ 黄疸型肝炎：黍米 150 克，蜂蜜适量。洗净蒸熟，蜂蜜调和食用。

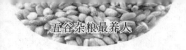
❷ 预防习惯性流产：老母鸡一只，黍米 200 克，一起熬成粥，可当正餐经常服用。

❸ 腹泻不止、脾胃虚弱：黍米 60 克，半夏 5 克磨粉，煮粥服食。

❹ 小儿鹅口疮：黍米 50 克，小火炒香，煎汤取汁，涂于创口上，每日两次。

【专家提示】

黍米滋补宜人，一般人均可食用，尤其适宜心烦失眠者和体质虚弱者。对于面目生疮的人及有外伤者，既可做饮食调理，也可外敷药用。

黍米虽然营养丰富，但黏性大、不易消化，因此最好不要食用过多或长期食用，尤其是老弱病人和胃肠功能欠佳者更要少食。另外，黍米含糖量高，因此心血管病人、血脂过高者，最好不食或少食，以防止胆固醇、血脂的升高。

【保健功效】

滋补身体：黍米中含有的粗纤维、灰分、黍素等物质具有促进消化、滋补身体的功效。

调补机体代谢：黍米含有多种米、麦所缺乏的氨基酸，更有助于调节身体代谢。

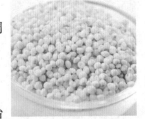

促进儿童生长发育：黍米中的脂肪比一般粮食中的脂肪更为优质，对于儿童生长发育具有促进作用。

止泻：黍米可补中益气，对烦渴、霍乱、胃痛、腹泻皆有一定的治疗作用。

治疗水火烫伤：黍米外用对没有发展成疮的烫伤能起到积极的治疗作用。

【食用指南】

黍米并不适合长期主食，但却可加工成各种美味的点心。比如北京的"驴打滚"，华北、西北等地的"油炸糕"，以及其他地方的黍米年糕、黍米粽子、黍米饼等。黍米做成点心，既营养丰富，又易于控制食量，不失为一种科学的吃法。

【搭配宜忌】

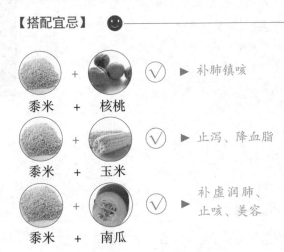

黍米 ＋ 核桃 ✓ ▶ 补肺镇咳

黍米 ＋ 玉米 ✓ ▶ 止泻、降血脂

黍米 ＋ 南瓜 ✓ ▶ 补虚润肺、止咳、美容

五谷美食

▶ 红豆小枣黍米糕

[主料]　黍米面 2000 克，小枣 500 克，红小豆 500 克。

[做法]

❶ 小枣洗净，开水煮过，去核晾干水分；红小豆洗净，放入高压锅内加适量水，煮至八分熟，晾干备用。

❷ 黍米面加适量水拌匀，加入红枣和红小豆，再次拌匀。

❸ 将拌好的黍米面放入蒸锅，加盖大火蒸 15 分钟左右，完全熟透后取出切块即可。

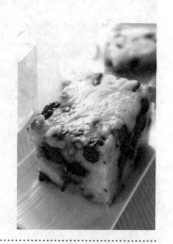

▶ 黍米粥

[主料]　黍米 100 克。

[做法]

❶ 黍米淘洗干净，提前清水浸泡 2 小时。

❷ 在锅中注入适量水，大火煮沸后倒入黍米。

❸ 待米煮开后，转小火继续慢慢熬煮 30 分钟即可。

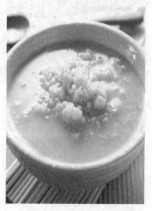

▶ 黍米牛柳

[主料]

黍米 500 克

竹垫 1 片

牛柳 300 克

[辅料]

蚝油

盐

鸡精

老抽各适量

[做法]

❶ 黍米洗净，提前清水浸泡 2 小时，均匀放在竹垫上，入笼蒸熟。

❷ 牛柳切成丝，拌上调料腌渍 15 分钟左右，使其入味。

❸ 将适量蚝油入锅烧热，下入牛柳丝炒熟后将其放在蒸熟的黍米上拼摆好即可。

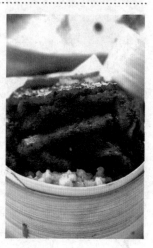

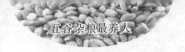

糯米

● 收涩止泻、暖胃补益

题解

　　糯米指的是糯稻脱壳的米，南方人称之为糯米，北方人则多称为江米。因糯米口感清香、细腻、润滑，因此常被用来制成各种黏性风味小吃，如八宝粥、醪糟等。此外，糯米也是我国不少传统习俗食品的原材料，如端午节的粽子、过年的年糕、正月十五的元宵、腊八节的腊八粥等，均是由糯米制成。

● 谷粮名片

名称：糯米、江米、元米、黏稻

性味：性温；味甘

归经：脾、胃、肺经

功能主治：气虚、自汗、腹泻

适宜人群：脾胃虚寒者、体虚者

产地分布

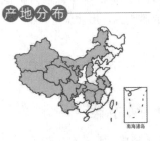

■ 主产地

东北、长江以南一带

● 解析图

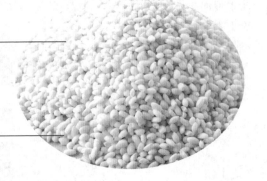

糯稻芒

性热，味辛，煮汁沐浴可去浮肿。

糯米叶

性温，味苦，可治疗咳嗽、发热。

成熟周期

1	2	3	4	5	6
7	8	9	10	11	12

成熟期：7~9 月

【医家箴言】

　　明 医学家 李时珍　糯稻，多种植于南方水田中。有黏性，可以酿酒，可以用来祭祀，也可以用来蒸糕，用来煮粥，或者炒着吃。它的种类有很多，谷壳有红、白两种颜色，米也有红、白两种，颜色红的糯米用来酿酒，酒多糟少。

　　明 医学家 李时珍　糯米性温，酿酒则性热，熬粥更甚，所以脾肺虚的人不宜食用。如果患有痰热风病及消化不良，吃糯米能成积致病。

【选购清洗小妙招】

> 挑选

购买糯米时应挑选颜色白皙，米粒较大、颗粒均匀、无杂质，米香浓郁且自然的产品。可取少量糯米品尝，优质的糯米口感微甜，劣质的糯米则会有涩味、苦味等其他味道。

> 清洗

清洗糯米时不宜淘洗过久，但为了方便煮食，可适当延长浸泡时间。

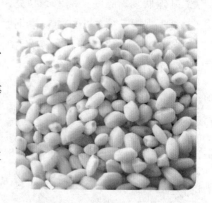

【药理作用】

糯米不如大米易吸收的主要原因在于二者的淀粉结构不同。大米淀粉多为直链淀粉，而糯米淀粉多为支链淀粉，直链淀粉类似于一根拧转的麻绳，而支链淀粉则像一根树杈，互相交错。唾液和胰液中的淀粉酶，可以轻松地将直链淀粉分解，对于糯米中的支链淀粉却只能切断一些直的分支链，所以糯米消化起来更为困难。

【营养解析】

糯米与大米同属谷类食物，其蛋白质、糖类、脂肪及膳食纤维的含量基本相同。但糯米含有精白米没有的维生素 B_{12}，而且其他矿物质如钙、铁、铜、镁、锌皆为精白米的 1~2 倍，糯米的钾含量高于大米，钠含量却没有大米的高，是更为健康的高钾低钠食品，也更适合进补。

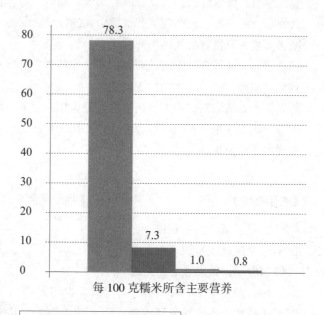

每 100 克糯米所含主要营养

- 碳水化合物
- 脂肪
- 蛋白质
- 膳食纤维

［单位：克］

【实用小偏方】

❶ 治小儿头上生疮及肥疮疮：糯米饭烧灰，入轻粉，清油调敷。

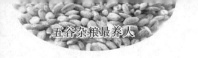

❷ 妊娠胎动、腹痛：糯米 500 克，黄芪、芎劳各 50 克，研末，加水煎服。

❸ 妊娠恶阻：糯米 100 克，煮粥服食。

❹ 年老体弱、久病耗伤：糯米 100 克，龙眼 15 克，枸杞子 10 粒，红枣 5 枚，熬成稀粥。晨起空腹服用，晚上睡前服用。

【专家提示】

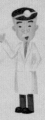

　　糯米一般人皆可食用，尤其适宜尿频、自汗患者及脾胃虚寒、食欲不佳、腹胀腹泻的人。食用糯米食品时，最好是加热后再食用。此外，糯米一次不宜食用过多。因为糯米性黏滞，比较难消化，所以消化功能较弱的老人、小孩或病人应慎食。糯米碳水化合物和钠的含量都很高，因此糖尿病人、肥胖者、肾脏病患者、高脂血症患者也应少食或忌食。

【保健功效】

温养脾胃：糯米性温，有良好的补虚暖胃功效，对脾胃虚弱导致的反胃、食欲不振、长期腹泻和气虚引起的汗虚、气短无力、妊娠腹坠胀等症都有良好的辅助治疗作用。

强壮身体：糯米含有丰富的营养物质，非常适宜补养身体。尤其适宜大病初愈、产后不久的妇人食用。

舒筋活血：糯米制成的酒有很强的滋补作用，舒筋活血效果显著。

收涩止泻：糯米具有很好的收涩止泻作用，对尿频、自汗、腹泻有很好的食疗效果。

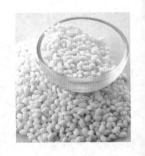

【食用指南】

糯米营养丰富，但不宜过食，也不宜直接做成米饭蒸食。如果偶尔食用，做成点心是最好的选择，如果用于滋补身体，则可选择糯米粥、糯米酒或醪糟来食补。糯米粥宜煮得稀薄一些，糯米酒则可与药材、果品搭配浸泡，而醪糟则最适合与鸡蛋、红糖搭配煮食。

【搭配宜忌】 ☺

糯米 ＋ 百合 ✓ ▶ 改善气血、缓解疲劳

糯米 ＋ 红豆 ＋ 红枣 ✓ ▶ 补血、美容消肿

糯米 ＋ 苹果 ✕ ▶ 容易引起消化不良

五谷美食

▶ 糯米糍

[主料] 糯米粉 150 克，玉米粉 20 克。

[辅料] 糖 20 克，油、豆沙、椰蓉各适量。

[做法]

❶ 将糯米粉和玉米粉混合，加适量水，搅拌成糊状。放入微波炉中，以最大功率加热 4 分钟。

❷ 将加热好的面团稍微搅拌一下，放凉，然后分成小团。糖、油、豆沙各适量混合均匀，备用。

❸ 将混合好的豆沙包入米团内，再裹上一层椰蓉即可。

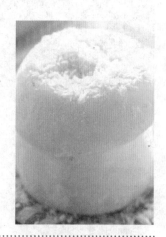

▶ 糯米小麦粥

[主料] 糯米 100 克，小麦仁 100 克。

[辅料] 陈皮 1 小片，冰糖适量。

[做法]

❶ 糯米、小麦仁分别淘洗净，提前清水浸泡 2 小时；陈皮切丝备用。

❷ 注水入锅，大火煮开后将糯米与小麦仁一同倒入。

❸ 待米煮开后转小火，继续再煮半小时，化入冰糖调味即可。

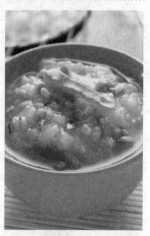

▶ 糯米五香蒸排骨

[主料]

排骨 100 克

糯米 200 克

[辅料]

五香料

生抽

盐各适量

[做法]

❶ 糯米淘洗净，清水浸泡 1 小时，沥干水分，拌上生抽和少量五香粉备用。

❷ 排骨洗净，晾干水分，也拌上适量生抽、盐及五香粉，腌渍 1 个小时以上。

❸ 把腌渍好的排骨装入大碗底部，上边覆盖一层拌好料的糯米，入蒸锅大火蒸 1 小时即可。

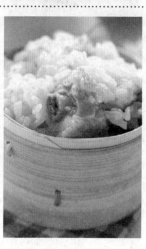

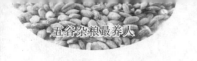

五谷杂粮最养人

薏米

■ 健脾益肺、除湿利水

题解

　　薏米是禾本科植物薏苡的干燥成熟种仁，是常用的中药材，也是较为普遍的食补之物。薏米性喜湿润，但也能耐旱耐涝，我国各地均有栽培。野生薏米通常见于长江以南的地区，主要生长于屋旁、荒野、河边、溪涧或阴湿山谷中。不过目前食用的薏米野生品种较少，主要以栽培为主。

● 谷粮名片

名称：薏米、薏苡仁、薏仁、六谷米

性味：性凉；味甘

归经：脾、胃、肺经

功能主治：疮毒、腹泻、多汗盗汗、水肿

适宜人群：脚气病患者、水肿者、关节炎患者

产地分布

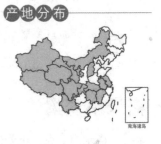

■ 主产地
辽宁、四川、广西等地

● 解析图

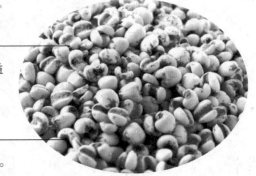

薏米叶
性温，味甘，主暖胃，益气血。

薏米根
性微寒，味甘，主除肠虫。

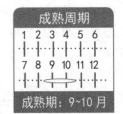

成熟周期
1 2 3 4 5 6
7 8 9 10 11 12
成熟期：9~10月

【医家箴言】

　　明 医学家 李时珍　薏米有两个品种，一种实尖壳薄，黏牙齿。这种薏米呈白色，像糯米，可以用来煮粥、做饭或者磨成面吃，也可以和米一起酿酒。另一种实圆壳厚且坚硬，也就是常说的菩提子，米很少，可以将它串起来穿成念经的佛珠。

　　清 陈士铎 《新编本草》　薏米最善于利水，且不至于损耗真阴之气，凡湿盛在下身的情况，最适宜用薏米来治疗。

【选购保存小妙招】

挑选

挑选薏米仁时，应选择颗粒硬实、圆润完整、杂质及粉屑少的产品，若带有黑点则为次品。薏米带有轻微的清香，若有霉味或其他异味也为次品。此外，也可取少量薏米品尝，优质的薏米仁嚼之甘甜，劣质的薏米则会出现涩味、苦味、辛辣味等其他味道。

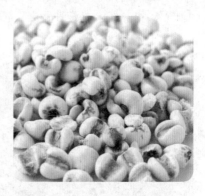

【药理作用】

实验证明，从薏米热水中提取出的多糖葡聚糖混合物及酸性多糖具有相当的抗补体活性，这种物质有助于增强机体的免疫力。

薏米提炼物中还有某种可吸收紫外线的物质，一般将其加入化妆品中，以达到防晒护肤的效果。

据试验，在给动物注射了薏米提取物后，可使其血糖浓度降低，证明薏米具有降糖降压的作用。

【营养解析】

薏米除了含有大量碳水化合物外，还含有丰富的优质蛋白质、B族维生素、维生素E等，并且其蛋白质含量在禾本科植物种子中居于首位，B族维生素和维生素E含量也比普通精白米高出数倍。

此外，薏米还含有丰富的矿物质钙、磷、铁，一定的粗纤维、烟酸、脂肪等，经常食用对美容强身皆有一定帮助。

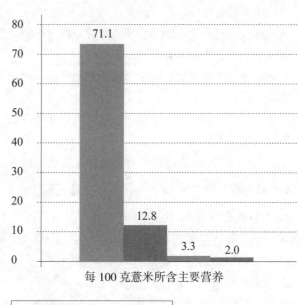

每100克薏米所含主要营养

■ 碳水化合物　■ 脂肪
■ 蛋白质　　　■ 膳食纤维

[单位：克]

【实用小偏方】

❶ 不思饮食、虚热咳嗽：薏米、山药各60克，打为粗末，加水煮至烂熟，再将柿霜饼切碎调入，随意服食。

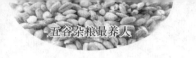

❷ 帮助治疗胃癌、宫颈瘤：薏米、菱角、半枝莲各 30 克。加水煎汤服食，每日两次。

❸ 青年性扁平疣、寻常性赘疣：薏米 60 克，紫草 6 克。加水煎汤，一天服食两次，连服 2~4 周。

【专家提示】

薏米一般人均可食用，尤其适宜在夏季潮湿多雨时煮粥食用。此外，体弱、消化不良者、各种癌症患者、关节炎、急慢性肾炎水肿、癌性腹水、面浮肢肿、脚气病浮肿者、粉刺疙瘩多者、皮肤粗糙者、肺痈者皆可通过食用薏米来达到辅助治疗的功效。

但需注意，大便秘结、滑精、精液不足、汗少、小便多者不宜食用，孕妇早期也应忌食。

【保健功效】

清补身体：薏米含有多种维生素和矿物质，对身体有很好的滋补功效，特别适宜作为体弱者的滋补品。

去热利湿：薏米具有健脾清肺、补肾止泻、通便降热的功能，可用于脾虚泄泻、水肿、白带过多等症。

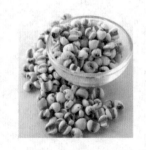

防癌：薏米中含有能够抑制癌细胞的硒元素，可用于胃癌、子宫癌的辅助治疗。

美容：薏米中含有的维生素 E，可使肌肤光泽细腻，因此尤其适合粉刺、色斑者食用。

辅助治疗脚气病：薏米中含有丰富的B族维生素，有助防治脚气病。

【食用指南】

薏米较为传统的吃法是与大米、豆类等一起熬粥食用，此外与排骨、山药等一起炖食、煮汤也是不错的选择。如果想速食，那不妨将其与豆类混合后打成豆浆饮用；或者将熟薏米磨成粉后与其他杂粮粉一起用热水冲调搅拌食用。

【搭配宜忌】

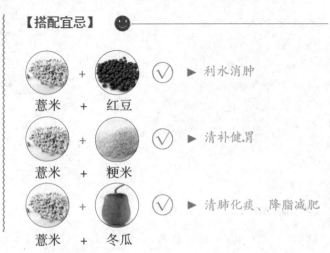

薏米 + 红豆 ✓ ► 利水消肿

薏米 + 粳米 ✓ ► 清补健胃

薏米 + 冬瓜 ✓ ► 清肺化痰、降脂减肥

五谷美食

▶ 枸杞子薏米饭

［主料］　粳米 200 克，薏仁 80 克，枸杞子 10 克。

［做法］

❶ 粳米、薏米分别淘洗净，粳米清水浸泡 1 小时，薏米清水浸泡 2 小时。

❷ 枸杞子直接洗净沥干水分备用。

❸ 将粳米、薏米、枸杞子一起放入电饭煲中，加好水后，按下"煮饭"键，待指示灯提示煮好后，继续焖 10 分钟即可。

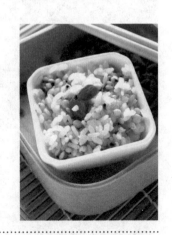

▶ 冬瓜薏米排骨汤

［主料］　冬瓜 500 克，排骨 500 克，薏米 50 克，香菜 1 棵。

［调料］　姜 3 片，盐适量。

［做法］

❶ 糯米、小麦仁分别淘洗净，提前清水浸泡 2 小时；陈皮切丝备用。

❷ 注水入锅，大火煮开后将糯米与小麦仁一同倒入。

❸ 待米煮开后转小火，继续再煮半小时，化入冰糖调味即可。

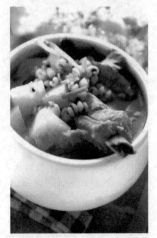

▶ 杞果薏仁优酪乳

［主料］

┌ 杞果半个
│ 优酪或酸奶 1 盒
└ 薏米 100 克

［辅料］

┌ 五香料
│ 生抽
└ 盐各适量

［做法］

❶ 薏米淘洗净、提前清水浸泡 2 小时，加水入锅煮至熟透、汤汁浓稠。凉凉后放入冰箱备用。

❷ 杞果去皮，切成小块后摆入杯中。

❸ 将优酪或酸奶与薏米汤汁混合均匀，浇于杞果上食用。

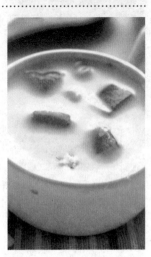

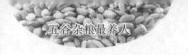

高粱

● 温中补气、和胃健脾

题解

　　高粱是一年生禾草本植物高粱的种子，呈圆形、微扁，可分为黏或不黏两类。其植株性喜温暖，抗旱、耐涝，我国主要以东北各地栽培最多。按用途来分，高粱又可分为食用高粱、糖用高粱和帚用高粱等。食用高粱谷粒主要用来食用和酿酒；糖用高粱的秆可制糖浆；帚用高粱的穗则可制笤帚或炊帚。

● 谷粮名片

名称：高粱、蜀黍、木稷、乌禾
性味：性温；味甘
归经：脾、胃经
功能主治：便溏、消化不良
适宜人群：脾胃虚弱者

● 产地分布

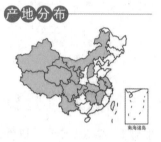

■ 主产地
东北、内蒙古、陕西等地

● 解析图

高粱根
性温，味甘、苦，可治腰膝疼痛、利小便。

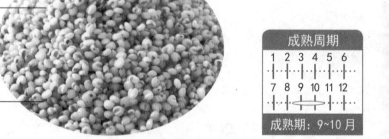

高粱颖果
性温，主调和脾胃。

成熟周期					
1	2	3	4	5	6
7	8	9	10	11	12

成熟期：9~10月

【医家箴言】

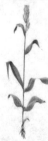

　　明 医学家 李时珍 高粱适宜种在土里。春季播种，秋季收获。高粱米如花椒般大，呈红黑色，质坚实，有黏性的高粱可以和糯米一起酿酒做饵，没有黏性的可以做糕煮粥。高粱可以囤积用来救济荒年，也可以用来饲养牲口。高粱梢可以制成扫帚，茎可以编织成帘子和篱笆，或者用来烧火做饭，很有用处。高粱的谷壳浸泡水后呈红色，可以用来酿造红酒。

【选购保存小妙招】

挑选

挑选：剥去谷壳后的高粱米呈乳白色，颗粒均匀饱满且完整。抓一把高粱米闻一闻，优质的高粱米应该没有异味、霉味，而是具有一股固有的高粱香。取几粒高粱米入口咀嚼，劣质的高粱米可能会有涩味、苦味或其他味道，而优质的高粱米则会有淡淡的甜味。

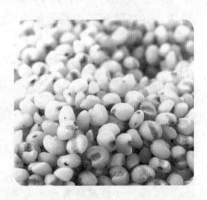

【高粱酿制酒】

高粱是酿造白酒的常用原料之一，用高粱酿造出的白酒香气独特、浓郁、绵长。中医认为白酒可以温血通脉，祛风散寒，适合中风、关节炎、手脚麻木的人喝。感染风寒时饮少量白酒，可起到预防感冒的作用。但现代营养学认为白酒除了酒精含量较高，能够提供能量外，没有任何营养。长期过量饮用白酒对血管系统、胃壁、肝脏、心脏等均会造成慢性伤害。

【营养解析】

高粱中的维生素 B_1、维生素 B_6 以及矿物质中的钙、磷维生素含量与玉米相当；泛酸、烟酸、生物素含量多于玉米；脂肪含量略低于玉米。蛋白质含量比玉米略高，但品质不佳，原因在于高粱蛋白质缺乏赖氨酸和色氨酸，消化率低，因此食用高粱时最好与其他优质蛋白质食品搭配食用。

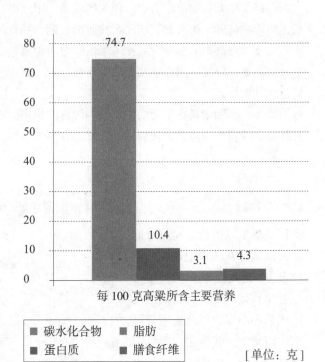

每 100 克高粱所含主要营养

■ 碳水化合物　■ 脂肪
■ 蛋白质　■ 膳食纤维

[单位：克]

【实用小偏方】

❶ 倒经：红高粱花适量，加水煎煮，调入少许红糖服用。

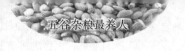
② 小儿赤白痢疾：高粱花 10 克，炒黄研末，加入红糖开水冲服。

③ 腹泻：高粱米第二遍米糠 30 克，小火炒香，除去多余的粗壳，每次 3 克，一日三次，温水送服。

④ 急性细菌性痢疾：高粱根 30 克，苦参 18 克，水煎服，一日三次。

【专家提示】

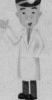

高粱适宜一般人群食用，尤其是脾胃不好，经常消化不良的病人，可以通过喝高粱粥来调节肠胃。但因为高粱中的单宁具有收敛作用，因此大便燥结者以及便秘者就不太适合食用了；此外，因为高粱的收涩作用会导致糖尿病患者病情加重，所以糖尿病患者也不宜食用高粱。

高粱最好与肉或豆制品一起食用，这样可起到蛋白质互补、均衡营养的作用。

【保健功效】

止泻：高粱中含有的单宁有收敛固脱的效果，因此患有慢性腹泻的病人可吃些高粱米粥来起到辅助治疗腹泻、调和肠胃的作用。

预防癞皮病：高粱的烟酸含量比玉米低，但为游离型，更易被人体吸收。因此，经常食用高粱制食品可有效预防"癞皮病"，即烟酸缺乏病的发生。

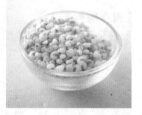

健脾养胃：高粱米具有帮助消化、温养脾胃的作用，消化不良、容易积食、脾胃气虚以及大便糖稀的人都适宜多吃一些高粱食品。

【食用指南】

食用高粱米以白色高粱质量最优，因其含有的单宁最少、角质最多，因此涩味少、口感好，不管是直接做成米饭食用还是磨成粉和小麦面混合食用都可以。历史上，我国东北地区、朝鲜、苏联、印度和非洲等地都曾把高粱作为主食。

【搭配宜忌】

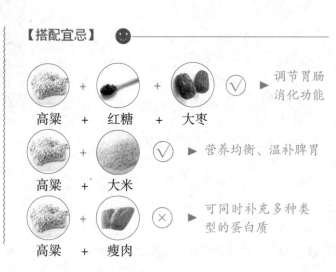

高粱 ＋ 红糖 ＋ 大枣 ✓ ▶ 调节胃肠消化功能

高粱 ＋ 大米 ✓ ▶ 营养均衡、温补脾胃

高粱 ＋ 瘦肉 ✗ ▶ 可同时补充多种类型的蛋白质

五谷美食

▶ 高粱米糕

[主料]　高粱 600 克，红豆沙 300 克。

[调料]　白糖适量。

[做法]

❶ 高粱米洗净，提前清水浸泡 2 小时，蒸熟备用。

❷ 将蒸熟的高粱米拌上适量白糖后压揉成面团，并分成均匀的小份。

❸ 将每份高粱面团再分成均匀的两份，分别用手压成两三厘米厚的片。在其中一片高粱米上抹上均匀的豆沙，然后将另一半高粱米扣在豆沙馅上，压紧即可。

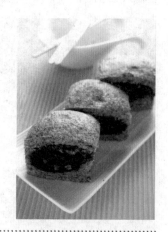

▶ 山楂高粱米粥

[主料]　山楂干 20 克、高粱米 50 克。

[做法]

❶ 高粱米淘洗干净，提前清水浸泡 2 小时；山楂干洗净，温水浸泡 10 分钟。

❷ 在锅内加入适量水，大火烧开后倒入高粱米，边煮边搅拌。

❸ 待高粱米煮开后，加入山楂同时转小火继续煮半小时即可。

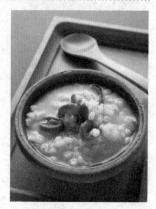

▶ 高粱面包

[主料]　高粱粉 250 克，高筋粉 500 克。

[辅料]　牛奶 360 克，鸡蛋 1 个，酵母 8 克，奶粉 45 克，黄油 20 克，蜂蜜、白糖各适量。

[做法]

❶ 将除黄油外的材料全部混合，揉至面团光滑后再加入黄油，继续揉到不粘手为止，静置 5 分钟。

❷ 将面团分成每个 50 克左右大小，搓圆后静置发酵 30 分钟左右。

❸ 将发酵好的小面团放到烤箱中层，以 170℃烘烤 20 分钟左右，出炉后在表面刷上蜂蜜或牛奶即可。

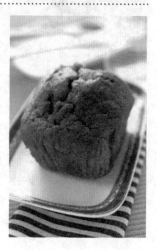

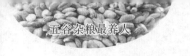

芡实

● 补脾止泻、固精益肾

题解

芡实为睡莲科植物芡实的种仁，可药食两用。据史料记载，芡实首见于《神农本草经》，被视为延年益寿的上品。现代研究表明，芡实含有丰富的营养物质，如蛋白质、钙、磷、铁、脂肪、碳水化合物、维生素B_1、维生素B_2、维生素C、粗纤维、胡萝卜素等，并且很容易被人体消化吸收。药用方面，芡实具有明显的强精、收敛、镇静作用。

● 谷粮名片

名称：芡实、鸡头莲、刺莲藕、雁头

性味：性平；味甘、涩

归经：心、肾、脾、胃经

功能主治：腰膝酸痛、遗精、带下

适宜人群：慢性腹泻者、遗精早泄者

● 产地分布

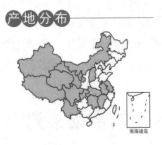

南海诸岛

■ 主产地

黑龙江、吉林、辽宁、湖南、湖北等地

● 解析图

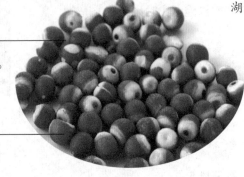

芡实叶

性温，味苦，主行气和血。

芡实根

性平，味甘，主治小腹结气痛。

成熟周期

1	2	3	4	5	6

7	8	9	10	11	12

成熟期：8~10月

【医家箴言】

宋 医药学家 苏颂　芡实生长在水泽中，处处都有。它的叶俗称鸡头盘，花下结果。茎嫩时，称役菜。采子去皮，捣仁为粉，蒸煮做饼，可以代替粮食。

明 医学家 李时珍　芡实茎三月生叶贴在水面上，比荷叶大，有车轮一样的皱纹，茎、叶都有刺。茎长两米多，嫩时可食。五六月开紫花，花开时面向阳光结苞。剥开后有软肉囊子，壳内有白米，形状如鱼目。

【选购保存小妙招】

挑选

挑选干芡实时要注意选择外观圆润、色泽自然、干燥的产品。如果颜色太过于偏黄，则可能是陈货；如果颜色自然但光泽不足，则可能品质较差。判断是否干燥时，可用牙咬一咬，若松脆易碎则证明果实已经完全干了，若咬下去比较软，不易裂，则证明果实还较潮。

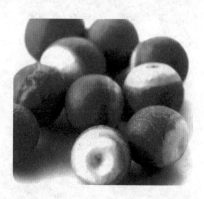

【药理作用】

将小鼠分成两组，一组连续灌喂 21 天的芡实多糖，一组则给予蒸馏水。21 天后分别测定两组小鼠负重游泳时间、血清尿素氮、血乳酸和肝糖原含量。实验结果表明：服用芡实多糖的小鼠负重游泳时间更长，血清尿素氮和血乳酸水平更低，肝糖原的储备量有所提高。说明服用芡实具有明显的抗运动性疲劳作用。

【营养解析】

芡实含有大量的淀粉、蛋白质及丰富的钙、铁、磷等微量元素等，微量元素中又以磷的含量最为丰富。由于芡实富含淀粉，所以很容易被人体吸收，是秋季健脾养胃、补充营养的绝佳食疗品。此外，芡实还含有少量的脂肪和维生素。

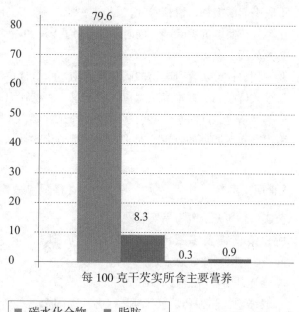

每 100 克干芡实所含主要营养

■ 碳水化合物　■ 脂肪
■ 蛋白质　　　■ 膳食纤维

[单位：克]

【实用小偏方】

❶ 湿热带下、尿浊：芡实 15 克，山药 9 克，白果、黄柏各 3 克，加水煎服，早晚各一次。

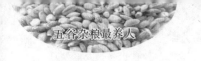

❷ 脾虚久泻：生芡实、麦麸各20克，粳米30克。生芡实和麦麸小火同炒至变黄，加入粳米、水，煎煮为粥。早晚各服一次，感冒及发热期间停服。

❸ 遗精、滑精、早泄：芡实30克，加水煎服，一日2次。

【专家提示】

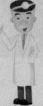

　　芡实营养丰富，一般人皆可食用，尤其可供儿童、老人、肾虚体弱、消化不良者经常食用。食用时，最好用慢火炖煮至烂熟，再细细嚼咽，这样才能充分发挥其补益效果。另外，芡实虽好，却也不宜一次食用过多，一般一次100克左右即可。

　　因为芡实具有较强的收涩作用，所以便秘、小便短赤者以及产后的妇女皆不宜食用。

【保健功效】

治疗遗精滑精：芡实甘涩收敛，具有益肾固精的作用。适用于肾虚不固引起的遗精、滑精等症。

止泻：芡实能健脾除湿，同时又能收敛止泻，可治疗由脾虚湿盛引起的久泻不愈。

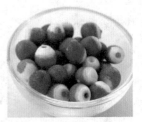

调和肠胃：芡实含有丰富的碳水化合物，脂肪含量却很低，非常容易被人体吸收。夏季炎热脾胃功能衰退，入秋转凉后脾胃功能还未来得及恢复，此时吃一些芡实，既可补充营养，又能调理肠胃。经服用芡实后调理的肠胃，对于其他较难消化的补品也能适应。

【食用指南】

芡实可炒可煮，因为果实较硬，所以煮前需要多浸泡一段时间，煮的时候要注意煮透煮烂，才能让其营养充分释放出来。一般来说，和山药、粳米等一起煮粥或和肉类一起熬汤是最营养的吃法。另外，也可直接买加工好的熟芡实粉冲调饮用或入菜入汤，简便快捷，滋补效果也不差。

【搭配宜忌】

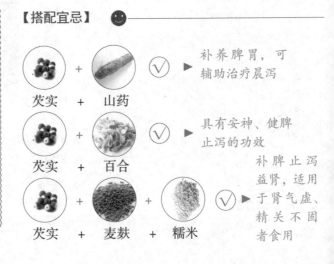

芡实 ＋ 山药 √ ▶ 补养脾胃，可辅助治疗晨泻

芡实 ＋ 百合 √ ▶ 具有安神、健脾止泻的功效

芡实 ＋ 麦麸 ＋ 糯米 √ ▶ 补脾止泻益肾，适用于肾气虚、精关不固者食用

五谷美食

▶ 鸡蛋酒酿芡实羹

[主料]　芡实50克，鸡蛋1只，枸杞子5克，酒酿1碗。
[调料]　冰糖适量。

[做法]
❶ 芡实淘洗净，清水浸泡至表皮微裂；枸杞子洗净备用。
❷ 锅内加水煮开，倒入芡实大火煮开后改小火继续熬煮1个半小时。
❸ 将枸杞子、酒酿、冰糖一同加入锅中，煮约5分钟后将鸡蛋磕入，拨散煮熟后关火即可。

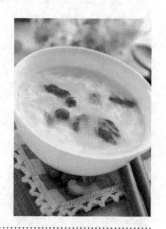

▶ 山药薏米芡实粥

[主料]　山药1根，薏米50克，芡实40克，粳米100克。

[做法]
❶ 薏米、芡实分别洗净，清水浸泡2小时；粳米洗净，清水浸泡半小时。
❷ 加水入锅，烧开后倒入浸泡好的薏米和芡实，大火煮开后，调成小火煮30分钟，然后倒入粳米继续用小火煮20分钟。
❸ 山药去皮，切成3毫米厚的片，放入锅中，一起煮10分钟左右即可。

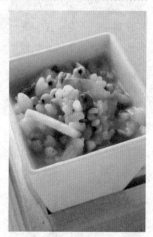

▶ 芡实排骨汤

[主料]
芡实50克
薏米30克
眉豆30克
排骨50克

[辅料]
鸡精
盐
油适量

[做法]
❶ 排骨洗净焯水10分钟；芡实、薏米，眉豆分别淘洗净，提前清水浸泡2小时。
❷ 将所有材料全倒进电饭锅里，加好水后，按下"煮饭"键。
❸ 待豆子、芡实和薏米都煮到开花时，再换到"煮粥"档，继续煮半小时，出锅前加入调料拌匀后再煮5分钟即可。

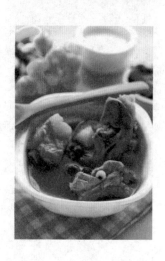

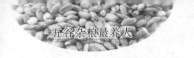

青稞 ■ 下气宽中、壮精益力

【题解】

青稞是禾本科大麦属的一种禾谷类作物，因其内外颖壳分离，籽粒裸露，故又有裸大麦、元麦、米大麦之称，是藏族人民的主要粮食，常见的有白青稞，黑青稞，墨绿色青稞几种。青稞在青藏高原上已经有近400万年的种植历史，不管是在物质上还是精神上，都形成了内涵丰富、极富民族特色的青稞文化。

● 谷粮名片

名称：青稞、裸大麦、元麦、米大麦

性味：性平、凉；味咸

归经：肝、脾、肺经

功能主治：高血压、高血脂、糖尿病

适宜人群：体虚者、脾胃虚弱者、腹泻者

产地分布

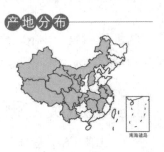

■ 主产地

西藏、青海、四川、云南等地

● 解析图

青稞叶

性凉，味甘，主健脾胃、壮筋骨。

青稞根

性平，味甘，主除湿止泻。

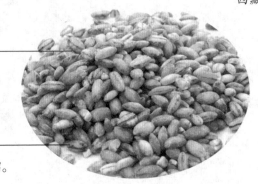

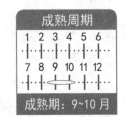

成熟周期
1 2 3 4 5 6
7 8 9 10 11 12
成熟期：9~10月

【医家箴言】

唐 陈藏器 《本草拾遗》 青稞形似大麦，天生皮肉相离，栽种在秦、陇以西的地方。主下气宽中、壮精益力、除湿发汗、止泻。

清 帝尔玛·丹增彭措 《晶珠本草》 青稞可以用来解热消气，健胃增食。

清 余庆远 《维西见闻记》 青稞，性质类似大麦，而茎叶则类似黍，耐霜雪，阿墩子及高寒之地皆有种植。七月种，次年六月收获，一年一熟。炒熟后舂捣为面，和着酥油做成糌粑吃。

【选购保存小妙招】

挑选

挑选青稞时，要注意观察其颗粒是否饱满、充实，灰质是否过多以及干湿程度等情况。优质的青稞米不仅饱满硬实、灰质少，闻起来还会有一种类似小麦的香味。此外，挑选时应尽量选择较为干燥的，若买时略有发潮，买回后要立即晾晒干，否则贮存时很容易发生霉变。

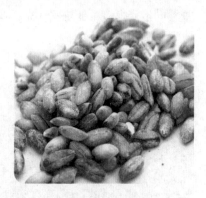

【药理作用】

据西藏农牧科学院资料介绍，青稞是世界上麦类作物中 β-葡聚糖含量最高的作物，为小麦的 50 倍。β-葡聚糖可减少肠道黏膜与致癌物质的接触、抑制致癌微生物，进而预防结肠癌；此外还可通过控制血糖来防治糖尿病。

另据美国科研表示，青稞还含有一种专门的胆固醇抑制因子，对心血管疾病有很好的预防作用。

【营养解析】

青稞与大部分粮食作物一样，富含大量淀粉，可为人体活动提供主要能量来源；而且淀粉为直链淀粉结构，对胃壁黏膜有一定的保护作用。此外还含有丰富的硫胺素、核黄素、烟酸、维生素 E 等，可有效促进人体健康发育；同时还含有具有抗癌效果的硒等。

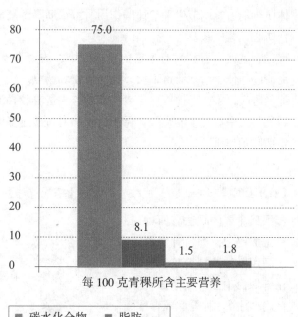

每 100 克青稞所含主要营养

■ 碳水化合物　　■ 脂肪
■ 蛋白质　　　　■ 膳食纤维

[单位：克]

【实用小偏方】

❶ 预防高血压、心脑血管疾病：每日一小杯青稞酒。

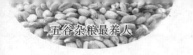

❷慢性腹泻：青稞面适量，小火炒熟后，加水熬煮成粥，空腹服食，每日2次。

❸辅助治疗哮喘：曼陀罗3克，青稞7克。分别研为细末后，混合均匀加入小茴香水调成糊状后服用。

❹感冒：青稞50克，生姜10克，加水煎服饮用。

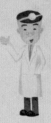

【专家提示】

一般人均可食用，尤其适合体虚者、气虚无力、腹泻便溏、自汗、盗汗者食用；胃酸过多者、高血压、高脂血症、心血管疾病、糖尿病患者也可通过食用青稞或饮用青稞酒来达到辅助治疗的作用。但脾胃虚寒者不宜多食，一般人一次的食用量也应控制在100克以内，否则容易引起腹胀腹痛。

青稞酒的酒精度虽低，但也不宜过饮，每日少量即可达到保健作用。

【保健功效】

预防高血压、心血管疾病：青稞中含有的 β-葡聚糖，具有提高机体防御能力、调节生理节律的作用，可帮助降低高血压、高血脂，预防心血管疾病。

排毒、通便：青稞含有丰富的食用纤维，约为小麦的11倍，可帮助清肠通便，清除肠道毒素，预防便秘和肠癌。

抑制胃酸过多、保护胃壁：青稞淀粉含大量凝胶黏液，加热后呈弱碱性，可中和过多的胃酸，保护胃壁，对胃酸过多引起的胃病有一定的防治作用。

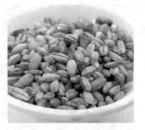

【食用指南】

青稞最主要的吃法有两种，一是做成糌粑，即将青稞炒后磨成面用酥油茶拌着吃，也可以在青稞面中加入其他面食混合食用；另外一种是酿成青稞酒，即将青稞先浸泡一夜，然后大火蒸熟，拌入酒曲，凉凉后装入密闭容器，发酵2~3天即可取出饮用。

【搭配宜忌】 ☺

青稞	+	青稞	✓	▶	可充饥养胃，强健体魄
青稞	+	芡实	✓	▶	能补脾止泻、降血糖降血脂
青稞	+	玉米	✓	▶	可健脾开胃、促进肠道蠕动

五谷美食

▶ 青稞窝窝头

［主料］　青稞粉 100 克，糯米粉 100 克，面粉 100 克。
［调料］　糖适量、酵母少许。

［做法］

❶ 将青稞粉、糯米粉、面粉混合，加入适量糖、温水、酵母粉混合均匀后，揉成面团，置于温暖处发酵 1 小时。

❷ 将发酵好的面团分成 20 克左右的小面团，做成窝头状。

❸ 在蒸格上抹上少许油，将窝头摆放好，大火猛蒸 15 分钟即可。

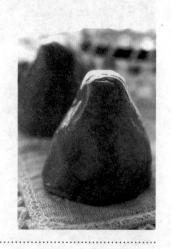

▶ 青稞糌粑

［主料］　熟青稞粉 200 克，酥油茶 50 克。
［调料］　葡萄干、芝麻、酸奶、蜂蜜、青稞酒各适量。

［做法］

❶ 将熟青稞粉加入适量酥油茶、酸奶、蜂蜜、青稞酒拌匀，尽量保持青稞粉团能成型。

❷ 将拌好的青稞面团分成小块后放入垫有保鲜膜的模具，压实。

❸ 将成型的糌粑轻轻磕出模子后，撕去薄膜，在糌粑表面撒上少许葡萄干或芝麻即可。

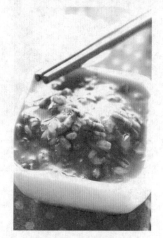

▶ 青稞粥

［主料］

□ 青稞米 300 克

［辅料］

□ 盐少许

［做法］

❶ 青稞米淘洗净，提前清水浸泡 2 小时。

❷ 注水入锅，大火烧开后将青稞米倒入锅中，边煮边翻搅。

❸ 待青稞米煮滚后，转小火继续煮约半小时，调入适量盐即可。

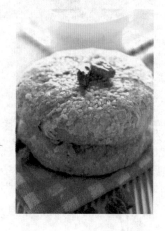

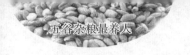

玉米

■ 改善便秘、控制血糖

题解

　　玉米是一年生禾本科草本植物玉蜀黍的种子，原产于墨西哥或中美洲，后来逐渐传遍世界各地。在我国，玉米大至于明朝时期传入。玉米不仅是重要的粮食作物和重要的饲料来源，同时也是全世界总产量最高的粮食作物。除食用外还可用来制作工业酒精和烧酒，玉米秆、茎、叶等还可用来作燃料、造纸、制作墙板、加工工业溶剂等。

● 谷粮名片

名称：玉米、棒子、苞谷、玉蜀黍

性味：性平；味甘、淡

归经：脾、胃经

功能主治：高血压、糖尿病、水肿、胆囊炎

适宜人群：高血压患者、脂肪肝患者、便秘者

● 产地分布

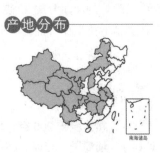

■ 主产地
东北、山东等地

● 解析图

玉米根

煎汤，主治小便淋沥和泌尿道结石。

玉米须

性平，味甘，无毒，主治消肿止血。

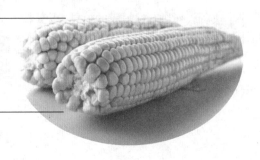

成熟周期

1	2	3	4	5	6
7	8	9	10	11	12

成熟期：7~9 月

【医家箴言】

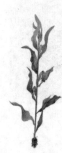

　　明 医学家 李时珍　玉米出于西部地区，它的苗和叶都像高粱，长得粗壮、矮小，也和薏米相似。苗有 1 米高。六七月份开花成穗，与秕麦的样子相似。苗心长出一个小苞，形状如同棕鱼，苞上生有白须缕，经过一段时间，苞上长有米粒，一颗颗聚集在一块。米大小像棕子，颜色呈黄白色，可以用油炒着吃。爆成白花，就像炒糯谷的样子。

【选购保存小妙招】

挑选

玉米有老嫩之分，老玉米淀粉多，嫩玉米水分多，可根据入菜需要选择，但都以新鲜为佳，若无新鲜的则可尽量选择冷冻的鲜玉米。

保存

新鲜玉米粒如果一次吃不完，可用保鲜膜包好后，放入冰箱冷冻保存。再次食用时，无须解冻，放入热水中焯后直接烹饪即可。

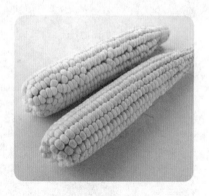

【药理作用】

德国著名营养学家拉赫曼教授指出，在当今被证实的最有效的 50 多种营养保健物质中，玉米含有 7 种——钙、谷胱甘肽、维生素、镁、硒、维生素 E 和脂肪酸，这些物质皆具有很强的抗衰老作用。另外，玉米中的黄体素、玉米黄质也可以对抗眼睛老化。

此外，研究还证实，经常食用玉米可减轻抗癌物质对人体的副作用。

【营养解析】

玉米营养成分丰富，可用能量、粗脂肪、亚油酸含量都十分高，但蛋白质含量偏低，且和高粱一样，氨基酸不平衡，品质不太理想。玉米中含有的粗纤维比一般主食都要高，是精米、精面的 4~10 倍。矿物质方面，除了镁较多外，其他矿物质含量皆不是很高，且约 80% 都存在于胚部，食用时最好连胚部一同食用。

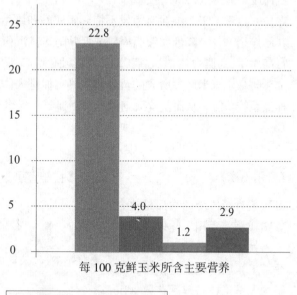

每 100 克鲜玉米所含主要营养

■ 碳水化合物　■ 脂肪
■ 蛋白质　　　■ 膳食纤维

[单位：克]

【实用小偏方】

❶ 高血压、流鼻血：玉米须、香蕉皮各 30 克，黄栀子 10 克，水煎代茶冷饮。

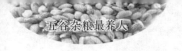

② 高血压、黄疸、尿路结石：玉米须 150 克，水煎服。

③ 消化不良、中暑：玉米、刺梨各 15 克，洗净加水煎汤服或代茶饮。

④ 防治冠心病、高血压、动脉硬化：玉米细粉 20 克，粳米 50 克，同煮成粥，白糖调味食用。

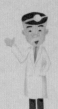

【专家提示】

玉米的保健功效非常多，一般人皆可食用，特别是高血脂、便秘者、肥胖者可直接将玉米纳入三餐主食之中。玉米的做法很多，蒸、煮、炒、炸、煲汤皆可，如果想要达到最佳的食疗保健功效，则最好选取蒸或煮这两种烹调方式。

虽然有的玉米可以生吃，但熟吃更好，因为尽管烹调会导致维生素C的损失，但却可获得价值更高的抗氧化剂活性，这是生吃所不能比拟的。

【保健功效】

减肥：玉米含有丰富的粗纤维和镁，二者皆可加强肠壁蠕动，促进机体废物的排泄，帮助减肥。

保护心血管：玉米中含有大量不饱和脂肪酸和维生素 E，在二者的共同作用下，可降低血液胆固醇浓度并防止其沉积于血管壁，从而对高血压、高脂血症、冠心病、动脉粥样硬化等起到一定的防治作用。

抗衰防皱：玉米胚尖所含的营养物质具有促进人体新陈代谢，调节神经系统功能，从而使皮肤细嫩光滑，抑制、延缓皱纹产生。

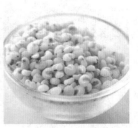

【食用指南】

玉米最直接传统的吃法是整个煮熟或蒸熟食用，此外也可将玉米粒剥下做菜炒食或做汤作餐。玉米面的吃法也很多，新鲜的老玉米粒打碎后蒸熟食用味道香甜软糯；干玉米面则可用来烙饼或做成煎饼食用。另外，将鲜玉米粒磨成浆加热饮用也相当美味。

【搭配宜忌】 ☺

玉米 ＋ 芋头 ✓ ▶ 补中益脾，消肿止渴

玉米 ＋ 松仁 ✓ ▶ 补充维生素 E，延缓衰老

玉米 ＋ 牛奶 ✓ ▶ 健脑、增强记忆力

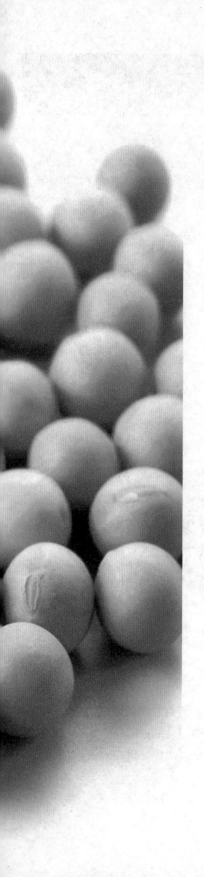

第三章

健康搭配，豆薯为补
——豆薯养生篇

豆薯类既可作为主食，也可用来做成菜品，随着生活条件的提高，现在多将其做成汤菜或甜品零食用。豆类含有丰富的植物性蛋白质，无论打磨成豆浆还是做成其他豆制品都堪称经典；而薯类则因含有大量糖分和食用纤维，可做成新式甜品，营养又减肥，美味又不失健康。

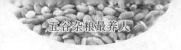
黄豆

● 健脾利湿、益气补虚

题解

　　黄豆即大豆，起源于中国。据《史记》记载，我国大概于4500多年前就开始种植大豆了，最早栽培大豆的地区位于黄河中游，如河南、山西、陕西等地或长江中下游。黄豆具有丰富的营养物质，素有"豆中之王"之称，而且因其含有高质的蛋白质，所以也常被称为"植物肉""绿色的乳牛"等。

● 谷粮名片

名称：大豆、菽
性味：性平；味甘
归经：脾、大肠经
功能主治：水肿、热毒、腹泻腹胀
适宜人群：体虚者、脾胃虚弱者、神经衰弱者

产地分布

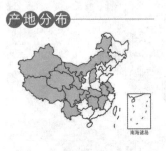

■ 主产地
河南、陕西、山西

● 解析图

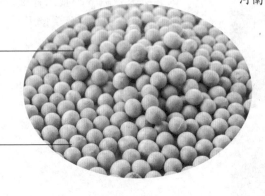

黄豆叶
性平，味甘。外敷可治疗蛇咬伤。

黄豆皮
生用，主治痘疮和视物不清。

成熟周期					
1	2	3	4	5	6
7	8	9	10	11	12

成熟期：8~10月

【医家箴言】

　　明 医学家 李时珍　大豆有黑、白、黄、褐、青、斑等数种颜色。黑色的大豆也叫乌豆，可以做药及充当粮食，可以做成豆豉；黄色的大豆可以用来做豆腐，用来榨油，做酱油；其余的各种豆子只可以用来做豆腐和炒着吃。它们都是在夏至前后播种，苗长达1米，叶呈圆形但有尖。秋季开出成丛的小白花，结成豆荚长达2厘米，逢霜就枯萎。

【选购保存小妙招】

挑选

挑选黄豆时应选择颗粒饱满且整齐均匀，无破瓣，无缺损，无虫害，无霉变，无挂丝的优质黄豆。从颜色上看，优质黄豆鲜艳而富有光泽，劣质黄豆则色泽暗淡。抓少许黄豆闻一闻，优质黄豆具有轻微的香气，用牙咬豆粒，优质的干黄豆能清脆地咬成碎粒。

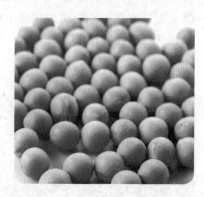

【药理作用】

现代医学研究认为，黄豆不仅不含胆固醇，并可以降低人体胆固醇，减少动脉硬化的发生，预防心脏病。黄豆中还含有一种抑制胰酶活性的物质，对糖尿病治疗有一定的疗效。此外，黄豆脂肪内所含的亚油酸也有降低血糖中胆固醇含量的作用。

黄豆含有软磷脂，软磷脂是大脑细胞的重要组成成分，对改善大脑记忆力有重要作用。

【营养解析】

黄豆蛋白质含量高达35%左右，优质的干黄豆甚至可达50%，相当于瘦猪肉的2倍多，鸡蛋的3倍。黄豆蛋白质的氨基酸组成比较接近人体所需要的氨基酸，属于完全蛋白，其中赖氨酸含量较多，此外，黄豆还含有丰富的铁、磷，维生素A、维生素B_1、维生素B_2、维生素D、维生素E等。

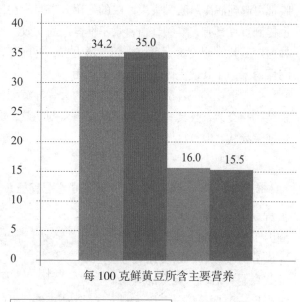

每100克鲜黄豆所含主要营养

■ 碳水化合物　■ 脂肪
■ 蛋白质　　　■ 膳食纤维

[单位：克]

【实用小偏方】

❶ **防止感冒**：黄豆50克，芫荽3克或葱白3根，白萝卜3片，水煎服。

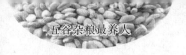

❷肺脓肿有热：黄豆适量炒香研为细末，香油调匀，涂于疮口处。

❸肺脓肿有热：黄豆 50 克加水 1000 毫升，浸泡一夜，打磨成汁煮沸后冷饮。

❹习惯性便秘：黄豆皮 120 克，加水煎服，每日 3 次。

【专家提示】

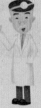

　　黄豆及黄豆制品一般人均可食用，尤其适宜更年期妇女、糖尿病患者以及心血管疾病患者。

　　黄豆蛋白质含赖氨酸较多，蛋氨酸却较少。所以食用黄豆制品时应注意与含蛋氨酸丰富的食品搭配，如米、面等粮谷类或鸡蛋、鸭蛋、鹌鹑蛋等蛋类，以最大限度地提高黄豆蛋白质的利用率。尤其是蛋、豆搭配食用，在蛋白质方面的营养价值与肉类蛋白质不相上下。

【保健功效】

美肤增白：中医认为服食黄豆制品或直接将黄豆粉外用洗面、做面膜都可起到润泽肌肤，去黑增白的作用。李时珍在《本草纲目》中也提到黄豆具有"容颜红白，永不憔悴"的功效。

补虚、消肿：服食黄豆可填精髓，增力气，补虚开胃，下利大肠，润燥消水，尤其适宜体质虚弱的人食用。

减轻女性更年期综合征：黄豆中含有的大豆异黄酮，与人体雌性激素结构相类似，且具有双向调节雌性激素的功效，能够减轻女性更年期综症状。

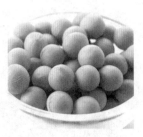

【食用指南】

生黄豆中，含有一种抗胰蛋白酶因子，会影响人体对黄豆营养成分的吸收。所以食用黄豆及其豆制食品时，烧煮的时间应当比一般食品稍长，因为只有在高温下，抗胰蛋白酶因子被破坏后，黄豆的营养价值才有可能被人体充分利用。

【搭配宜忌】　☺

黄豆 ＋ 大枣　✓　▶ 可以预防缺铁性贫血

黄豆 ＋ 粳米　✓　▶ 可起到消肿解毒、缓解腹胀的作用

黄豆 ＋ 菠菜　✓　▶ 二者结合容易产生草酸钙，引起消化不良

五谷美食

▶ 黄豆炖猪蹄

[主料] 猪蹄两只，黄豆 100 克，枸杞子 5 克。

[调料] 姜块、盐适量。

[做法]

❶ 黄豆洗净，清水提前浸泡 1 夜。

❷ 猪蹄剁开，清水洗净，焯水十分钟去腥；枸杞子清水洗净；姜片去皮切片备用。

❸ 将浸泡好的黄豆淘出、清水冲洗干净，与猪蹄、枸杞子、姜片一起倒入锅中，盖上盖子，炖煮至猪蹄软烂，食用前加盐调味即可。

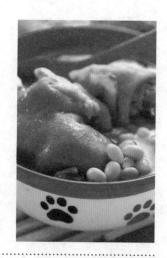

▶ 五香黄豆

[主料] 黄豆 400 克。

[调料] 大葱 1 段，姜块、花椒、桂皮、八角、盐、香油适量。

[做法]

❶ 将黄豆淘洗净，提前温水浸泡一天，再次洗净、沥干；葱、姜洗净切末备用。

❷ 注水入锅，大火烧开后放入黄豆一直煮到滚沸，撇净浮沫，撒入八角、花椒、桂皮、葱末和姜末。

❸ 继续转小火炖至黄豆熟透，加入精盐、香油调味即可。

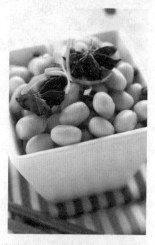

▶ 醋黄豆

[主料]

黄豆 500 克
米醋 500 克
冰糖 250 克

[做法]

❶ 黄豆淘洗净，清水浸泡 6~8 小时，入锅蒸 20 分钟。

❷ 将蒸好的黄豆凉凉后加入醋和冰糖，用没有沾过油的干净筷子搅拌均匀，放入密封瓶中浸泡 10~15 日即可。

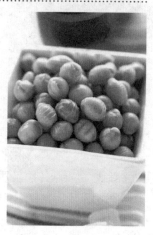

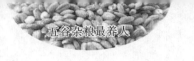

黄豆制品

▶ 豆腐

豆腐素有"植物肉"的美称，其不仅营养丰富，高蛋白、低脂肪、富含铁、钙、磷、镁等多种人体必需的微量元素，消化吸收率达更可达95%以上。具有降血压，降血脂，降胆固醇的功效。

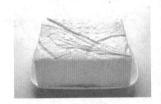

▶ 豆浆

豆浆含有丰富的植物蛋白和磷脂，被欧美人士称为"植物奶"，非常适宜老人、成人及青少年饮用。同时也是防治高血脂、高血压、动脉硬化、缺铁性贫血、气喘等疾病的理想食品。

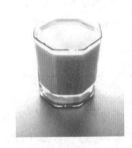

▶ 豆腐皮

豆腐皮含有大量的蛋白质、氨基酸，以及一定量的铁、钙、钼等人体所必需的18种微量元素，是老幼皆宜的营养食品。中医认为豆腐皮性平味甘，有清热润肺、止咳消痰、养胃、解毒、止汗等功效。

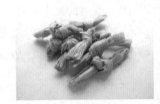

▶ 豆腐脑

豆腐脑依其凝固程度不同可分为水豆腐、豆花等，人体对其吸收率可达92%~98%。豆腐脑除含蛋白质外，还富含多类维生素和矿物质。特别是用石膏做凝固剂时，其丰富的钙质对预防软骨病及牙齿发育不良等皆有一定的功效。

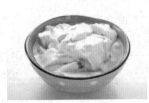

▶ 豆豉

豆豉是将黄豆或黑豆蒸煮以后，经发酵制成的一种调味品，尤其适宜烹饪鱼肉时解腥调味。同时豆豉对风寒感冒、怕冷发热、寒热头痛、鼻塞喷嚏、腹痛吐泻等都具有一定的食疗作用。

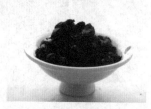

▶ 纳豆

纳豆，是大豆经纳豆菌发酵而成的一种保健食品，尤其受日本人喜爱。纳豆是一种高蛋白食品，其中含有的醇素，食用后可排出体内部分胆固醇，帮助分解体内酸化型脂质，使异常血压恢复正常。

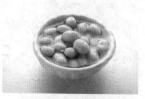

▶ 素肉

素肉，是以大豆蛋白等植物性蛋白为主要原料，经现代工艺加工制成的一种仿肉素食。和一般肉类相比，素肉具有蛋白质含量高、脂肪含量低、不含胆固醇等特点。

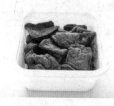

▶ 黄豆酱

黄豆酱由黄豆炒熟磨碎后发酵而制成，是我国传统的调味酱。黄豆酱富含蛋白质、亚油酸、大豆磷脂、维生素以及钙、磷、铁等矿物质，具有很强的保健功效。尤其适宜肝病、肾病、痛风、消化性溃疡、低碘者食用。

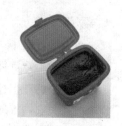

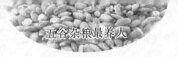

赤豆

■ 补血强心、利水消肿

题解

赤豆是一年生直立或缠绕草本植物赤豆的种子，可供食用与药用。赤豆起源于中国，但在喜马拉雅山山区也有野生种和半野生种。其经朝鲜传入日本后，即在日本形成赤豆的次生中心。所以以栽培面积论，中国最大，日本、朝鲜次之。赤豆除了药用和一般煮食外，还是做面馅儿豆沙、红豆冰糕等小吃的主要原料。

● 谷粮名片

名称：赤豆、红小豆

性味：性平；味甘

归经：心、小肠经

功能主治：脚气病、疮毒、水肿

适宜人群：高血压患者、体质湿热者

产地分布

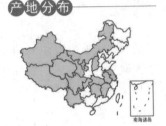

■ 主产地

吉林、河北、山东、安徽、广东、四川等地

● 解析图

赤豆叶

主去烦热、止尿痛；煮食可明目。

赤豆芽

研磨酒服可治疗漏胎和房事伤胎。

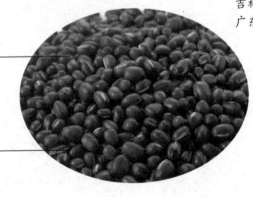

成熟周期
1 2 3 4 5 6
7 8 9 10 11 12
成熟期：8~9月

【医家箴言】

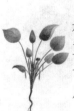

明 医学家 李时珍 赤豆到处都有，在夏至后播种，豆苗茎可长至30厘米左右，赤豆枝叶和豇豆的枝叶很像，叶形微圆但比豇豆叶小。到秋季开花，花像豇豆的花但比豇豆花小一些，颜色也要淡一点，呈银褐色，有轻微异味。结的豆荚长5~7.5厘米，比绿豆荚稍大，皮色微白带红，半青半黄时就收割。赤豆去荚后用来同米粉一起做粽子、蒸糕和团子、馄饨馅儿都很好。

【选购保存小妙招】

挑选

　　挑选赤豆时，一般以颗粒均匀，色泽红润、有光泽、皮薄者为佳。挑选时还可用手抓一把闻闻，优质的赤豆没有霉味、潮味、异味，而是具有一种正常的豆类清香气。干燥赤豆的保存时间更长,因此应尽量挑选较为干燥的。若买到未干透的赤豆，则应先晒干再入罐保存。

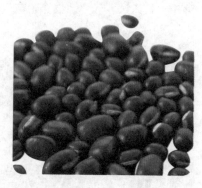

【药理作用】

　　实验证明，赤豆水提取液对金黄色葡萄球菌、福氏痢疾杆菌和伤寒杆菌等有抑制作用，因此可将其外用以抗菌消炎或内服治疗炎症引起的水肿。

　　据小鼠实验表明，赤豆可降低小鼠的体重以及各组织周围的脂肪，将赤豆豆皮粉添加于患Ⅱ型糖尿病的小鼠的饮食中，有助于其糖尿病性肾病的恢复。

【营养解析】

　　赤豆营养丰富，含有淀粉、蛋白质、B族维生素、胡萝卜素、烟酸以及钙、磷、钾、锌、铜等微量元素。因其富含淀粉，又被称之为"饭豆"，因其色红属心，具有滋补强壮、健脾养胃、利水除湿、清热消肿等作用，所以又被李时珍称之为"心之谷"。

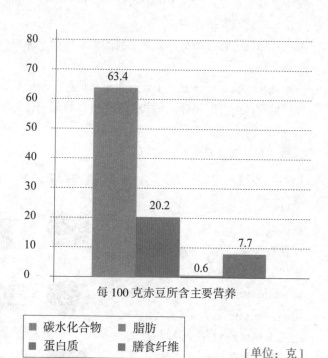

每100克赤豆所含主要营养

碳水化合物　　脂肪
蛋白质　　　　膳食纤维

[单位：克]

【实用小偏方】

❶ 肝硬化腹水：赤豆 500 克，鲫鱼 1 条，葱姜盐适量。赤豆洗净，鲫鱼宰杀洗净，加水及调料适量炖熟，作餐食用。

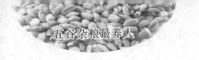

❷ 麻疹：赤豆、绿豆、黑豆各50克，一起煮熟，晒干，与甘草同研磨为细末，开水冲服食用。

❸ 全身性水肿：赤豆、红枣、花生各50克，同煮为汤，代茶饮。

【专家提示】

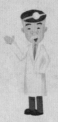

　　赤豆可作为粮食和副食品，也可供药用，是常见的进补食品，一般人皆可食用。尤其适宜各种类型的水肿症患者，包括肾脏性水肿、心脏性水肿、肝硬化腹水、营养不良性水肿等。如果将赤豆与乌鱼、鲤鱼或黄母鸡搭配食用，消肿能力更好；另外，产后缺奶和产后浮肿的妇人，可用赤豆煎汤喝或煮粥食用。

　　因赤豆利水，所以小便清长的人应忌食或少食。

【保健功效】

消肿减肥：赤豆具有很强的利水功效，适宜各种水肿。同时赤豆外皮中含有皂草苷，它除了能消水肿外，还能降低胆固醇和中性脂肪含量，起到减肥的作用。

解毒：赤豆能够帮助身体把不必要的成分排泄出体外，具有一定的解毒作用。

防治便秘、高血压：赤豆中含有大量可促进排便的纤维和具有利尿作用的钾，可及时将体内的盐及其他废物排除出体外，从而起到防治便秘和高血压的作用。

醒酒：赤豆可解酒精毒，缓解宿醉。

【食用指南】

赤豆可用于煮饭、煮粥、做赤豆汤或冰棍、雪糕等。由于赤豆含有大量淀粉，煮熟后呈粉沙状，而且有独特的香气，因此常用来做成豆沙，为各种糕团面点提供陷料。另外，赤豆还可发制成赤豆芽，像绿豆芽一样炒熟或煮汤食用。

【搭配宜忌】 ☺

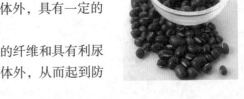

赤豆 ＋ 冬瓜 ✓ ▶ 消除水肿、美容瘦身

赤豆 ＋ 花生 ＋ 莲子 ✓ ▶ 除燥，补血，安神

赤豆 ＋ 酒 ✗ ▶ 易导致维生素 B_2 遭破坏

五谷美食

▶ 赤豆南瓜饭

[主料] 赤豆50克，南瓜150克，粳米250克。

[做法]

❶ 赤豆提前一夜清水浸泡，清洗后捞出沥干待用；南瓜去皮去瓤，切成小拇指尖大小的南瓜丁备用。

❷ 粳米淘洗干净，放进电饭煲，再将泡好的赤豆和南瓜丁加入到粳米里，用勺子拌匀。

❸ 在电饭煲内加入适量水，按下"煮饭"键，待到指示灯提示煮好时，再焖10分钟即可。

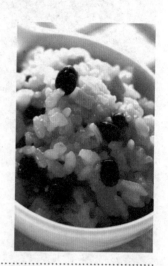

▶ 赤豆红枣桂圆汤

[主料] 赤豆50克，桂圆肉10克，红枣5个。

[调料] 红糖适量。

[做法]

❶ 赤豆、红枣、桂圆分别洗净，冷水浸泡至完全展开。

❷ 加水入锅，大火烧开后将所有食材一并倒入锅中，边煮边适当搅拌。

❸ 待豆汤煮沸后转小火继续再煮半小时，食用时加入红糖调味即可。

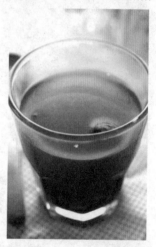

▶ 赤豆冰

[主料]

⌐ 冰块
  赤豆各50克
⌐ 日式蜜豆20克

[辅料]

⌐ 白糖
⌐ 炼乳适量

[做法]

❶ 赤豆淘洗净，清水浸泡4小时以上，入锅煮熟后捞出凉凉，加糖拌匀备用。

❷ 将冰块在专用的刨冰机中打成雪花状的冰沙。

❸ 先在杯中装上适量赤豆，再盛入冰沙，淋上赤豆、蜜豆。依个人口味，也可淋上少许炼乳。

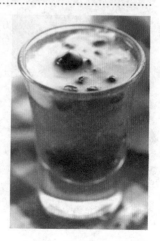

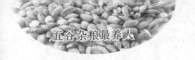

黑豆

消肿活血、补益气力

题解

黑豆为豆科植物大豆的黑色种子，表面呈黑色或灰黑色，表皮光滑或有皱纹，一侧有淡黄白色长椭圆形种脐。黑豆原产于中国东北，现河南、河北、山东、江苏也有栽种。因牲畜食用黑豆后，能变得体壮、抗病力强，故黑豆最早多用作牲畜饲料，后来随着医者和养生者的研究发现，其营养价值及养生作用也越来越被广泛认可。

谷粮名片

名称：黑豆、乌豆、马料豆、冬豆子
性味：性平；味甘
归经：脾、肾经
功能主治：脚气病、黄疸水肿
适宜人群：高血压、心脏病患者

产地分布

■ 主产地
东北、河南等地

解析图

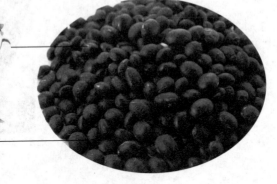

黑豆叶
性平，味甘，可治疗蛇咬伤。

黑豆花
性平，味甘，主治目盲翳膜。

成熟周期

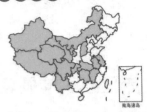

| 1 | 2 | 3 | 4 | 5 | 6 |
| 7 | 8 | 9 | 10 | 11 | 12 |

成熟期：8~10 月

【医家箴言】

唐 崔禹锡 《食经》 黑大豆煮汁服用，可治疗温毒水肿，去除冷淋、热淋、膏淋、血淋、石淋五种淋症，通便去积食。

明 医学家 汪颖 黑豆加入盐煮，经常吃，能补肾，这大概是因为豆的形状像肾，而又因黑色通肾，所以能补肾。

明 医学家 李时珍 黑豆古代药方中称它能解百药之毒，每次实验，结果却不是这样，但加上甘草后，便出奇灵验。

【选购保存小妙招】

挑选

挑选干黑豆时，应选择大而圆润、黑而有光泽、颗粒饱满、无干瘪、无虫蛀、无挂丝的优质产品。用手抓取适量闻一下，应无霉味、潮味及其他异味，而是一股豆类特有的清香。

挑选新鲜黑豆时，优质黑豆表层会附有一层白霜，掰开后里面则为青色。

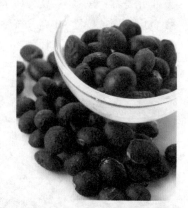

【药理作用】

据研究，黑豆中基本不含胆固醇，只含有植物固醇。植物固醇不能被人体吸收利用，但却有抑制人体吸收胆固醇、降低胆固醇在血液中含量的作用。此外，在血糖生成比较实验中，黑豆的血糖生成指数很低，只有 18，而大米饭和小麦馒头的血糖指数却高达 88，是黑豆的近 5 倍高。因此，黑豆更适合心血管疾病患者及糖尿病人食用。

【营养解析】

黑豆中蛋白质含量高达 36%~40%，500 克黑豆所含有的蛋白质分别相当于 1000 克瘦肉、30 个鸡蛋、6000 毫升牛奶的蛋白质含量。黑豆含有 18 种氨基酸，其中有 8 种是人体必需的氨基酸。黑豆还含有 19 种油酸，其不饱和脂肪酸含量达 80%，吸收率高达 95% 以上。此外，黑豆还含有其他丰富的微量元素。

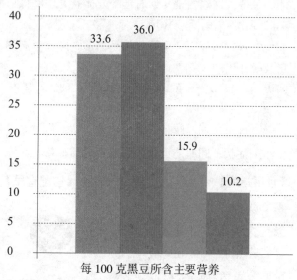

每 100 克黑豆所含主要营养

碳水化合物　脂肪
蛋白质　膳食纤维

[单位：克]

【实用小偏方】

❶ 妇女产后烦热口渴、头晕、风寒：黑大豆 20 克炒至半焦，浸入 500 克黄酒，半月后滤去豆渣。每次服食小半杯，每日 2~3 次。

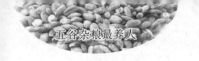
❷ 小儿丹毒：黑豆20克，加水煮成浓豆汁，涂于患处。

❸ 肾虚腰痛：黑豆90克，核桃仁60克，猪腰2个，同煮熟，加适量调料，作餐食用。

❹ 水肿：黑豆60克，甘草30克，水煎服。

【专家提示】

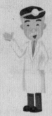

　　一般人均可食用黑豆。尤其适宜脾虚水肿、脚气浮肿、体虚、盗汗、自汗、热病后出虚汗者食用；老人肾虚耳聋、小儿夜间遗尿、妊娠腰痛或腰膝酸软、白带频多、产后中风、四肢麻痹者也非常适宜。

　　但需注意黑豆不适宜生吃，尤其是肠胃不好的人食用了之后容易出现胀气现象。黑豆长时间加热后，会造成部分营养成分因高温分解，所以磨成豆浆饮用是保全其营养的最佳食用方式。

【保健功效】

降低血液黏稠度：黑豆中含有丰富的微量元素如锌、铜、镁、钼、硒、氟等，这些微量元素对延缓人体衰老、降低血液黏稠度、预防动脉硬化等有着重要作用。

乌发补肾：黑豆历来是补肾佳品，常吃黑豆可起到活血养血、补虚乌发的作用。

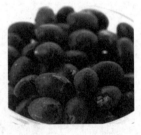

防癌：黑豆中富含的异黄酮，能有效抑制乳腺癌、前列腺癌和结肠癌。

缓解女性更年期症状：经常饮用黑豆浆，可延缓女性更年期，减轻更年期症状；同时还可预防中老年骨质疏松。

【食用指南】

除了熟知的熬粥、磨豆浆外，黑豆肉汤的滋补功效也很显著。若喜欢零食，也可将黑豆做成醋黑豆和盐黑豆等保健小零食。醋黑豆是将黑豆煮至七八分熟后用醋浸泡一周后再食用，盐黑豆是将煮熟的黑豆加少许盐调味食用即可，二者皆具有补肾强身的功效。

【搭配宜忌】

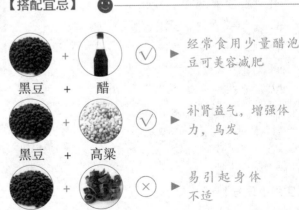

黑豆 ＋ 醋　✓　▶ 经常食用少量醋泡豆可美容减肥

黑豆 ＋ 高粱　✓　▶ 补肾益气，增强体力，乌发

黑豆 ＋ 厚朴　✕　▶ 易引起身体不适

五谷美食

▶ 黑豆雪梨排骨汤

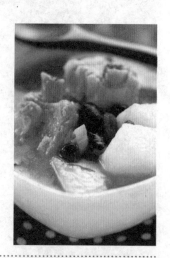

[主料]　黑豆50克，雪梨两个，排骨250克，枸杞子20颗。

[调料]　姜3片，盐适量。

[做法]

❶ 黑豆洗净，清水浸泡5小时；雪梨洗净削皮去芯，每个切4瓣；枸杞子洗净微微泡开。

❷ 排骨洗净，入沸水焯10分钟，捞起后冲洗去血污。

❸ 在锅内放入适量清水，大火煮沸后，放入所有材料同煮，待汤煮滚后，转小火煲一个半小时，加盐调味即可。

▶ 日式蜜黑豆

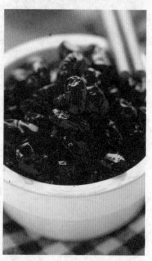

[主料]　黑豆300克。

[调料]　酱油、砂糖、小苏打、盐各适量。

[做法]

❶ 黑豆淘洗净，沥干。

❷ 在锅内加入适量清水，大火烧开后，加入酱油、砂糖、小苏打、盐，倒入黑豆，继续煮至豆汤滚沸；关火，浸泡5小时。

❸ 原锅继续滚煮，煮沸过程中注意不断搅拌，待到汤汁收干时，起锅即可。

▶ 黑豆冻

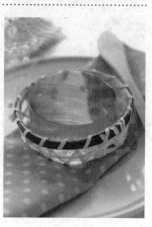

[主料]

⌐ 黑豆浆500毫升

└ 洋菜条10克

[调料]

⌐ 白糖适量

[做法]

❶ 洋菜条加水泡软备用。

❷ 黑豆浆倒入锅中煮滚，转小火加入泡软的洋菜条，边煮边搅拌，直到洋菜条融化，加入白糖。

❸ 将煮好的豆浆倒入模型中凉凉，或放入冰箱冷冻成型即可。

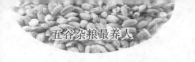
绿豆

■ 消暑利水、解毒清脂

题解

　　绿豆是我国传统豆类食物之一，至今已有两千多年的栽培历史，原产于印度缅甸一带，现东亚各国均已普遍种植。绿豆的蛋白质含量几乎是粳米的3倍，维生素、钙、磷、铁等含量也比粳米多，可用作粮食、蔬菜、绿肥和医药等用途。李时珍曾评价其为"菜中佳品"，同时民间对其亦有"济世之食谷"之称。

● 谷粮名片

名称：绿豆、青小豆

性味：性寒；味甘

归经：心、胃经

功能主治：消肿解毒、清热、疮痈

适宜人群：糖尿病患者、肥胖者、中暑者

● 产地分布

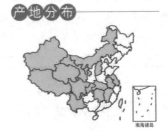

南海诸岛

■ 主产地

吉林、黑龙江

● 解析图

绿豆皮

性寒，味甘，主清热解毒，退目内白翳。

绿豆芽

性平，味甘，主治解酒毒和热毒。

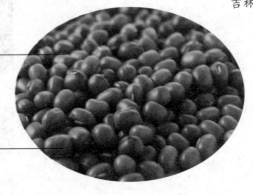

成熟周期

1	2	3	4	5	6
7	8	9	10	11	12

成熟期：7~9 月

【医家箴言】

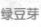

　　明 医学家 李时珍　绿豆到处都可以栽种，三、四月间下种，苗高30厘米左右，叶小而且有细毛，秋天开小花，豆荚像赤豆荚。颗粒粗大、颜色鲜艳的，称为官绿；皮薄而粉质含量较多，颗粒细小，颜色深的，称为油绿；早苗的称为摘绿，可以多次采摘；晚苗称为拔绿，只能摘一次。绿豆在北方用处很广，可用来做成粥、豆饭、豆酒，烤食、炒食或磨成面，过滤后取其淀粉做糕都行。

【选购保存小妙招】

挑选

按绿豆种皮颜色来分，有青绿、黄绿、墨绿三种；按种皮光泽分，可分为明绿即有光泽，暗绿即没光泽两种。其中以种皮颜色浓绿而富有光泽、颗粒饱满圆润、均匀整齐、无杂质、无虫蛀、无挂丝、煮之易烂易酥者为佳。此外如抓取适量绿豆闻其味道，优质绿豆还可闻到一股豆质的清香。

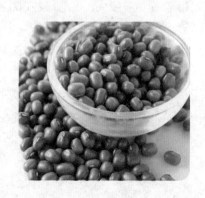

【药理作用】

实验表明，绿豆中的多糖成分能增强血清脂蛋白酶的活性，使脂蛋白中三酰甘油水解，从而达到降血脂的疗效。

研究显示，生绿豆浆中的绿豆蛋白、鞣质和黄酮类化合物可与有机磷农药、汞、砷、铅化合物结合形成沉淀物，使之减少或失去毒性，并且不易被胃肠道吸收，起到保护胃黏膜的作用。

【营养解析】

绿豆含有蛋白质、脂肪、碳水化合物、B族维生素，胡萝卜素等。其中所含的蛋白质主要为球蛋白，富含赖氨酸、亮氨酸、苏氨酸，但蛋氨酸、色氨酸、酪氨酸比较少。食用时如与小米搭配，则可提高其蛋白质利用率。

绿豆皮中含有21种无机元素，其中磷的含量最高。

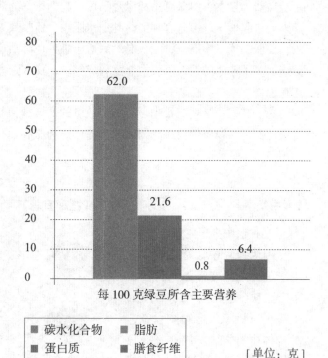

每100克绿豆所含主要营养

■ 碳水化合物　　■ 脂肪
■ 蛋白质　　　　■ 膳食纤维

[单位：克]

【实用小偏方】

❶ 上吐下泻：绿豆100克，干黄花菜50克，去核大枣8枚，加水煎服，每日1次。

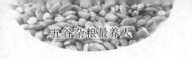
❷ 高血压：绿豆、黑芝麻各 500 克，炒熟研为细末。温水送服，每次 50 克，每日 2 次。

❸ 慢性肝炎、肝硬化：猪胆 4 个，绿豆、赤豆各 250 克。将豆子于胆汁中浸泡 3 天，上锅蒸至豆熟，取出后晒干研末。温水送服，每次 10 克，每日 2 次。

【专家提示】

　　绿豆一般人均可食用，尤其适合作为夏季全家人的解暑汤。高血脂、高血压、水肿者、过敏者也非常适宜经常食用绿豆，此外，常吃绿豆还可起到防癌、保肝护肾的作用。但是绿豆不宜煮得过烂，以免使其有机酸和维生素遭到破坏，降低清热解毒功效。因绿豆性寒，所以脾胃虚寒、泄泻者应忌食或少食。另外绿豆有解毒作用，故遇到食物、农药或煤气中毒时可暂时作应急解毒药食之。

【保健功效】

预防暑热：夏季食用绿豆粥和绿豆汤可以起到很好的防暑作用。小孩因天热起痱子，用绿豆和鲜荷叶煎水服用，除热效果很好。

治疗皮肤湿疹、痤疮：将绿豆嚼烂后敷于患处，可治疗疮疖和皮肤湿疹。患了痤疮的人，可以把绿豆研成细末，加水调煮成豆糊后涂抹在患处。

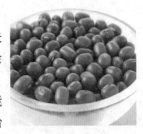

清血脂、减肥：绿豆淀粉中含有相当数量的低聚糖，其所提供的能量值比其他谷物要低得多，因此对于糖尿病和肥胖症有一定的防治作用。

【食用指南】

　　绿豆在铁锅中煮了之后会变黑，这是因为绿豆中含有化学元素单宁的缘故。在高温条件下，单宁遇铁会生成黑色的单宁铁，人喝了以后不仅会影响食欲，对身体也有害。所以在煮绿豆时最好使用不锈钢锅、铝锅或砂锅等其他非铁类的炊具。

【搭配宜忌】

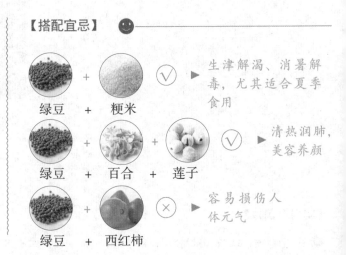

绿豆 ＋ 粳米 √ ▶ 生津解渴、消暑解毒，尤其适合夏季食用

绿豆 ＋ 百合 ＋ 莲子 √ ▶ 清热润肺、美容养颜

绿豆 ＋ 西红柿 ✕ ▶ 容易损伤人体元气

五谷美食

▶ 绿豆饼

[主料] 绿豆 40 克，糯米面 100 克。
[调料] 白糖适量。

[做法]

❶ 绿豆淘洗净，清水浸泡 4 小时以上，入锅煮熟后捞出沥干，加糖拌匀并压成绿豆泥。

❷ 糯米加水揉匀，分成 25 克大小的面团。

❸ 将绿豆泥包入面团，放入模子成型，或直接稍稍压平，入锅蒸熟即可。

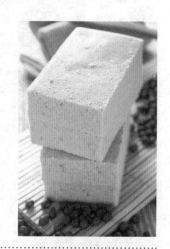

▶ 海带绿豆糖水

[主料] 绿豆 100 克，海带 30 克。
[调料] 陈皮 1 块，冰糖适量。

[做法]

❶ 绿豆淘洗净，清水浸泡 4 小时，涨发后，用手捻去外皮；陈皮清水泡软、切丝；海带浸泡 10 分钟后洗净、也切成细丝。

❷ 清水入锅，大火煮开后，把绿豆、陈皮和海带一同倒入锅里，再次煮沸后，转小火继续煮 1 个小时左右，加入冰糖调味即可。想作冷饮时，出锅后可先放凉，再置于冰箱冷藏 2 小时。

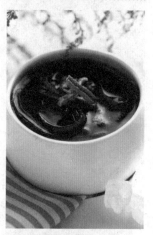

▶ 绿豆沙

[主料]

绿豆 30 克

[辅料]

冰糖
桂花适量

[做法]

❶ 绿豆洗净，以 1 份绿豆 8 份水的比例，加水大火煮开。待煮至绿豆开花时，将浮起的豆皮捞出。

❷ 尽可能将绿豆煮烂，关火后，用滤网或纱布将豆泥捞出。

❸ 将豆泥放入豆浆机内搅拌均匀，再放回豆汤中，加糖稍煮片刻。出锅凉凉后放入冰箱冷藏，食用时撒上少许桂花即可。

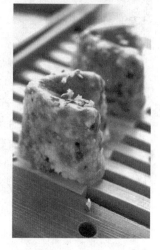

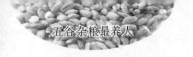
白豆

● 调中益气、滋补五脏

题解

白豆，是豆科植物菜豆的种子，呈球形或扁圆状，比黄豆略大，颜色呈纯白色或土黄色，属于干豆类及制品。因其外表有一条眉毛一样的线，所以也叫眉豆。白豆有大白豆和小白豆之分，大白豆和胡豆差不多大小，小白豆仅比绿豆稍长。白豆具有滋补五脏的作用，李时珍将其列为"豆中之上品"。

● 谷粮名片

名称：白豆、饭豆、眉豆

性味：性平；味甘

归经：脾、肾经

功能主治：腹泻、小便频繁、遗精

适宜人群：肾病者、脾胃虚者

产地分布

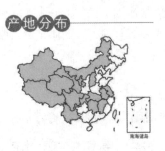

南海诸岛

■ 主产地

河北、江苏、四川

● 解析图

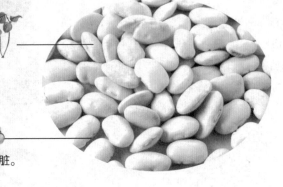

白豆叶

煮食利五脏，下气。

白豆种子

性平、味甘，可补五脏。

成熟周期

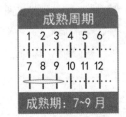

| 1 | 2 | 3 | 4 | 5 | 6 |
| 7 | 8 | 9 | 10 | 11 | 12 |

成熟期：7~9月

【医家箴言】

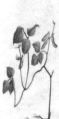

明 医学家 李时珍　白豆又叫饭豆，无论煮稀粥还是米饭都可将白豆掺在里面当食物。白豆有的是白色，也有土黄色的，像绿豆一般大小，但比绿豆长。白豆四五月间下种，其苗像赤豆但比赤豆苗稍大一些，可以吃。

明 李中立《本草原始》　嫩时可充蔬食，茶料，老后收子可煮食。子有黑、白、赤斑几种，入药多用白的。形象蛾眉，所以也叫作娥眉豆，民间一般称之为眉豆。

【选购保存小妙招】

挑选

白豆外形扁圆，形状大小都和蚕豆类似，外表有一条眉毛一样的细线。挑选时应选择颗粒饱满均匀、颜色润白、色泽鲜亮、无干瘪、无虫蛀的优质白豆。此外还可将一两粒白豆放入口中咀嚼，优质的白豆具有淡淡的甜味，并伴有轻微的豆香。

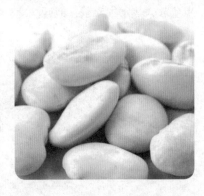

【药理作用】

白豆含有多种微量元素，有着较强的药理作用。其富含镁，可以提高精子的活力，增强男性生育能力，并且有助于调节人的心脏活动，降低血压，预防心脏病。白豆富含钾，可帮助维持神经健康、心跳规律正常，预防中风和高血压。它还富含磷，可促进成长及身体组织器官的修复，供给身体能量与活力，参与维持体内酸碱平衡。

【营养解析】

白豆富含大量碳水化合物，可为人体提供主要热能，维持身体和大脑的正常运转。白豆还含有蛋白质、脂肪、糖类、钙、磷、铁及膳食纤维、维生素A、B族维生素、维生素C和氰苷、酪氨酸酶等营养物质，其中尤以B族维生素含量丰富，经常食用可帮助补充机体营养成分，提高免疫力。

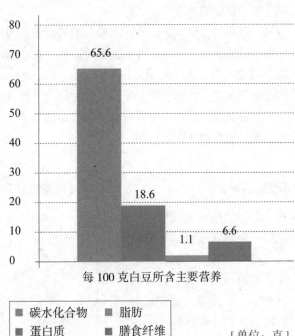

每100克白豆所含主要营养

■ 碳水化合物　　■ 脂肪
■ 蛋白质　　　　■ 膳食纤维

[单位：克]

【实用小偏方】

❶ 腮腺炎：白豆50克，文火炒熟，研为细末，加水调匀后敷于患处。

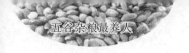

❷ 阴虚偏胜型骨质疏松：白豆 20 克，怀山药 15 克，枸杞子 10 克，约 500 克甲鱼 1 只。甲鱼放入热水中宰杀，剖开洗净，去肠脏，与各用料一起炖熟，加入姜、盐、酒少许调味，作餐食用。

❸ 消渴症：白豆 50 克，粳米 100 克，洗净同煮粥服食。

【专家提示】

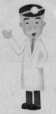

　　白豆一般人皆可食用，最常见的做法是将其掺入米中一起蒸食或煮粥食用。白豆益肾，尤其适宜肾虚、脾虚、腹泻者食用。此外，消瘦、免疫力低下、生长发育缓慢的儿童、患不育症的男性、患带下病的女性、更年期的女性以及中风、冠心病和糖尿病患者都可多吃一些白豆。

　　但因白豆性平益气，所以气滞腹胀者、需减肥者慎食。

【保健功效】

调中、补肾：白豆能健脾胃，补肾气，单独食用或与黑豆搭配食用都可收到很好的补益效果。

健脑：白豆富含磷，是合成卵磷脂和脑磷脂的重要成分，可增强记忆力，延缓脑功能衰退，抑制血小板凝集，防止脑血栓形成。

促进消化：白豆所含维生素 B_1 可帮助维持正常的消化腺分泌和胃肠道蠕动功能，抑制胆碱酶活性，促进消化，增强食欲。

加速糖分代谢：白豆中的磷脂有促进胰岛素分泌，增强糖代谢的作用，尤其适宜糖尿病人食用。

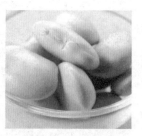

【食用指南】

白豆的最佳吃法是和粳米一起煮粥。但若农家自己有种植，且又结得很多，可能一时吃不完。这时可以把白豆先煮熟、再晒干，弄成干白豆存起来。也可以用盐将煮好的白豆腌在瓷罐里密封好，慢慢吃。这种做法一般可使白豆吃一年而不变质。

【搭配宜忌】 ☺

白豆	＋	粳米	√	▶ 健脾养胃，生津止渴
白豆	＋	猪蹄	√	▶ 美容养颜，通乳
白豆	＋	小麦	√	▶ 做成豆包食用，可调中养胃

五谷美食

▶ 白豆红枣煲猪脚

[主料]　猪脚300克，白豆100克，红枣6粒，陈皮10克，老姜10克。

[调料]　盐适量。

[做法]

❶ 猪脚洗净，放入沸水中焯至表面变白，捞起后冷水冲洗去血污；白豆淘洗净后，冷水浸泡3小时，捞起沥干；姜块去皮洗净、切厚片。

❷ 在锅内注入适量清水，放入猪脚、白豆、陈皮、老姜等材料，大火猛煮至汤滚沸。

❸ 转小火继续熬煮至肉烂豆酥，食用前加盐调味即可。

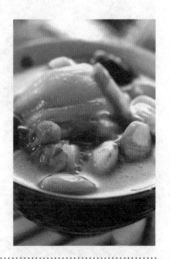

▶ 红白豆粥

[主料]　红豆20克，白豆20克，粳米50克。

[做法]

❶ 将红豆、白豆、粳米分别淘洗净，红豆、白豆清水浸泡约3小时，粳米清水浸泡约半小时。

❷ 注水入锅，大火烧开后倒入红白豆子。

❸ 待豆子煮滚后加入粳米一起煮，再次煮滚后，转小火继续熬煮半小时即可。

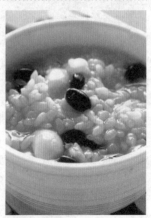

▶ 花生白豆绿豆糖水

[主料]

白豆50克
花生30克
绿豆20克

[辅料]

冰糖适量

[做法]

❶ 花生、白豆、绿豆洗净，清水浸泡5小时，捞出、冲洗沥干，备用。

❷ 清水入锅，大火煮开后放入花生、白豆、绿豆，待到再次煮开时，转小火煮1小时。

❸ 待煮到豆子开花时，加入适量冰糖，继续煮5分钟即可。

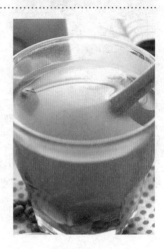

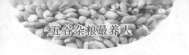

豇豆

● 健脾补肾、止吐消渴

题解

豇豆为一年生草本植物豇豆的种子，呈肾脏形。其豆荚常见的有白色和青色两种，营养价值丰富，含有众多维生素和矿物质，被称为蔬菜中的肉类。豇豆的嫩豆荚肉质肥厚，炒食脆嫩，烫后凉拌或腌泡食用亦佳。除一般日常食用外，豇豆还可以用来制作年糕、豆包的馅料，也可用来制作干菜等。

● 谷粮名片

名称：豇豆、豆角、长豆

性味：性平；味甘

归经：脾、胃经

功能主治：泻痢、呃逆、消渴

适宜人群：尿频者、肾虚者

● 产地分布

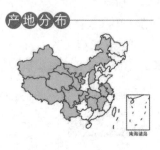

■ 主产地

河南、山西、陕西

● 解析图

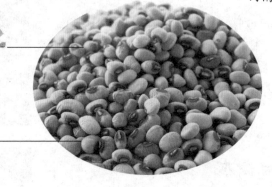

豇豆叶

性平，味甘，主清热解毒。

豇豆花

性平，味甘，主健脾、生津液。

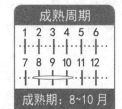

成熟周期					
1	2	3	4	5	6
7	8	9	10	11	12

成熟期：8~10月

【医家箴言】

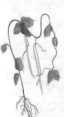

明 医学家 李时珍　豇豆花有红色、白色两种。豇豆荚有白色、红色、紫色、赤色、斑色几种，长的有50厘米长，像带子一般，叫裙带豆，嫩时可以当蔬菜吃，老了则可收获它的果实；短的不到25厘米，叫戳豇，豆荚的壳不能吃，但它的果实却十分香美，和入饭中很好吃。豇豆可做菜，可做果品，可做粮食，用处很多，是豆类中的上等品。

【选购保存小妙招】

挑选

挑选带豆荚的豇豆时，要选择豆荚肉厚、鲜嫩的新鲜豇豆。一般豆荚有白绿色和青绿色两种，白绿色的要比青绿色的柔嫩些，适宜做菜食用。

挑选不带豆荚的饭豇豆时，有红、白两种，白豇豆口感绵软容易入味，适合牙口不太好的人；红豇豆则口感脆硬，不易入味。

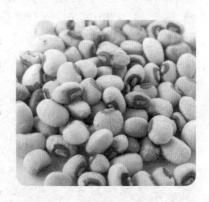

【药理作用】

食用生豇豆或未炒熟的豇豆容易引起中毒。因为其含有两种对人体有害的物质：溶血素和毒蛋白。当人们吃了生豇豆后，这两种物质会强烈地刺激胃肠道，轻者感到腹部不适，重者出现呕吐、腹泻等中毒症状，尤其是儿童。因此，食用豇豆时，一定要充分加热煮熟，以确保有害物质被分解变成无毒物质。

【营养解析】

豇豆种子含大量淀粉，一定量的脂肪油，蛋白质，烟酸，以及维生素 B_1、维生素 B_2 等营养物质。其中 B 族维生素能维持正常的消化腺分泌和胃肠道蠕动，抑制胆碱酶活性，帮助消化，增进食欲。鲜嫩豇豆中还含有一定量的维生素 C，能促进抗体合成，提高机体的抗病毒作用。

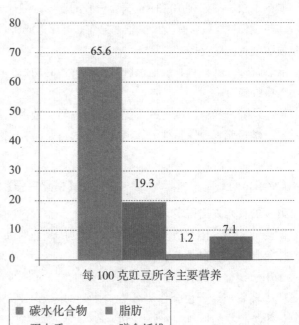

每100克豇豆所含主要营养

- ■ 碳水化合物　　■ 脂肪
- ■ 蛋白质　　　　■ 膳食纤维

[单位：克]

【实用小偏方】

❶ 积食、腹胀、嗳气：生豇豆适量，清水洗净后细细咀嚼咽下。

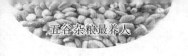

❷ 糖尿病、尿多、口渴：带壳的豇豆 100~150 克，带壳洗净，加水煎服，每日 1 次。

❸ 湿疹：豇豆粉 100 克，冰片少许，加水化开调匀后，敷于患处即可。

❹ 肾虚浮肿：豇豆 200 克，香薷 90 克，洗净加水煎服。

【专家提示】

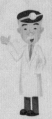

新鲜的豇豆和干豇豆的食疗效果差不多，一般人皆可食用。尤其是肾虚、体虚，经常头晕、眼花、耳鸣、气短乏力、腰膝酸痛、容易生病的人可以通过食用豇豆来补肾和增强体质。另外，糖尿病患者、尿频、男性遗精、女性带下病患者也可以多吃一些，可起到较好的食疗作用。但豇豆多食性滞，所以气滞者、大便干结者都应慎食。

【保健功效】

健脾强肾：豇豆具有健脾补肾、调和五脏、理中益气的功效，对尿频、遗精以及一些妇科功能性疾病有很好的辅助疗效。

润肠通便：豇豆含有大量的植物纤维，可促进肠胃蠕动，帮助排便，预防便秘。

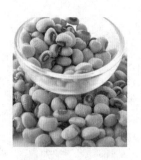

清热解毒：豇豆具有散血消肿、清热解毒的功效，内服或捣烂外敷于患处皆可。

补充营养、强身健体：豇豆提供的蛋白质、碳水化合物及多种维生素、微量元素等，易被人体消化吸收，可及时补充机体营养。

【食用指南】

豇豆的食用方法很多，可做菜、做汤、煮粥。但北方多用来制作年糕、豆包的馅料；南方则多用于清炒、凉拌，或拌入青椒等辅料煎炒，也会作为各类汤粉类食物的作料。此外　可将豇豆晒干后制成干菜，和肉类同炒，或单独做成酸辣汤。

【搭配宜忌】

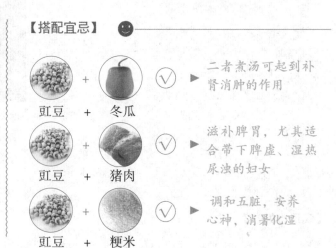

豇豆 + 冬瓜　✓　▶ 二者煮汤可起到补肾消肿的作用

豇豆 + 猪肉　✓　▶ 滋补脾胃，尤其适合带下脾虚、湿热尿浊的妇女

豇豆 + 粳米　✓　▶ 调和五脏，安养心神，消暑化湿

五谷美食

▶ 油焖豇豆

[主料] 豇豆 300 克，大葱 1 根，生姜 1 小块，大蒜 3 瓣。

[调料] 食用油、酱油、精盐、白糖适量。

[做法]

❶ 豇豆掐去两头、洗净、切段，开水焯过，冷水冲凉后沥干水分；葱洗净切末；姜、蒜去皮洗净，切片备用。

❷ 放油入锅，烧热，放入葱、姜、蒜爆香。

❸ 倒入豇豆翻炒，并加入适量酱油、精盐和水。大火烧开后改小火焖烧，直至汤汁将收干时加入少许白糖，再焖两分钟即可。

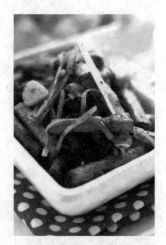

▶ 豇豆饺子

[主料] 豇豆 250 克，碎肉 300 克，饺子皮 800 克，鸡蛋 1 颗。

[调料] 盐、味精、生粉、酱油、食用油适量。

[做法]

❶ 豇豆洗净切碎加盐浸去水分。

❷ 豇豆、碎肉混合，磕入鸡蛋，搅拌均匀，再加入适量盐、味精、酱油、生粉、油，再次拌匀。

❸ 用饺子皮包好馅料，入锅煮熟即可。

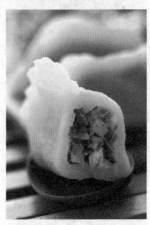

▶ 豇豆羹

[主料]

豇豆 100 克

红糖 150 克

淀粉或番薯粉 100 克

[做法]

❶ 豇豆洗净切碎，放入锅内加水焖煮 20 分钟。

❷ 粳米将淀粉或番薯粉加入适量水调匀备用。

❸ 豇豆煮熟后，加入适量红糖，待红糖溶解后，倒入湿淀粉，用筷子快速搅拌煮熟即可。

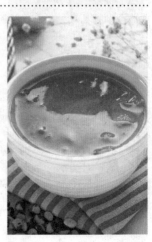

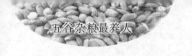

扁豆

■ 健胃和中、消暑利湿

题解

扁豆种子呈白色或紫黑色，嫩荚一般作为普通蔬菜食用，种子除作为蔬菜外，还可入药。其种子呈扁椭圆形或扁卵圆形，表面黄白色，平滑而有光泽，一侧边缘有半月形白色隆起，剥去后可见凹陷的种脐，另一端则有短的种脊。扁豆气味清香而不串，常食具有健脾和胃的功效，肿瘤患者食之还可起到一定的辅助治疗作用。

谷粮名片

名称：扁豆、白扁豆、峨眉豆
性味：性微温；味甘
归经：脾、胃经
功能主治：脾虚、腹泻、暑湿、呕吐
适宜人群：脾胃虚者、消化不良者

产地分布

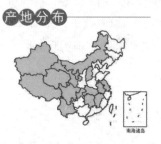

■ 主产地

四川、河南、湖北、青海、江苏等地

解析图

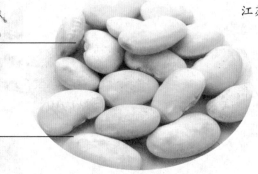

扁豆花

性微温，味甘，主治女子月经不调。

扁豆藤

主治霍乱、呕吐、下泄。

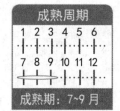

成熟周期
1 2 3 4 5 6
7 8 9 10 11 12
成熟期：7~9月

【医家箴言】

　　明 医学家 李时珍　扁豆嫩时可以当作蔬菜和茶，老了收获其果实煮熟吃，味道很鲜美。扁豆果实有黑色、白色、赤色、斑色四种。有一种扁豆，种子为白色粗圆形、豆荚坚硬不能吃，但可以用来入药。

　　明 医学家 李时珍　硬壳白扁豆，其果实充实，温平，可以和中，能补脾胃。进入太阴通气，畅达三焦，能化清降浊，所以专治中宫之病，能消除暑热湿气，也能解毒。

【选购保存小妙招】

挑选

优质的扁豆，豆荚颜色呈青绿色，手感厚实、娇嫩，豆子饱满、圆润、硬实，用手掰开后横断面可见豆荚果壁充实，豆粒与荚壁间没有空隙。沿豆角向两侧剔除筋丝，筋丝越少的扁豆口感越好。如果要挑选炒食的扁豆，嫩一些的更好。另外购买时还要注意有无虫蛀的现象。

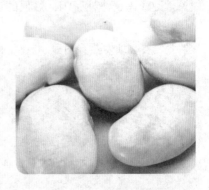

【药理作用】

体外实验证明扁豆有抑制癌细胞生长的作用。扁豆中含有一种叫作血球凝集素的蛋白质类物质，这种物质可通过增加脱氧核糖核酸和核糖核酸的合成，抑制免疫反应以及白细胞与淋巴细胞的移动，激活肿瘤病人淋巴细胞，促其产生淋巴毒素，以起到对肌体细胞进行非特异性的伤害作用，帮助治疗、消退肿瘤。

【营养解析】

扁豆的营养成分相当丰富，包括蛋白质、脂肪、糖类、食物纤维、微量元素钙、磷、铁以及维A原、维生素 B_1、维生素 B_2、维生素 C 和氰苷、酪氨酸酶等。尤其是扁豆衣中的 B 族维生素含量特别丰富。此外，扁豆还含有一种血球凝聚素，对辅助抗癌有很好的作用。

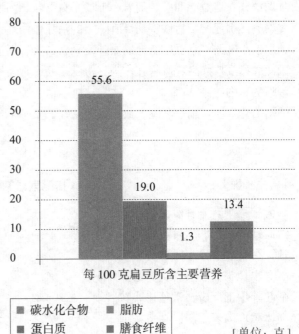

每 100 克扁豆所含主要营养

- 碳水化合物
- 脂肪
- 蛋白质
- 膳食纤维

[单位：克]

【实用小偏方】

❶ 急性肠胃炎、呕吐、腹泻：扁豆 30~60 克，加少量水煮成汤汁，温热饮用，每日 3~4 次。

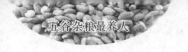

❷ 醒酒、缓解酒精中毒：扁豆花 100 克，洗净加水煎服。

❸ 急性腹泻、慢性腹泻：炒熟的扁豆 50 克，淮山药 50 克，粳米 60 克，加水煎煮成粥，早晚服用。

❹ 中暑、心烦发热：扁豆 30 克，荷叶或金银花 15 克，加水煎服。

【专家提示】

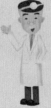

扁豆具有很强的食疗价值，一般人群均可食用。尤其适宜脾虚、大便清稀、不思饮食、长期拉肚子的人，以及脾虚带下的妇女、消化不良、患疳积的小儿食用；同时也适宜夏季感冒挟湿、急性胃肠炎、消化不良、暑热头痛头昏、恶心、烦躁、心腹疼痛、食欲减退的人服食。此外，扁豆还作为癌症病人的食疗菜肴。但患有寒热病、冷气以及疟疾者应忌食。

【保健功效】

治疗水肿：扁豆可健脾利湿，对由脾虚引起的水肿有很好的治疗作用。

帮助消化：扁豆能和中、消暑、下气，对呕吐、泻痢、消化不良或夏季暑热引起的肠胃性疾病都有一定的治疗作用。

辅助治疗肿瘤：扁豆中所含的血球凝聚素，具有消退肿瘤的作用，因此肿瘤及癌症患者可将其作为日常食疗品经常食用，以达到辅助治疗的目的。

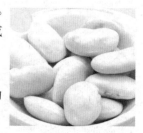

辅助治疗湿浊：扁豆利湿，故可帮助治疗妇女带下过多、湿浊。

【食用指南】

因为扁豆中有一种凝血物质及溶血性皂素，如生食或炒熟不透，在食后 3~4 小时部分人可能会出现头痛、头昏、恶心、呕吐等中毒反应，常见于小孩和体质虚弱者。所以在烹调前最好先冷水浸泡，然后沸水焯至七八成熟后再炒食。

【搭配宜忌】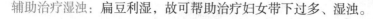

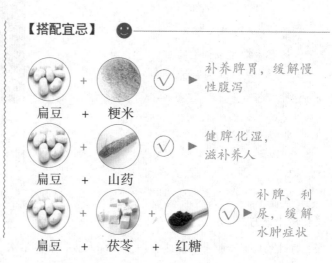

扁豆 + 粳米 ✓ ▶ 补养脾胃，缓解慢性腹泻

扁豆 + 山药 ✓ ▶ 健脾化湿，滋补养人

扁豆 + 茯苓 + 红糖 ✓ ▶ 补脾、利尿，缓解水肿症状

五谷美食

▶ 扁豆炖排骨

[主料]　排骨 100 克，扁豆 200 克。

[调料]　姜、蒜、大料、花椒、盐、酱油、鸡精各适量。

[做法]

❶ 排骨清水洗净，入沸水焯 10 分钟，沥干。扁豆撕去老筋，掰成段，洗净沥干。

❷ 炒锅入油，油热后下姜、蒜、花椒、大料爆炒出香味；倒入排骨，中火翻炒，炒至排骨表面微微焦黄时，倒入扁豆继续翻炒至扁豆表面变色。

❸ 加入清水、酱油，水要没过扁豆和排骨，大火烧开后，转小火继续炖半小时，加入适量盐、鸡精调味即可。

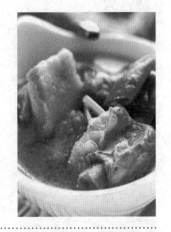

▶ 扁豆沙拉

[主料]

扁豆 350 克
洋葱 40 克
胡萝卜 1 根

[辅料]

精盐 橄榄油
胡椒粉 醋各少许

[做法]

❶ 扁豆去筋洗净，切成菱形，入沸水焯 1~2 分钟，捞出控干；洋葱、胡萝卜分别洗净，切丝。

❷ 将放凉的扁豆和洋葱丝、胡萝卜丝一起放入碗内，加入适量橄榄油、醋、胡椒粉、盐拌匀即可。

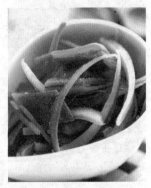

▶ 扁豆焖面

[主料]　扁豆 200 克，新鲜面条 200 克。

[调料]　葱 1 段，大蒜 2 瓣，酱油、盐、香油适量。

[做法]

❶ 扁豆洗净，剔去两端的筋，掰成约 5 厘米长的段；葱洗净切小段，大蒜切末；鲜面条入蒸锅蒸至八成熟，取出加适量油拌散，防止粘在一起。

❷ 炒锅入油，待油 7 成热时，放入葱段，爆炒出香味；倒入扁豆，翻炒至扁豆表面变色后，加水没过扁豆，再加入少许酱油，盖锅焖煮 3 分钟。水开后，将锅里的汤汁盛出备用。

❸ 将火调小，面条码在扁豆上，浇上汤汁，继续加盖小火焖煮 10 分钟。待汤汁收干后，撒上蒜末，加盐拌匀即可。

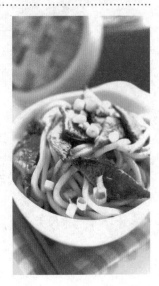

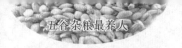

蚕豆

■ 消肿除湿、促进发育

题解

蚕豆为一年生或二年生草本蚕豆的种子，又称胡豆、佛豆、胡豆、川豆、倭豆、罗汉豆等。起源于西南亚和北非，相传西汉时由张骞自西域引入中国，自此才广为种植。蚕豆可作为粮食、蔬菜食用，也可以用作牲畜饲料或田地绿肥。其营养价值丰富，除一般日常食用外，还可做成酱、酱油、粉丝、粉皮等。

谷粮名片

名称：蚕豆、佛豆、罗汉豆

性味：性；味

归经：脾、胃经

功能主治：高血压、消化不良

适宜人群：高胆固醇者、高血压患者、便秘者

产地分布

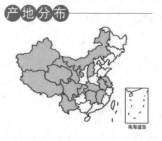

■ 主产地

四川、云南、湖南、湖北等地

解析图

蚕豆花

主止血止带、降血压。

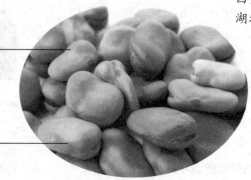

蚕豆苗

性温，味微甘，可治疗宿醉。

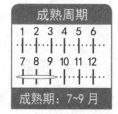

成熟周期
1 2 3 4 5 6
7 8 9 10 11 12
成熟期：7~9 月

【医家箴言】

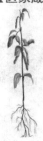

明 医学家 李时珍　南方栽种蚕豆很普遍，四川特别多。八月份下种，冬天生长的嫩苗可以采摘食用。蚕豆的茎呈四方形，中间是空的。叶子的样子像饭勺头，靠近叶柄处微圆而末端较尖，面向阳光一面呈绿色，背着阳光的一面呈白色，一根茎上生有三片叶子。二月间开像飞蛾一样的紫白色花，又像豇豆花。结豆荚连缀起来像大豆一样，很像蚕的形状。

【选购保存小妙招】

挑选

蚕豆可做菜或做饭食用。挑选做菜吃的蚕豆，应选择种皮白绿色、无发黑、无污点，颗粒大而果仁饱满的较嫩的蚕豆。而挑选做饭吃的蚕豆，则应该选择老熟一点的，老蚕豆以褐色种皮为优，如果豆荚也变成黑褐色，且种脐变为黄黑，则说明此蚕豆确实已经老熟了。

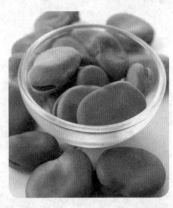

【药理作用】

有研究认为蚕豆中含有一种名为巢菜碱苷的物质，正常人食用后并无大碍，但血细胞中先天缺乏葡萄糖 –6– 磷酸脱氢酶 (G–6–PD) 的人食用后会出现乏力、眩晕、苍白、黄疸、呕吐、腰痛、衰弱等现象。其原因在于这类人体内的原型谷胱甘肽含量较低，在巢菜碱苷侵入后，可发生血细胞溶解，从而导致不良反应。

【营养解析】

蚕豆蛋白质含量丰富，在日常食用的豆类中仅次于大豆，此外还含有大量钙、钾、镁等矿物元素以及维生素 A、维生素 K、维生素 C 等，蚕豆的氨基酸种类较为齐全，特别是含有大量优质的赖氨酸。无论是炒菜、凉拌或制成各种小食品均可为人体提供充分的营养。

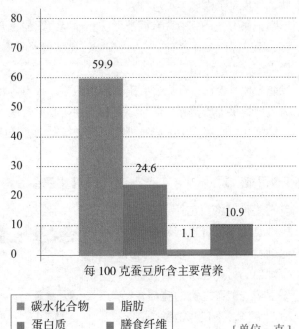

每 100 克蚕豆所含主要营养

■ 碳水化合物　■ 脂肪
■ 蛋白质　　　■ 膳食纤维

[单位：克]

【实用小偏方】

● 打嗝：蚕豆 200 克炒熟研为粉末，密封贮存，打嗝时加入红糖调味食用。

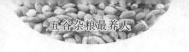
❷ 慢性肾炎：蚕豆衣 5 千克，红糖 1.3 千克，加水煮成 2500 毫升的糖膏。每次服用 20 毫升，每日 2 次。

❸ 水肿：取至少 3 年陈蚕豆 300 克，煎汤饮用。

❹ 秃疮：鲜蚕豆或用水泡开的干蚕豆适量，捣成泥状，敷于患处，随干随换。

【专家提示】

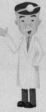

一般人均可食用蚕豆，尤其适宜体质虚弱的老人、考试期间的学生、脑力工作者，以及高胆固醇、心血管疾病、便秘患者。但有遗传性血红细胞缺陷症、痔疮出血、消化不良、慢性结肠炎、尿毒症等的患者以及中焦虚寒者都不宜进食蚕豆。此外，有少部分人会对蚕豆发生过敏反应，这类人尤需忌食蚕豆及蚕豆制品，包括蚕豆做的粉丝、豆沙、豆瓣酱、酱油等。

【保健功效】

促进发育：蚕豆中的钙，可帮助儿童骨骼成长发育，使其骨骼更强壮、牙齿更坚固。

增强记忆力：蚕豆中含有调节大脑和神经组织的重要成分，如钙、锌、锰、磷脂等，并含有丰富的胆石碱，这些营养元素均可起到健脑、增强记忆力的作用。

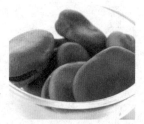

预防心血管疾病：蚕豆含有丰富的蛋白质，且不含胆固醇，不仅可为人体提供优质营养，而且还有利于预防心血管疾病。

预防便秘：蚕豆皮中的膳食纤维可促进肠蠕动，预防便秘。

【食用指南】

鲜蚕豆可以将白色外壳剥去后生炒食用，也可连带着外壳一起炒食，但炒之前最好能先用水焯熟。另外还可将去壳的鲜蚕豆瓣与酸菜之类的腌渍食品一起煮汤，不仅味道鲜美，还可起到开胃的作用。如果是干蚕豆，水发泡软沥干后再油炸是其最经典的吃法。

【搭配宜忌】

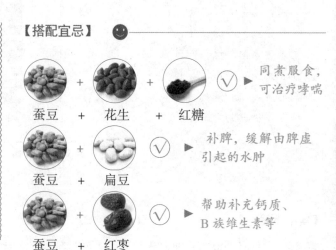

蚕豆 ＋ 花生 ＋ 红糖 √ ▶ 同煮服食，可治疗哮喘

蚕豆 ＋ 扁豆 √ ▶ 补脾，缓解由脾虚引起的水肿

蚕豆 ＋ 红枣 √ ▶ 帮助补充钙质、B 族维生素等

五谷美食

▶ 银耳火腿烩蚕豆

[主料]　新鲜蚕豆瓣 250 克，火腿 4 片，泡发好的银耳 6 朵。
[调料]　葱 1 小段、姜 1 块、白糖、盐适量。

[做法]

❶ 火腿切成碎丁，银耳撕成小朵，葱、姜分别洗净，切末备用。

❷ 倒油入锅，油热后，将火腿丁、葱姜末、蚕豆一起倒入，翻炒两分钟。

❸ 加入银耳、白糖、两汤匙水，继续翻炒，直到锅内汤汁变少后，加盐调味、起锅即可。

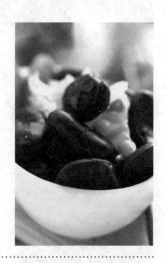

▶ 蚕豆冬瓜汤

[主料]　鲜蚕豆瓣 200 克，冬瓜 200 克，豆腐 200 克。
[调料]　盐，香油适量。

[做法]

❶ 鲜蚕豆瓣清水冲洗干净，冬瓜洗净去皮切块，豆腐切小块。

❷ 倒少许油入锅，先翻炒冬瓜块，再加入蚕豆和豆腐块翻炒 2 分钟，加水没过菜。

❸ 汤煮开后，加入适量盐和香油调味即可。

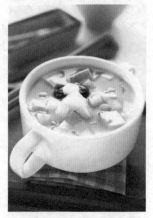

▶ 葡萄牙风味蚕豆

[主料]　蚕豆 500 克，芹菜叶 15 克。
[调料]　洋葱 1 个，蒜 1 瓣，辣椒粉、黑胡椒、番茄酱、橄榄油、盐适量。

[做法]

❶ 蚕豆淘洗净，洋葱洗净切块，芹菜叶洗净切碎，蒜剁成碎泥。

❷ 倒油入锅，中火烧热，倒入洋葱和蒜翻炒至金黄，再下芹菜碎叶和所有调料，加水煮沸。

❸ 倒入蚕豆，将蚕豆煮熟变软即可。

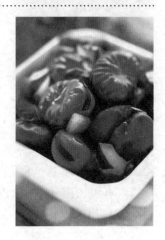

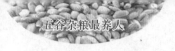

刀豆

■ 温中下气、通利肠胃

题解

刀豆即豆科植物刀豆的种子。秋季成熟后，可直接采摘嫩荚果做菜吃，也可以将其晒干后剥取种子单独烹饪食用或作为药用。晒干的刀豆种子呈扁肾形或扁椭圆形，表面淡红色或红紫色，略有光泽。刀豆原产于美洲热带、西印度群岛等地区，现在在北京、长江流域及南方各省均有栽培。

谷粮名片

名称：刀豆、刀豆子、挟剑豆

性味：性平；味甘

归经：胃、肾经

功能主治：消化不良、呕吐

适宜人群：脾胃虚者、肾虚者

产地分布

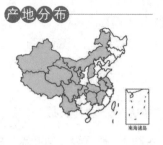

■ 主产地

广东、湖南、湖北、江苏、浙江等地

解析图

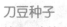

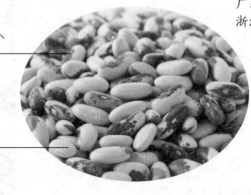

刀豆荚

放在饭上蒸熟蘸白糖吃可治久痢。

刀豆种子

性平，味甘，主利肠胃，止呃逆。

成熟周期

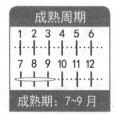

1	2	3	4	5	6
7	8	9	10	11	12

成熟期：7~9 月

【医家箴言】

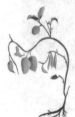

明 医学家 李时珍　刀豆嫩时煮吃，做成酱吃，用蜂蜜煎来吃都很好。老时可以收获其果实，果实像大拇指一般大，呈淡红色。

明 医学家 李时珍　关于刀豆，旧书已没有记载，只有一般书籍记载其性暖补益阳气。有人在病后呕吐不止，惊动了邻居。有人叫他用刀豆的果实烧成灰，用白开水调和，服下二钱即可止住。这是因为它通归元气，呕吐自然也就停止了。

【选购保存小妙招】

挑选

刀豆一般是将其嫩豆荚做炒食用，因此购买的时候应挑选嫩绿、表皮光滑无毛、大而宽厚的豆荚。豆荚表皮已经变为浅黄褐色，捏起来手感坚硬的说明已经较老，不适宜食用了。如果是挑选刀豆的干种子，则应选择表皮光滑、颗粒饱满、略呈粉色、无虫蛀的产品。

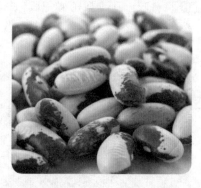

【药理作用】

刀豆中含有的刀豆球蛋白是一种植物血凝素，具有强力促进有丝分裂的作用，可促进淋巴细胞转化，沉淀肝糖原，凝集人体红细胞。此外刀豆球蛋白还能选择性激活抑制性 T 细胞，对调节机体免疫反应具有重要作用。因此，其在治疗一些自身免疫性疾病、移植物排斥反应或恶性肿瘤方面均有着良好前景。

【营养解析】

刀豆种子中含有大量淀粉，以及一定量的蛋白质、脂肪、纤维素等营养物质，还含有刀豆氨酸，刀豆四氨，刀豆球蛋白 A 和凝集素等，可有效维持人体正常代谢。

刀豆嫩荚中还富含大量维生素及食用纤维，若连带嫩荚食用，不仅口感脆甜，还可起到调节肠道的作用。

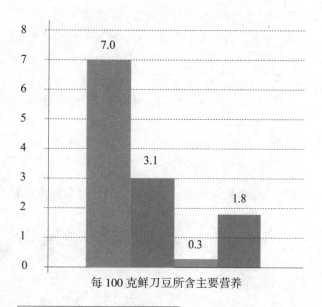

每 100 克鲜刀豆所含主要营养

■ 碳水化合物　　■ 脂肪
■ 蛋白质　　　　■ 膳食纤维

[单位：克]

【实用小偏方】

❶ 小儿疝气：刀豆子 50 克，小火烘干焙熟，研为细末，每次 5 克，温水送服。

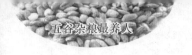
② 白带混浊，肝性昏迷：刀豆子适量，加水煎汤，经常服用。

③ 百日咳：刀豆子10粒捣碎，甘草3克，加水煎汤，冰糖调味服用。

④ 虚寒性呕吐、呃逆：老刀豆30克，生姜3片加水煮汤，红糖调味，每日服用2~3次。

【专家提示】

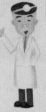

刀豆一般人群均可食用，尤适于肾虚腰痛、脾虚胃寒、气滞呃逆、疝气等患者，但胃热的人应慎食。

刀豆含有皂素、植物凝血素、胰蛋白酶抑制物等有毒成分，因此在食用时，一定要注意煮熟煮透，否则容易引起中毒反应，出现恶心、腹胀、腹痛、呕吐等急性胃肠炎症状。一旦发生中毒，应立即就近就医，及早主动呕吐、洗胃等。

【保健功效】

安神、恢复精力：刀豆可以增强大脑皮质的抑制过程，使人神志清晰，精力充沛，在镇静方面有很好的作用。

调养肠胃：刀豆能够温暖中焦，理顺下气、调养肠胃，消除呃逆、胸膈胀满等。

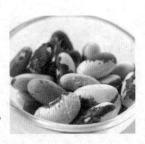

益肾补脾：服食刀豆可起到良好的补肾、补脾作用，特别适宜脾胃虚寒、呕吐、腹胀、腹泻、肾虚腰痛、疝气胀痛、怯寒肢冷、面色苍白、痰喘者食用。

帮助治疗腰痛、闭经：刀豆荚能够通经活血、止泻，可用于辅助治疗腰痛、久泻、闭经等症。

【食用指南】

刀豆嫩荚颜色鲜绿、质地脆嫩、肉厚甘美可口，做法多样，是不可多得的菜中佳品。鲜刀豆做菜时可清炒食用，也可和猪肉、鸡肉等肉类一起煮食，还可腌制成酱菜或泡菜作餐食用。但不管何种做法都应注意将其老筋剔除，否则容易影响口感。

【搭配宜忌】

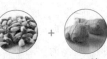 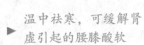

刀豆　＋　生姜

温中祛寒，可缓解肾虚引起的腰膝酸软

刀豆　＋　猪腰

益气健脾、开胃，尤其适合脾虚纳差、大便溏泄者

刀豆　＋　白糖

二者混合蒸食可调理脾胃，缓解泻痢

五谷美食

▶ 刀豆炒虾仁

[主料]　刀豆 300 克，虾仁 50 克。

[调料]　大蒜 3 瓣，料酒、葱姜汁、高汤、白糖、精盐、味精、胡椒粉、湿淀粉、植物油各适量。

[做法]

❶ 刀豆洗净去尖；大蒜去皮、洗净切片；虾仁洗净沥干备用。

❷ 倒油入锅，下蒜片炝香，加入虾仁煸炒出香味；放入适量白糖、料酒、葱姜汁，下刀豆炒匀。

❸ 加入高汤、精盐、味精、胡椒粉炒至熟透，最后用湿淀粉勾芡一下，出锅装盘即可。

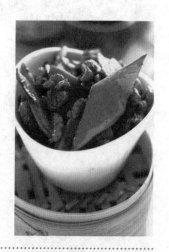

▶ 刀豆粥

[主料]　刀豆 100 克，粳米 200 克。

[调料]　食盐适量。

[做法]

❶ 刀豆洗净去尖，切成细丝；粳米淘洗净，提前浸泡 1 小时。

❷ 在锅内加入适量水，大火烧开后倒入粳米，边煮边适当搅拌。

❸ 待米煮沸后，加入刀豆改用文火煮至粥熟，加适量食盐调味即可。

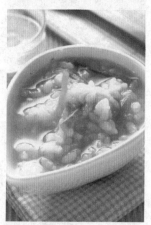

▶ 刀豆香菇炒饭

[主料]

刀豆 100 克
蒸好的米饭 100 克
干香菇 20 克
洋葱 15 克

[辅料]

葱花
盐
植物油各适量

[做法]

❶ 香菇提前清水泡发，洗净后切丝；刀豆洗净去尖，切成小片。洋葱洗净，切片。

❷ 炒锅上火，倒入适量油，油热后，放入葱花爆香，再倒入刀豆片、香菇丝、洋葱片一同翻炒。

❸ 倒入蒸好的米饭一同翻炒均匀，撒入盐调味即可。

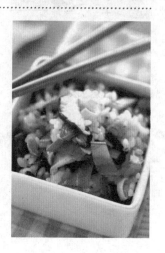

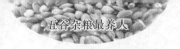

豌豆

● 润肠益气、利湿通乳

题解

　　豌豆起源于亚洲西部、地中海地区和埃塞俄比亚、小亚细亚西部，因其适应性很强，目前在全世界范围内均有分布。豌豆作为一种常见的蔬菜，同时又能作为粮食，在我国已有两千多年的种植历史。豌豆种子可呈圆形、圆柱形、椭圆、扁圆或凹圆形等，颜色多为青绿色，但也有黄白、红、玫瑰、褐、黑等颜色的品种。

● 谷粮名片

名称：豌豆、麦豆、寒豆

性味：性平；味甘

归经：脾、胃经

功能主治：消炎、利尿、防癌、降血糖

适宜人群：糖尿病患者、产后少乳的妇女

产地分布

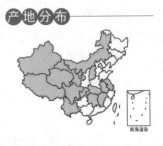

■ 主产地

四川、河南、湖北、江苏、青海等地

● 解析图

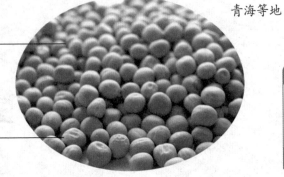

豌豆叶

性平，味甘，主利小便，消腹胀。

豌豆种子

性平，味甘，主消渴，除呃逆。

成熟周期

1	2	3	4	5	6
7	8	9	10	11	12

成熟期：8~9 月

【医家箴言】

　　明 医学家 李时珍　豌豆苗柔弱，弯弯曲曲，因此被人称之为豌豆。豌豆种子出于胡地，嫩时呈青绿色，老时则是麻斑花色，因此又有胡豆、戎豆、青豆、麻豆等名称。现在北方很多，果实像药丸一样圆，煮、炒都很好，用来磨面粉又白又细腻。

　　明 医学家 李时珍　豌豆属土，所以主治脾胃之病。元代时饮酒用膳，每次都将豌豆捣碎除去皮，与羊肉同食，说是可以补中益气。

【选购保存小妙招】

挑选

　　豌豆可炒食和煮汤食用，一般炒食以嫩豌豆为佳，煮汤则可选用稍老一点的。挑选豌豆的时候，若豆荚果为扁圆形则表明正处于最佳的成熟度，若豆荚果为正圆形，则表明已经过老，有筋凹陷也是过老的表现。此外，豌豆上市的早期要选择饱满的，后期则适宜选择较嫩的。

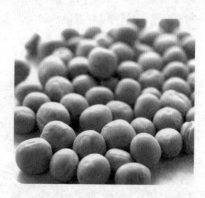

【药理作用】

　　实验证明，豌豆具有较强的抗癌功效。豌豆中富含的胡萝卜素，食用后可防止人体内致癌物质的合成，从而减少癌细胞形成，降低人体癌症的发病率。此外，在豌豆荚和豆苗的嫩叶中还富含维生素 C 和能分解体内亚硝酸胺的酶。亚硝酸胺是最常见的致癌物之一，但在这种酶的作用下仍可被分解，从而抑制癌细胞形成。

【营养解析】

　　豌豆种子含有丰富的碳水化合物、维生素、组成结构优秀的蛋白质，以及钙、磷、钾、碘、镁等矿物质，较为均衡的营养结构不仅可为人体提供丰富的营养来源，更有助于增强身体免疫力和抵抗力。此外，豌豆还含有其他粮食中没有或含量很少的赖氨酸，对青少年发育很有帮助。

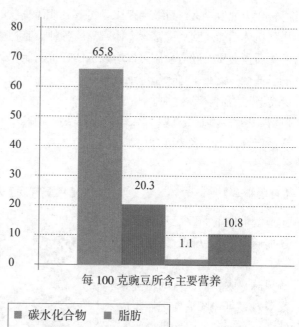

每 100 克豌豆所含主要营养

■ 碳水化合物　■ 脂肪　■ 蛋白质　■ 膳食纤维

[单位：克]

【实用小偏方】

❶ 治疗消渴：青豌豆加水煎汤服用，每次半杯，一日 2 次。

❷霍乱、心膈烦闷、转筋：豌豆 200 克，香薷 90 克，加水煎服。

❸辅助治疗糖尿病：豌豆 60 克，加水煮熟，不要加盐。一次食用 30 克，每日 2 次。

❹辅助治疗高血压、冠心病：豌豆苗洗净榨汁，每次饮 50 毫升，一日 2 次。

【专家提示】

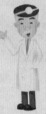

豌豆一般人均可食用，尤其适宜糖尿病患者、下肢水肿者、腹胀者以及乳汁不通的产妇。但食用时应注意一次不宜吃太多，否则容易引起腹胀。

烹饪时，炒香的干豌豆最难消化，脾胃不好的人最好少食或忌食。

豌豆常用来加工制成粉丝、凉粉等食品，口感润滑，不少人都喜爱食用。但需注意这些食品在加工时往往会加入明矾，长期食用会影响健康。

【保健功效】

美容祛斑：豌豆中含有丰富的维生素 A 原，维生素 A 原在人体内可转化为维生素 A，而维生素 A 则可起到润泽皮肤的作用。

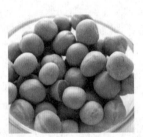

增强机体功能：豌豆中富含人体所需的各种营养物质，尤其是丰富的优质蛋白质，经常食用可以增强机体的抗病能力和康复能力。

润肠通便：豌豆中富含粗纤维，有利于增强肠胃蠕动，促进排便，保持肠道清洁。

利湿、通乳：豌豆益脾和胃，可生津止渴、通利小便，烦热口渴者及产后乳汁不下者皆可食用。

【食用指南】

豌豆既可作主食，又可以做菜，还能够磨成豌豆粉参与制作糕点、豆馅、粉丝、凉粉、面条等风味小吃，而豌豆的嫩荚和嫩豆粒则可经腌渍处理制作成罐头。烹调豌豆时，最好将其与富含氨基酸的食物搭配在一起，以提高其营养价值。

【搭配宜忌】 ☺

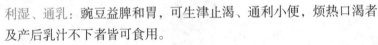

豌豆 ＋ 猪蹄 √ ▶ 滋补身体，尤其适合孕期和哺乳期妇女食用

豌豆 ＋ 玉米 √ ▶ 二者有互补作用，能够提供优质蛋白质

豌豆 ＋ 醋 ✕ ▶ 容易引起人体消化不良

五谷美食

▶ 豌豆炖猪蹄

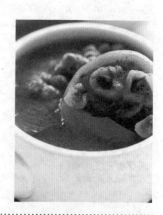

[主料] 豌豆250克，猪蹄2只。

[调料] 盐、味精、胡椒粉适量。

[做法]

❶ 将猪蹄洗净，剁成块，开水焯10分钟；豌豆洗净，沥干备用。

❷ 猪蹄、豌豆入锅，加入适量水，大火煮沸后转文火慢炖。

❸ 待炖至肉烂豆酥，加入适量胡椒粉调味即可。

▶ 胡萝卜炒豌豆

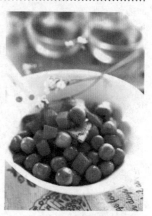

[主料] 胡萝卜200克，豌豆200克。

[调料] 老姜2片，盐、油适量。

[做法]

❶ 胡萝卜洗净，切成与豌豆大小相近的四方丁。

❷ 将胡萝卜丁和豌豆分别放入滚水中焯煮1分钟，捞出沥干。

❸ 在锅内放入适量油，待油七成热时，放入老姜片爆香，然后倒入胡萝卜丁、豌豆，爆炒至熟。加适量盐，翻炒匀即可。

▶ 豌豆核桃泥

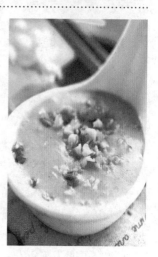

[主料]

鲜豌豆粒750克

核桃60克

藕粉60克

[辅料]

白糖

花生油适量

[做法]

❶ 鲜豌豆粒淘洗干净，开水煮烂，捞出去皮后捣成泥状。

❷ 核桃仁开水浸泡去皮，沥干，温油炸透，捞出凉凉后捣碎；藕粉加冷水调成稀糊备用。

❸ 注水入锅，烧开后加入白糖、豌豆泥调匀，待豆泥煮开后，缓缓倒入藕粉勾芡成糊，盛碗后撒上核桃末即可。

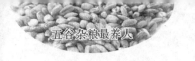
花豆

● 补血补钙、利尿消肿

题解

花豆又叫红花菜豆、大红豆，因为其种子形如动物的肾脏，表皮颜色白色与褐红色相间，因此有的地方也称之为肾豆、虎豆或虎斑豆。花豆距今已有两千多年的历史，早期被当地人称为神豆，作为朝廷贡品，在民间也一直享有"豆中之王"的美称。花豆营养丰富，长期食用可起到滋阴壮阳、强身健体的功效。

◆ 谷粮名片

名称：花豆、肾豆、虎豆

性味：性平；味甘

归经：肝经

功能主治：高血脂、高血压、糖尿病

适宜人群：高血压患者、心血管疾病患者

产地分布

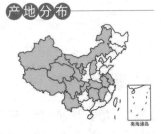

■ 主产地

黑龙江等地

◆ 解析图

花豆根
性平，味甘，主降血糖降压。

花豆种子
性平，味甘，主利尿消肿。

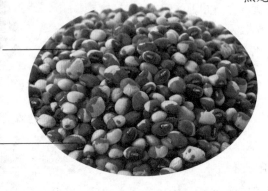

成熟周期

1	2	3	4	5	6
7	8	9	10	11	12

成熟期：8~10月

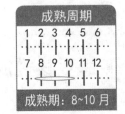

【选购保存小妙招】

挑选

常见的花豆按花色可分为红色和白色两种。挑选时应选择颜色明亮、表皮光滑、颗粒饱满、略呈扁圆、无虫蛀、无干瘪的优质产品。如果花豆表皮颜色已经不太鲜艳、质地也很干涩，那么极有可能为陈年花豆，不宜选用。优质花豆具有一股豆类的轻微香气，无霉味、杂味、异味等。

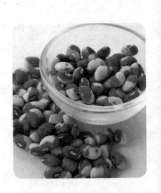

【实用小偏方】

❶ 改善睡眠：花豆与小米按 2∶5 的分量加水煮粥，空腹服食。

❷ 帮助开胃：花豆 200 克浸泡去皮后，与鸡肉或排骨同炖，作餐食用。

❸ 水肿：花豆 100 克，粳米 50 克，同熬为粥食用，每日 1 次。

❹ 美白祛斑：花豆 120 克，银耳 50 克，加水同煮，调入白糖服用。

❺ 肾虚：花豆 100 克，核桃 80 克，同熬为粥食用。

【保健功效】

补肾利尿：花豆有"肾豆"的美称，自古就被列为补肾佳品，非常适宜肾虚人群食用，同时对肾脏性水肿、肝硬化腹水也有很好的食疗作用。

减肥：花豆中脂肪含量为零，而且还具有将肉类脂肪降低的神奇作用，因此有助于肥胖者减肥瘦身。

降血压、预防冠心病：花豆中含有丰富的矿物质和优质蛋白，对高血压、冠心病、糖尿病、动脉硬化等均有一定的食疗作用。

促进机体排毒：花豆属于高钾、高镁、低钠食品，有助于新陈代谢，加快身体排毒。

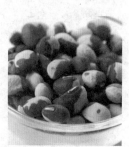

五谷美食

▶ 花豆红枣莲子汤

[主料]　花豆 50 克，红枣 5 枚，莲子 10 个，枸杞子 5 克。

[调料]　白糖适量。

[做法]

❶ 花豆洗净，提前清水浸泡半小时，去皮；莲子、枸杞子、红枣分别温水泡开，莲子去衣，红枣去核。

❷ 注水入锅，大火烧开，倒入花豆、莲子同煮。

❸ 待花豆、莲子煮沸后加入枸杞子和红枣，再次煮沸后转小火继续煮半小时，加糖调味即可。

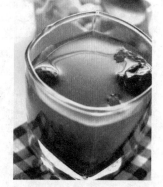

▶ 花豆炖猪脚

[主料]

花豆 250 克

猪脚 2 只

枸杞子 10 克

[辅料]

精盐适量

[做法]

❶ 猪脚洗净，剁块，开水焯 10 分钟去腥；花豆洗净，提前清水浸泡半小时，去皮。

❷ 将猪脚、花豆枸杞子放进锅中，加入适量水，大火煮沸后转文火慢炖。

❸ 待豆子和猪脚都煮至软烂后，加入适量盐调味即可。

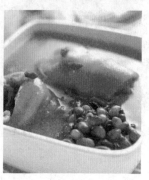

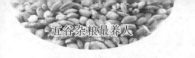

芸豆

● 益肾固元、调理肠胃

题解

芸豆，俗称二季豆或四季豆，原产于美洲的墨西哥和阿根廷，16世纪末才开始引入我国栽种。可分为硬荚芸豆和软荚芸豆两种，硬荚芸豆果皮革质发达，而软荚芸豆的荚果则肥厚少纤维。芸豆含有丰富的蛋白质、钙、铁及B族维生素，同时还是一种高钾、高镁、低钠食品，尤其适合高血脂和忌盐患者食用。

● 谷粮名片

名称：芸豆、架豆、玉豆

性味：性温；味甘

归经：脾、胃经

功能主治：高脂血症、高血压、肥胖症

适宜人群：心血管疾病患者、动脉硬化者

● 产地分布

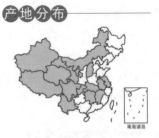

■ 主产地

东北、华北等地

● 解析图

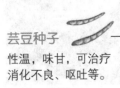

芸豆花

性平，味甘，主益肾。

芸豆种子

性温，味甘，可治疗
消化不良、呕吐等。

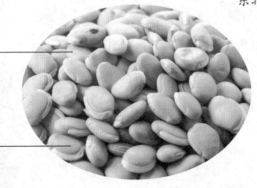

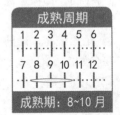

成熟周期
1　2　3　4　5　6
7　8　9　10　11　12
成熟期：8～10月

【医家箴言】

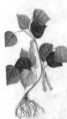

当代　国家中医药管理局　《中华本草》芸豆是蝶形花科菜豆属，适宜种植在温带和热带高海拔地区。芸豆叶绿色，互生，呈心脏形；茎左缠绕攀缘，蔓生、半蔓生或矮生。花形呈蝶状，花冠颜色有白、黄、淡紫或紫色等几种。嫩豆荚呈深浅不一的绿色、黄色、紫红色，或带有少量斑纹，完全成熟时转呈黄白色或黄褐色。每个豆荚内含种子4～8粒，肾形，有红、白、黄等颜色。

【选购保存小妙招】

挑选

优质的芸豆豆荚均匀饱满、颜色青嫩、表面光滑、无虫蛀、无划痕。如果豆荚已经变黄或变白，多筋且表皮皱纹较多，则说明此豆荚已经老熟或不新鲜了，不宜购买。

此外，挑选芸豆种子时，以颗粒饱满、光滑、光泽明润、形状呈扁圆或椭圆的为佳。

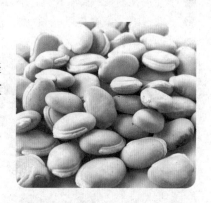

【药理作用】

现代医学分析认为，芸豆含有的皂苷、尿素酶和多种球蛋白等独特成分，对于提高人体自身的免疫能力，增强抗病能力，激活淋巴T细胞，促进脱氧核糖核酸的合成有明显帮助。将其应用于医疗上，可对肿瘤细胞起到明显的抑制作用，正日益受到医学界的重视。

此外，芸豆所含有的尿素酶还可应用于治疗肝性脑病。

【营养解析】

芸豆含有大量的蛋白质、脂肪、碳水化合物、钙及丰富的B族维生素等营养物质，新鲜的芸豆还含丰富的维生素C。从所含营养成分看，芸豆蛋白质含量明显高于鸡肉，钙含量则是鸡的7倍多，铁含量为鸡肉的4倍，B族维生素也高于鸡肉。此外芸豆嫩豆荚中还含有大量纤维素和碳水化合物。

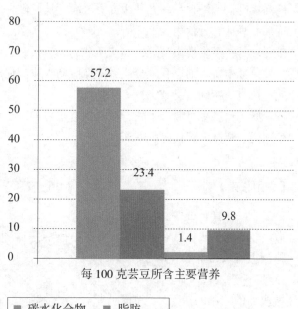

每100克芸豆所含主要营养

■ 碳水化合物　■ 脂肪
■ 蛋白质　　　■ 膳食纤维

[单位：克]

【实用小偏方】

❶ 赤白带下：芸豆适量小火炒至微黄，研为细末。米汤送服，每次6克，每日3次。

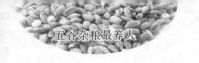

② 小儿消化不良：芸豆9克，小火炒熟。加上车前子9克，藿香6克，水煎服食。每日3次。

③ 畏寒性呕吐：鲜芸豆壳60克，洗净水煎加糖调饮。

④ 糖尿病患者口干：芸豆50克，捣烂后煎汤服用，每日2次。

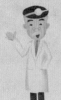

【专家提示】

芸豆一般人均可食用，尤其适宜作为肥胖症、高血糖、高脂血症、冠心病患者的辅助食疗品。但因芸豆在消化吸收的过程中会产生过多的气体，容易造成腹胀，所以一次不宜吃多，消化功能不良及慢性消化道疾病患者尤应少食或忌食。

芸豆子中含有一种毒蛋白，必须在高温下才能被破坏，所以食用芸豆时必须煮熟煮透，否则容易发生中毒。

【保健功效】

预防心脏病、高血脂：芸豆含有丰富的钾和镁，却只含有少量的钠，属高钾高镁低钠食品，尤其适合心脏病、动脉硬化、高血脂、低血钾症和忌盐患者食用。

排毒瘦身：经常食用芸豆可加快肌肤的新陈代谢、促进机体排毒。另外芸豆中所含的皂苷成分还有降低脂肪吸收、促进脂肪代谢的功能，可有效帮助瘦身减脂。

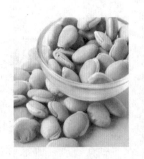

调理肠胃：芸豆可温中下气，对肠胃有很好的调理作用，可帮助缓解呃逆、呕吐、腹泻等症状。

【食用指南】

芸豆吃法多样，可炒食、煮汤、做饭，或加工成糕点、豆馅儿、腌渍做罐头，等等。嫩芸豆和豆荚一起炒食，可清炒，也可做成甜的或辣的，但炒之前最好先入沸水焯至七八成熟，因为芸豆子有小毒，烹调不熟的话食用后易出现中毒现象。

【搭配宜忌】 ☺

芸豆 + 粳米 √ ► 二者同煮粥服用，可清内热，益脾胃

芸豆 + 腐竹 √ ► 增强机体抵抗力，尤其适合老年人补钙食用

芸豆 + 排骨 √ ► 可缓解便秘，排毒养颜

五谷美食

▶ 肉末辣椒炒芸豆

[主料]　芸豆角 400 克，猪肉 100 克。

[调料]　高汤 50 克，红辣椒 2 个，料酒、葱末、蒜末、精盐、
味精、湿淀粉、食用油各适量。

[做法]

❶ 猪肉剁碎；红辣椒洗净切片；芸豆角洗净切段。

❷ 锅内放油烧热，下肉末、葱末、蒜末炒熟爆香，再加入辣椒
略炒，然后投入芸豆角翻炒。

❸ 加入料酒、高汤焖一会后再加入精盐、味精调味，湿淀粉勾芡，
最后淋上香油，装盘即可。

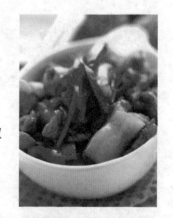

▶ 芸豆番茄汤

[主料]　芸豆 100 克，番茄 2 个，尖椒 1 个。

[调料]　姜末、蒜末、香菜段、葱花各适量，鸡精、白糖、盐、
油少许。

[做法]

❶ 芸豆洗净，清水浸泡 4 小时；番茄和尖椒分别洗净，切成小块。

❷ 炒锅入油，待油烧至七成热时，放入姜末和蒜末爆香，再放
入尖椒和番茄翻炒一会，接着下芸豆翻炒几下，再加入适量清
水，盖上盖子。

❸ 待汤煮开后，改中火焖煮 20 分钟，调入白糖、鸡精和盐，
出锅前撒上香菜段和葱花即可。

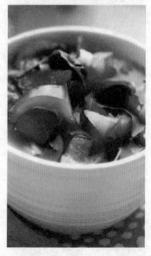

▶ 芸豆卷

[主料]

芸豆 300 克

红豆沙 150 克

[辅料]

冰糖 100 克

[做法]

❶ 芸豆洗净，清水浸泡 4 小时以上，去除外皮，
入锅蒸至熟烂。

❷ 将煮熟的芸豆放入搅拌机中打成泥，放入
锅中，加适量水和冰糖，小火边煮边搅拌，
煮至水分收干后，关火盛出放凉备用。

❸ 将冷却的芸豆泥铺于保鲜膜上，薄薄摊开，
再在上边铺上一层红豆沙；铺好后卷起成方
形，放入冰箱冷藏 1 小时后，取出切块即可。

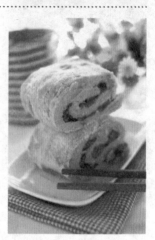

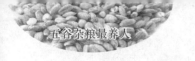

青豆

● 健脾润燥、解毒消肿

题解

青豆为豆科大豆属一年生草本植物的种子。我国自古就有种植，至今大概已有5000年的栽培历史。青豆在我国分布很广，东北、华北、陕、川及长江下游地区均有出产，不过以长江流域及西南栽培较多，而以东北的质量最优。青豆按颜色可分为青皮青仁和青皮黄仁两种，一般常说的青豆多指的是青皮青仁这一种。

● 谷粮名片

名称：青豆、青大豆、毛豆
性味：性平；味甘
归经：脾、肠经
功能主治：腹胀、疳积、泻痢、前列腺炎
适宜人群：肠道疾病患者、外伤出血者

● 产地分布

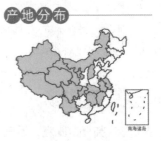

■ 主产地
东北、华北、陕西、
四川等地

● 解析图

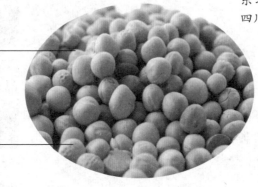

青豆花
性平、味甘，主补益
养人。

青豆种子
性温、味甘，主养胃
补肝。

成熟周期

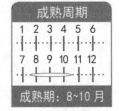

1	2	3	4	5	6
7	8	9	10	11	12

成熟期：8~10月

【医家箴言】

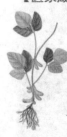

明 医学家 李时珍　青豆味道清甜，性平，入脾、肠经，具有健脾宽中、润燥消水的作用，可用于治疗疳积、泻痢、腹胀、妊娠中毒、疮痈肿毒、外伤出血等。将青豆研碎，涂在疮肿处，有一定的消肿作用。将它与银耳、枸杞子加水煎服，加适量冰糖饮用，对于消暑有很好的作用。将它和黑芝麻、何首乌加水煎服，经常饮用，有助于治疗少白发。

【选购保存小妙招】

挑选

青豆质量以新鲜、脆嫩的为佳。购买时应注意选择豆荚颜色青绿、皮薄、有毛茸感的，若豆荚已经发黄、毛茸脱落较多，则说明其已经放置时间过长，不新鲜了，不宜再购买。剥开豆壳，优质的青豆表面光滑，颜色青绿且有光泽，闻之有轻微的豆香。

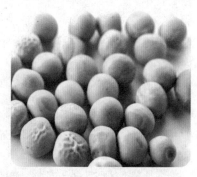

【药理作用】

青豆中含有两种类胡萝卜素：α–胡萝卜素和 β–胡萝卜素，二者皆有很强的抗衰老、防氧化作用。据 2010 年美国疾控中心一项长达 14 年的跟踪研究发现，一般情况下，人体血液中 α–胡萝卜素的含量越高，个体的寿命越长。β–胡萝卜素是一种抗氧化剂，具有解毒作用，能够降低患心脏病以及癌症的风险。

【营养解析】

青豆蛋白质含量丰富，且含有人体必需的多种氨基酸，其中尤以赖氨酸含量最高，具有促进人体发育、增强机体免疫力、提高中枢神经组织功能的作用。

青豆富含 B 族维生素、纤维、杂多糖类以及铜、锌、镁、钾等矿物质，且不含胆固醇，对心血管疾病，癌症有一定的预防作用。

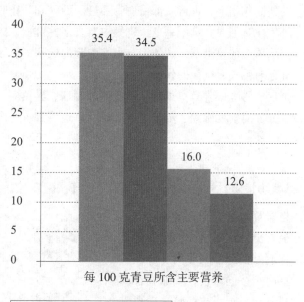

每 100 克青豆所含主要营养

■ 碳水化合物　　■ 脂肪
■ 蛋白质　　　　■ 膳食纤维

[单位：克]

【实用小偏方】

❶ 高血压、高血脂：青豆 100 克，捣烂后煮汤，加蜂蜜或白糖调味饮用。

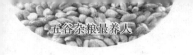

❷ 气滞血瘀型乳腺癌：青豆50克，鸡蛋2个，乳香20克，牛奶、油、盐适量，同炒熟后作餐食用。

❸ 冠心病：茄子250克，青豆60克，酱油、花椒、精盐适量，同炒熟后作餐服用。

❹ 少白发：青豆60克，黑芝麻50克，何首乌10克，水煎服。

【专家提示】

青豆营养丰富，一般人均可食用。尤其可作为心脏病、动脉硬化、高血压、高脂血症、癌症患者以及疳积、泻痢患者、妊娠中毒、疮痈肿毒、外伤出血者的食疗品。但因为青豆中含有较多的嘌呤，所以患有严重肝病、糖尿病、消化性溃疡、动脉硬化、痛风、肾病以及低碘者都应忌食。此外，面色发青的人也不宜食用青豆。

【保健功效】

预防脂肪肝：青豆中所含的脂肪均为不饱和脂肪酸，在与大豆磷脂的共同作用下，可帮助保持血管弹性、健脑和防止脂肪肝形成。

抗氧化、消炎、延缓衰老：青豆中富含多种抗氧化成分，能够有效去除体内的自由基，预防由自由基引起的疾病，延缓身体衰老，此外还有消炎、抗菌的作用。

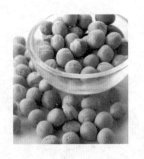

抗癌：青豆中含有皂角苷、蛋白酶抑制剂、异黄酮、钼、硒等抗癌成分，对前列腺癌、皮肤癌、肠癌、食道癌都有一定的抑制作用。

【食用指南】

将青豆加盐带壳直接煮熟吃是最常见的吃法之一，此外还可将剥好的豆子与腊肉、辣椒、豆腐干一同炒食，或加五香调料制成豆干，或磨碎之后煮成青豆汤。但煮青豆时需要控制好火候，不熟容易引起呕吐、腹泻，过熟易导致菜品变色，影响美观。

【搭配宜忌】

青豆 + 虾仁 ✓ ▶ 二者搭配食用具有补肾强腰的功效

青豆 + 蜂蜜 ✓ ▶ 青豆浆加蜂蜜调饮可起到预防便秘、降压的功效

青豆 + 豆腐 ✓ ▶ 为机体提供优质钙源，同时也可安神、润肤

五谷美食

▶ 胡萝卜青豆炒面

[主料] 干面 60 克，胡萝卜半根，青豆 40 克，鸡蛋 1 个，
红灯笼椒 1 个。

[调料] 葱末、植物油、酱油、精盐、味精各适量。

[做法]

❶ 注水入锅，大火烧开，下面条煮 3 分钟左右，捞起过冷水，沥干；
胡萝卜、红灯笼椒分别洗净切片；青豆淘洗净待用。

❷ 在锅内放入适量油，待油热后，打蛋入锅，至蛋煎至八成熟时，
下葱、胡萝卜、青豆、灯笼椒一起翻炒。

❸ 将面条投入锅中，加适量酱油，中火翻炒 3~5 分钟，加盐、
味精调味后出锅即可。

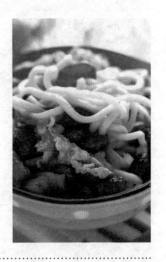

▶ 青豆炒虾仁

[主料] 虾仁 400 克，青豆 100 克。

[调料] 鸡蛋 1 个，红辣椒 1 个，淀粉、食用油、香油、料酒、
精盐、味精各适量。

[做法]

❶ 鸡蛋打散，分出蛋清，在蛋清内加入少许盐和适量淀粉，调匀；
虾仁洗净沥干，放入调好的蛋清淀粉，搅拌均匀；红辣椒洗净
切成环状；青豆淘洗净备用。

❷ 锅内加入适量油，烧至六成热时，倒入虾仁小炒至五分熟，
捞起控油。❸ 重新倒少许油入锅，烧热，下青豆翻炒，再倒入
虾仁、红辣椒、味精、料酒翻炒至熟，起锅前淋上少许香油即可。

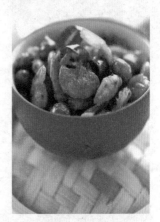

▶ 枸杞子青豆玉米羹

[主料]

┌ 鲜玉米粒 120 克

│ 青豆 60 克

└ 枸杞子 20 克

[辅料]

┌ 冰糖 20 克

└ 水淀粉适量

[做法]

❶ 鲜玉米粒、青豆和枸杞子分别淘洗干净；
枸杞子冲洗干净后，温水泡软。

❷ 将鲜玉米和青豆一同放入豆浆机中，加
入适量清水，打成泥状。

❸ 将打好的豆泥入锅中小火煮熟，起锅 5
分钟前加入枸杞子，化入冰糖即可。

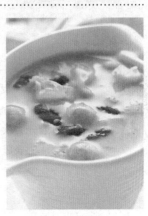

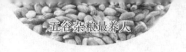
红薯

● 改善便秘、预防肠癌

题解

　　红薯为多年生双子叶植物的块根，外皮发白或发红，肉质大多为黄白色，但也有紫色。红薯别名很多，不同地方的人对其称呼不尽相同，河南人称其为红薯，北京人叫白薯，山东人和东北人称为地瓜，上海人和天津人称山芋，等等。红薯含有丰富的淀粉和膳食纤维，对预防便秘、调养肠道很有帮助，可有效预防大肠癌。

● 谷粮名片

名称：红薯、番薯、甘薯、山芋
性味：性平；味甘
归经：肝、脾经
功能主治：便秘、气虚
适宜人群：便秘者、一般人均可食用

产地分布

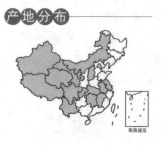

南海诸岛

■ 主产地
东南沿海各省

● 解析图

红薯叶
性平，味甘，主止血、
降血糖、解毒。

红薯块茎
性平，味甘，主补虚
益气，生津，润肠通便。

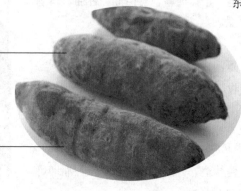

成熟周期					
1	2	3	4	5	6
7	8	9	10	11	12

成熟期：8~10月

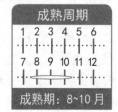

【医家箴言】

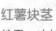

　　明 医学家 李时珍　甘薯产于两广交界及南方其他地区。农家在二月栽种，十月收采。甘薯根类似芋根，也有巨大的头。大的像鹅蛋，小的像鸡蛋、鸭蛋。把它的紫皮剥去，里面的肉则纯白如脂肪。南方人把它当作粮食、水果，蒸烤后，味道都十分香美，可补虚乏，益气力，健脾胃，强肾阴。甘薯刚成熟时很甜，但时间一长，受风霜之气后味道就会变淡。

【选购保存小妙招】

挑选红薯时，应选择外表干净、光滑、形状好、手感坚硬、看上去略微发亮的。表面有伤的红薯不容易存放；表面有小黑洞的，说明红薯内部已经腐烂；表面凹凸不平、发芽的说明已经不新鲜，都不宜购买。另外，新鲜红薯买回来后放置两三天后再煮食，味道会更甘甜。

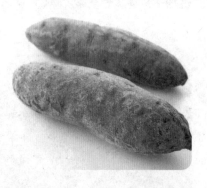

【药理作用】

切红薯时，其皮下渗出的白色液体中含有一种叫紫茉莉甙的物质，这种物质可使红薯具有良好的通便作用。

美国生物学家瑟·施瓦茨教授从红薯中分离出一种叫 DHEA 的活性物质，具有防癌抗癌的功效。

利用小白鼠进行的动物试验证实，红薯中的绿原酸可抑制黑色素产生，预防色斑。

【营养解析】

红薯含有丰富的淀粉、膳食纤维、胡萝卜素、维生素A、B族维生素、维生素C、维生素E以及钾、铁、铜、硒、钙等十余种微量元素和亚油酸等，营养价值很高，此外红薯还含有一般粮食中缺少的赖氨酸，不足之处在于缺少蛋白质和脂肪，因此可将红薯与大米、牛奶等搭配食用。

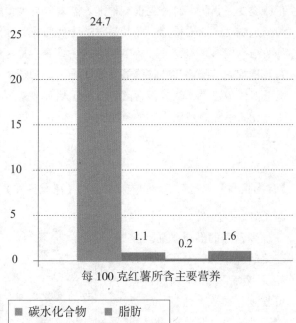

每 100 克红薯所含主要营养

■ 碳水化合物　■ 脂肪
■ 蛋白质　　　■ 膳食纤维

[单位：克]

【实用小偏方】

❶ 治疗乳痈疮疖：生白番薯、鲜鱼腥草等量。白番薯洗净去皮切块，与洗净的鱼腥草一起捣烂敷于患处。每隔 2~3 小时换一次，连敷数日。

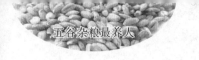

❷ 老年人便秘，妇女产后血虚便秘：红薯 1~2 个，洗净切块，加水煮熟后放入生姜 3 片，红糖适量继续煮至薯块熟烂。可经常服食。

【专家提示】

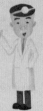

　　红薯一般人群皆可食用，尤其适宜便秘的老年人、想要减肥的人以及脾胃虚弱者。但胃胀、胃溃疡、胃酸过多者和糖尿病患者皆不宜过食。一般人一次食用太多，也有可能出现腹胀、胃灼热、打嗝、泛酸、排气等不适感。

　　此外，红薯一定要蒸熟煮透，因为红薯中淀粉的细胞膜不经高温破坏，难以消化，吃后易产生不适感。

【保健功效】

减肥、通便：红薯具有低脂肪、低热能的特点，同时还能有效地阻止糖类变为脂肪，对减肥很有帮助。红薯含有大量膳食纤维，可刺激肠道蠕动，通便排毒，尤其是对老年性便秘有较好的疗效。

预防结肠癌、乳腺癌：红薯中所含的去雄酮，是一种活性物质，能有效地抑制结肠癌和乳腺癌的发生。

增强机体免疫力：红薯富含的赖氨酸、胡萝卜素可抑制上皮细胞异常分化，消除有致癌作用的氧自由基，促进人体免疫力增强。

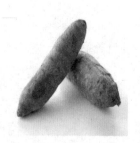

【食用指南】

除了红薯块茎外，红薯叶也是一种高营养的健康食品。亚洲蔬菜研究中心甚至还将其誉为"蔬菜皇后"。经常食用红薯叶，可收到止血、降血糖、解毒、提高免疫力、防治夜盲症和便秘、保持皮肤细腻、延缓衰老等功效。

【搭配宜忌】 ☺

红薯 ＋ 南瓜 〇 ▶ 缓解便秘，预防大肠癌

红薯 ＋ 咸菜 〇 ▶ 可防止由过食红薯引起的胃酸过多、胃灼热

红薯 ＋ 柿子 ✕ ▶ 红薯与柿子中的鞣质反应易生成结石，不易消化

五谷美食

▶ 微波炉烤红薯

[主料] 红薯1个。

[做法]

❶ 红薯洗净，直接用一层厨房纸巾将沾湿的红薯包裹好，外面再用一层报纸包住。

❷ 将包好的红薯放入微波炉中，调至650瓦（或中火）的火力烘烤4分钟。

❸ 戴上手套将红薯翻至另一面，继续以650瓦（或中火）火力烘烤4分钟即可。

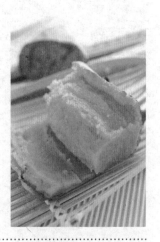

▶ 豆沙红薯饼

[主料] 红薯150克，糯米粉150克，豆沙适量。

[调料] 白糖、食用油各适量。

[做法]

❶ 红薯洗净，蒸熟后捣成泥；豆沙依个人口味加入适量白糖，拌匀备用。

❷ 将红薯泥与糯米粉加水混合，揉匀，分成50克左右大小的小面团，包入适量调好的豆沙做馅，压成扁平状。

❸ 在锅内放入适量油，油热后，将红薯饼煎煮至金黄熟透即可。

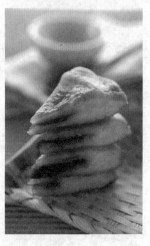

▶ 奶香红薯条

[主料]

红薯1个

[辅料]

黄油

白糖各适量

[做法]

❶ 红薯洗净，放入蒸锅内蒸至九成熟，取出凉凉，剥去外皮，切成1厘米宽10厘米长左右的条。

❷ 将切好的红薯条均匀摆放在盘中，不要堆叠，放入热炉小火加热4分钟。

❸ 取出热好的红薯，在每一面上都均匀地刷上一层黄油，再撒上些许白糖即可。

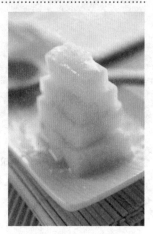

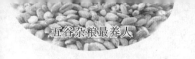

土豆

■ 美容减肥、滋养脾胃

题解

　　土豆是茄科茄属一年生草本的块茎，是重要的粮食和蔬菜作物。野生土豆原产于南美洲安第斯山一带，被当地印第安人培育，后由西班牙殖民者带到欧洲，土豆传入我国大约是在17世纪明朝时期。土豆作为主食，在营养方面要比粳米、面粉具有更多优势；而作为蔬菜的土豆，更是具有多种美味吃法。

● 谷粮名片

名称：土豆、马铃薯、洋芋、土芋、山药蛋

性味：性平；味甘

归经：脾、胃、大肠经

功能主治：高血压、消化不良

适宜人群：脾胃虚者

产地分布

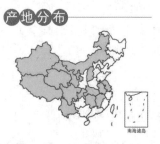

■ 主产地

西南、西北、东北等地

● 解析图

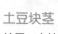

土豆叶

性寒，味辛，可做饲料。

土豆块茎

性平，味甘，可解药毒。

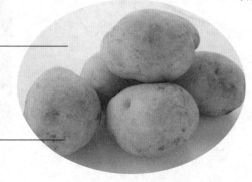

成熟周期

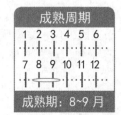

1	2	3	4	5	6
7	8	9	10	11	12

成熟期：8~9 月

【医家箴言】

　　明 医学家 李时珍　土豆蔓生，叶子像豆子叶一样，根呈圆形像卵。南方人叫作香芋，北方人则称为土豆。

　　清 吴其濬《植物名实图考》　土豆，贵州云南一带都有，茎为绿色，叶子青色，大小、疏密、长圆不一。根上多长有白须，根下结圆形的果实。土豆可以充饥救荒，是贫苦农民的日常储备。秋季时根可以长得很肥大，成群连缀在一起，采摘后熟吃味道像芋头但比芋头甘美。

【选购保存小妙招】

挑选

购买土豆时，要挑选表面完整、干净、个头大小均匀、手感坚硬光滑的优质产品。外皮有已经枯萎或出现皱纹、软黑、发绿、发芽的土豆不可购买。

清洗

清洗土豆时最好不要破坏其外皮，也不用特意削去，只需用刷子将其表面的泥轻轻刷掉即可。

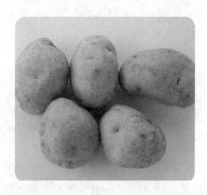

【药理作用】

土豆含有致毒成分茄碱，对运动中枢及呼吸中枢有麻痹作用，但遇醋酸、高温、高热即可被分解，所以烹饪时除了保证煮熟外，加入适量米醋也可起到防止中毒的作用。

实验对比发现，土豆、米饭平均半数胃排空时间分别为 71 分钟、86 分钟。胃排空越快，血糖指数升高越快，因此糖尿病人最好少食或不食土豆。

【营养解析】

土豆含有大量碳水化合物、矿物质、维生素等，营养成分非常全面，营养结构也较合理，只是蛋白质、钙和维生素 A 的含量稍低。土豆水分多、脂肪少、单位体积的热量相当低，所含的维生素 C 是苹果的 10 倍，B 族维生素是苹果的 4 倍，而各种矿物质则是苹果的几倍至几十倍不等。

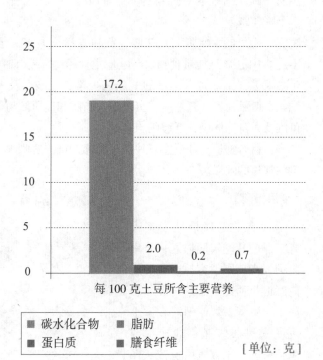

每 100 克土豆所含主要营养

■ 碳水化合物　■ 脂肪
■ 蛋白质　　　■ 膳食纤维

[单位：克]

【实用小偏方】

❶ 顽固性头痛：土豆 1 个，洗净切薄片，搽头，每日数次。

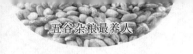
❷ 胃及十二指肠溃疡疼痛，习惯性便秘：新鲜土豆若干，洗净切块，加开水榨汁，适量调入蜂蜜。每天早晨空腹服用小半杯，连续半个月，服食期间忌食刺激性食物。

❸ 湿疹：土豆 1 个，洗净捣泥，敷于患处，每天换 4~6 次，连续 3~4 天。

【专家提示】

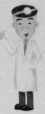

　　一般人群皆可食用土豆，每次以 50 克~100 克为宜。而营养不良、脾胃虚弱、高血压、动脉硬化、习惯性便秘者更是可以将其作为日常的食疗保健物。

　　发芽的土豆不可食用，日常保存时，为了避免土豆发芽，可将其与成熟的苹果或香蕉放在一起。成熟的苹果会释放出一种植物激素——乙烯，这种激素可抑制土豆芽眼处的细胞产生生长素，从而起到控制土豆不会发芽的作用。

【保健功效】

预防中风：据日本某研究发现，每周吃 5~6 个土豆，可使中风概率下降 40%。

减肥：土豆的含水量高达 70%，淀粉含量仅为 20% 左右，脂肪则不到 0.1%，属低能量食物，与其他主食相比，更具有减肥优势。

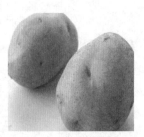

延缓衰老：土豆含有丰富的 B 族维生素、泛酸以及大量的优质纤维素、微量元素、氨基酸、蛋白质、脂肪和优质淀粉等。经常食用可维持人身体健康，延缓细胞衰老。

美容：将新鲜土豆汁或土豆片敷于面部，可缓解晒黑、晒伤，起到美白祛斑的效果。

【食用指南】

土豆煮食的时候最宜用文火煮，以使其均匀地熟烂；若用急火猛煮，则很容易造成外层熟烂但里面还生着的情况。粉质土豆一煮就烂，但若在煮土豆的水里加些腌菜的盐水或醋，就能使土豆煮后也依然保持完整。

【搭配宜忌】

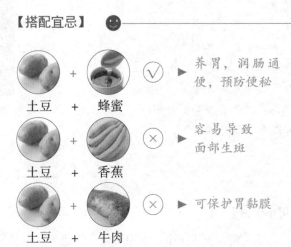

土豆 + 蜂蜜　✓　▶ 养胃，润肠通便，预防便秘

土豆 + 香蕉　✗　▶ 容易导致面部生斑

土豆 + 牛肉　✗　▶ 可保护胃黏膜

五谷美食

▶ 番茄土豆炖牛肉

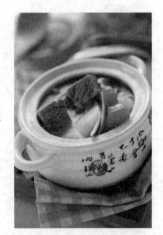

[主料]　牛肉 500 克，番茄 500 克，土豆 500 克，洋葱 100 克。

[调料]　盐、姜片、植物油适量。

[做法]

❶ 牛肉洗净，切块，随冷水入锅烧沸，除去浮沫，捞出洗净血污。土豆洗净，切成和牛肉大小相当的块。洋葱洗净切片，西红柿洗净切块。

❷ 倒油入锅内，等油热至六七成时，放入生姜片爆香，倒入牛肉和土豆翻炒一会后，加入西红柿和适量汤水。

❸ 待汤烧沸后，转中火炖至牛肉松软，土豆开裂，加入洋葱片和适量盐，转大火煮 1~2 分钟即可。

▶ 拔丝土豆

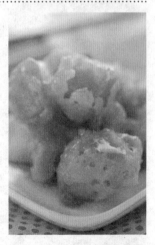

[主料]　土豆 300 克。

[调料]　食用油、白糖、豌豆淀粉适量。

[做法]

❶ 土豆洗净，切块，拍上干淀粉。

❷ 倒油入锅，大火烧油至五成热时，下土豆块炸至颜色金黄熟透，捞出，沥干油。

❸ 转至中火，放入少许油，下入白糖，慢慢熬至糖液溶化，待糖化为浅棕色时，下土豆块，翻搅均匀，出锅装入抹有油的盘子中。

❹ 食用时配上一小碗凉开水即可。

▶ 土豆沙拉

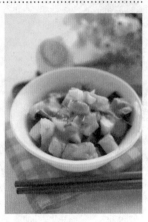

[主料]　土豆 150 克，苹果 150 克，腊肠 100 克，黄瓜 100 克，
　　　　熟鸡蛋 1 个。

[调料]　沙拉酱、牛奶、盐、味精、糖、醋、花生油各适量。

[做法]

❶ 红薯洗净，放入蒸锅内蒸至九成熟，取出凉凉，剥去外皮，切成 1 厘米宽 10 厘米长的条。

❷ 将熟鸡蛋中的蛋黄与土豆泥混合均匀，蛋白切丁。

❸ 将苹果丁、黄瓜丁、香肠丁、蛋白丁一起混入土豆泥，加上沙拉酱及适量调料，依个人口味淋入适量牛奶，拌匀即可。

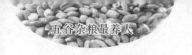
芋头

■ 开胃生津、消炎防癌

【题解】

芋头属于植物的块茎，多呈球形、卵形、椭圆形或块状等。原产于印度，目前国内珠江流域、长江流域、台湾省均有种植。芋头主要的品种有红芋、白芋、九头芋、荔浦芋等，其中荔浦芋被誉为芋头中的上品。芋头含有大量淀粉、矿物质及维生素，既是粮食，又可作菜，除熟食外，也可加工成芋头粉、芋头馅等。

● 谷粮名片

名称：芋头、芋艿、土芝

性味：性平、滑；味甘、辛

归经：脾、胃经

功能主治：胃炎、便秘

适宜人群：体虚者、胃病患者

产地分布

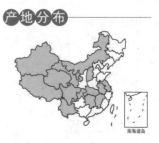

■ 主产地

珠江流域及台湾等地

● 解析图

芋头茎

性冷、滑，味辛，主除烦止泻，胎动不安。

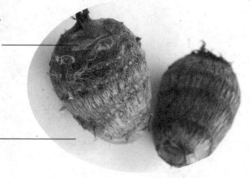

芋头子

性平、滑，味甘，主滋补肠胃。

成熟周期
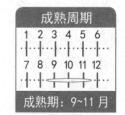

成熟期：9~11月

【医家箴言】

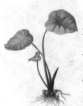

宋 医药学家 苏颂　芋头现在到处都有，尤其是闽、蜀、淮、楚等地种植很广。芋头种类很多，但是其性能、功效大都相近。蜀地的芋头，形状呈圆形，而且比一般芋头要大出很多，看上去像蹲着的鸱鹰，叫作芋魁，当地人种芋头当粮食度饥荒。江西、闽中的芋头，吃起来味道特别的好。凡吃芋头必须是人工种植的，因为野生芋头有大毒，能致人死，不可食用。

【选购保存小妙招】

挑选

芋头的盛产季为秋季到初冬，因此这个季节的芋头质量最为上层。购买时，要挑选个头浑圆发达，左右形状对称、无肿包、外皮没有过多水分的优质芋头。如果芋头个儿很小且出现了裂痕，很可能是由于干燥或高温所导致，此时里面的肉质已经变为硬质状态，不再适宜食用。

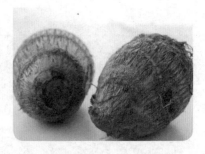

【药理作用】

芋头的黏液中含有一种复杂的化合物，遇热能被分解，这种物质对机体有治疗作用，但会对皮肤黏膜产生较强的刺激。

芋头含皂素毒苷，据实验将 0.1 毫克的皂素毒苷注射于大鼠，可立即致死。死后解剖除有溶血现象外，肾上腺有明显的瘀血。但各人对毒苷的敏感性有所不同，一般情况下，是不会中毒的。

【营养解析】

芋头含有丰富的淀粉，且其淀粉颗粒比一般粮食作物的淀粉粒都要小，仅为土豆淀粉的 1/10，消化率可达 98.8%。

芋头含有丰富的黏液皂素及多种微量元素，可帮助机体纠正微量元素缺乏导致的生理异常，增进食欲，帮助消化，增强体质及免疫力。

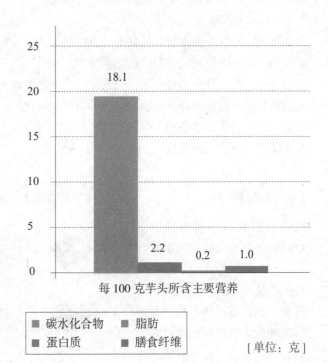

每 100 克芋头所含主要营养

■ 碳水化合物　　■ 脂肪
■ 蛋白质　　　　■ 膳食纤维

[单位：克]

【实用小偏方】

❶ 疣、鸡眼：生芋头 1 个，洗净切为片，摩擦患处，每次擦 10 分钟左右，一日擦 3~4 次。

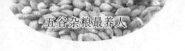

❷ 帮助缓解胸膜炎、阑尾炎、跌打伤、扭伤、腰痛、腰肌劳损、坐骨神经痛等：生芋头洗净去皮，捣成泥状，加入等量生姜绞成的汁，再加入适量面粉，一起调为糊状，敷于患处，一日更换1次。

【专家提示】

　　芋头一般人群均可食用。尤其适宜身体虚弱、慢性肾炎、痢疾患者作为日常的食疗品。但有痰者、荨麻疹、湿疹、哮喘、过敏性鼻炎、糖尿病患者以及容易食滞的小孩子应少食；而食滞胃痛者、肠胃湿热者则应严格忌食。

　　烹饪芋头时，因其所含的淀粉质草酸钙结晶体较难消化，且会导致皮肤过敏、刺激食道黏膜，所以一定要确保煮熟透再食用。

【保健功效】

保护牙齿：芋头所含的矿物质中，氟的含量较高，食用后有帮助清洁牙齿、防龋防蛀的功效。

提高机体免疫：芋头含有一种黏液蛋白，被人体吸收后能产生免疫球蛋白，可显著提高机体对疾病的抵抗力。

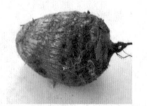

防治肿瘤：芋头具有解毒作用，对人体的痈肿毒痛包括癌毒皆有抑制消解作用，因此对肿瘤及淋巴结核等病症有一定的防治作用。

美容、乌发：芋头能中和体内积存的酸性物质，调整人体的酸碱平衡，美容养颜、乌黑头发。

【食用指南】

芋头可以直接用水煮食或蒸食，也可放入微波炉内烘烤食用。芋头用来煮汤，极易入味，且能够使汤质变得浓稠嫩白，鲜美无比；也可将芋头切片油炸或油煎，然后蘸酱油食用，清香宜人；或者也可将芋头煮熟切块后和糖浆同煮，做成甜品食用。

【搭配宜忌】 ☺

芋头 + 粳米	✓	▶	补养机体，尤其适合体质虚弱、精血亏损者食用
芋头 + 牛肉	✓	▶	可增强脾胃动力、提高食欲，防止皮肤老化
芋头 + 香蕉	✕	▶	二者同食可能会导致中毒

五谷美食

▶ 芋头扣肉

[主料] 带皮五花肉 400 克，芋头 400 克。

[调料] 色拉油、绍酒、酱油、糖、水淀粉各适量，八角 2 个，大蒜 2 瓣。

[做法]

❶ 五花肉洗净，整块放入沸水中大火焯 15 分钟，取出凉凉，酱油腌渍 10 分钟。倒油入锅，烧至五成热时将肉放入锅中小火浸炸 2 分钟，待五花肉表面上色后捞出放入冷水浸凉。

❷ 芋头去皮洗净，切片，放入烧至五成热的色拉油中小火浸炸 2 分钟，捞出控油。五花肉切成芋片大小，再次放入烧至五成热的色拉油中小火炸 2 分钟，取出后以一片肉一片芋头的方式码放在碗内，淋上绍酒、酱油、糖、八角、大蒜等调料，并加入适量清水。

❸ 将装有芋头扣肉的碗上笼大火蒸 40 分钟，取出，将其汤汁倒入锅内，肉和芋头扣入盘内。拣出汤内的八角、大蒜，中小火水淀粉勾芡，淋在肉和芋头上即可。

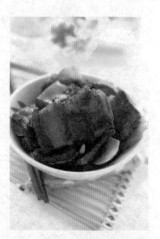

▶ 红豆芋头糖水

[主料] 红豆 20 克，芋头 50 克。

[调料] 糖适量。

[做法]

❶ 红豆淘洗净，提前清水浸泡 2 小时后再次冲洗净，捞出沥干入锅蒸熟。

❷ 芋头去皮、洗净，切成小块。

❸ 在锅内倒入适量水、大火烧开，放入红豆、芋头煮沸，再转小火煮 30 分钟，加糖调味即可。

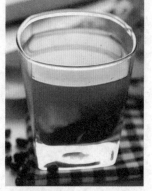

▶ 芋头糕

[主料]

粘米粉 90 克
芋头 50 克
黑芝麻粉 30 克

[辅料]
白糖适量

[做法]

❶ 芋头洗净切小块，煮至 8 成熟。

❷ 将粘米粉和黑芝麻粉混合，先加入适量凉水，拌匀，再加适量调有白糖的温水，继续搅拌为黏稠如酸奶一般的粉浆。

❸ 将芋头块放进粉浆拌匀，倒入预先抹了油的蒸盘，大火蒸 30~40 分钟，取出放凉后切块即可。

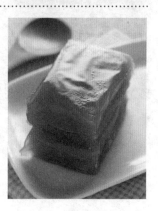

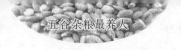
山药

■ 生津益肺、补脾养胃

题解

　　山药原名薯蓣，亦有准山药、土薯、山薯等别称，原产于山西平遥、介休，现在华北、西北及长江流域的江西、湖南等地也有种植，但主要产地为河南北部。山药味道鲜美、营养丰富、滋补宜人，既可作为粮食，又可作为蔬菜，还能制成冰糖葫芦之类的小吃，自古至今无不深受人们喜爱。

● 谷粮名片

名称：山药、准山药、土蜀、山芋、薯蓣
性味：性温、平；味甘
归经：脾、肺、肾经
功能主治：肾虚、脾胃病、泻痢
适宜人群：脾胃虚者、体虚者

产地分布

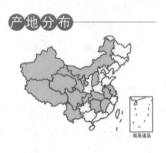

■ 主产地

河南北部

● 解析图

山药茎

性冷、滑，味辛，主治妊娠期妇女烦闷，胎动。

山药根

性温、平，味甘，可消肿。

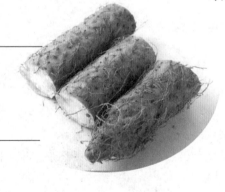

成熟周期

1	2	3	4	5	6
7	8	9	10	11	12

成熟期：8~10月

【医家箴言】

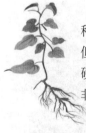

　　明 医学家 李时珍　如果要将山药做成药，野生的最好；如果做食物，则是家种的最好。山药在四月蔓延生苗。茎紫叶绿，叶子有三个尖端，像白牵牛花的叶子，但更光润。五六月开花成穗，淡红色，结一簇一簇的英，英都由三个棱合成，坚硬无果仁。子长在一边，形状像雷丸，大小不一。山药子皮土黄而肉白，拿来煮了吃，非常甘滑，同山药根是一样的。

【选购保存小妙招】

挑选

　　购买山药时，要选择外观完整、平直、粗细均匀、没有腐烂的优质山药。如果是长短大小相同的山药，较重的质量更好。质量相同的，须毛多的含糖量多，营养更好，口感更佳。另外，新鲜的山药断层雪白，黏液均匀透亮，若断层发黄，则说明此山药已经不新鲜了。

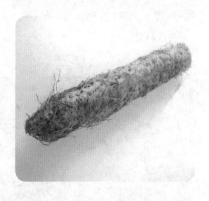

【药理作用】

　　据实验检测，山药含有淀粉糖化酶、淀粉酶等多种消化酶，尤其是其中的淀粉糖化酶具有分解淀粉的作用，因此食用山药可帮助缓解腹胀、消化不良等问题。

　　山药具有一种黏稠度很高的黏液，这种黏液的构成基础实则是糖和蛋白质的复合体，一种被称为黏蛋白的物质。这种黏蛋白可以在胃蛋白酶的作用下保护胃壁，预防胃溃疡和胃炎。

【营养解析】

　　山药中含有大量淀粉、蛋白质、维生素C、维生素E、葡萄糖、粗蛋白、氨基酸、胆汁碱、尿囊素等营养物质。与红薯相比，山药所含的热量和碳水化合物仅为红薯的一半，而蛋白质含量却相对较高。不过山药所含的维生素种类较少，不含维生素K、维生素P、维生素D，胡萝卜素的含量也很少。

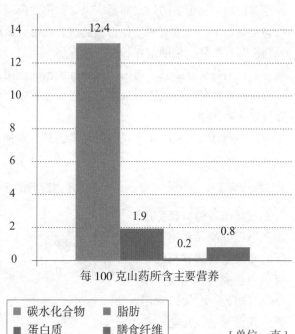

每100克山药所含主要营养

■ 碳水化合物　　■ 脂肪
■ 蛋白质　　　　■ 膳食纤维

[单位：克]

【实用小偏方】

❶ 虚热、食少：生山药、生薏仁各60克，捣碎加水煮熟，调入柿霜20克左右，随意食用。

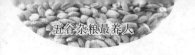

❷ 久病咳喘、咽喉干燥：鲜山药 60 克，洗净切碎，捣烂，加甘蔗汁半碗调和，炖熟服用。

❸ 血虚引起的头痛、腰膝酸软：淮山药 30 克，枸杞子 9 克，猪脑 1 个，加水炖服，连续或隔日食用。

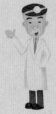

【专家提示】

山药一般人皆可食用，尤其适宜作为糖尿病患者、腹胀、病后虚弱者、慢性肾炎患者、长期腹泻者的辅助食疗物。但因山药有收涩作用，故大便燥结者不宜食用；另外有实邪者也应忌食山药。

此外，食用山药时，不宜与碱性药物同吃，也不适宜与黄瓜、南瓜、胡萝卜、西葫芦、鱼、虾、蟹、贝、藻类以及山楂、石榴等富含鞣酸的水果同吃。

【保健功效】

补肾益精：山药含有多种营养素，有强健机体，滋肾益精的作用。肾亏遗精以及白带多的妇女都适宜经常食用山药。

益肺止咳：山药中含有的皂苷、黏液质有润滑、滋润的作用，可以养肺阴，宣肺气，辅助治疗肺虚久咳等症。

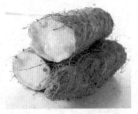

降血糖：山药含有的黏液蛋白，有降低血糖的作用，可用于辅助治疗糖尿病。此外山药还能有效阻止血脂在血管壁沉淀，起到预防心血管疾病的作用。

安神：山药富含大量维生素及微量元素，具有安神、抗衰的功效。

【食用指南】

夏季可将山药做成蓝莓山药、山药芋泥等甜品食用。秋冬之际时则最适合将其与红枣、红豆等一起熬粥食用或与排骨、猪蹄、肉类一起煲汤食用。此外，儿童和老人常吃一点山药糕或拔丝山药，还可起到帮助防止腹泻和感冒作用。

【搭配宜忌】

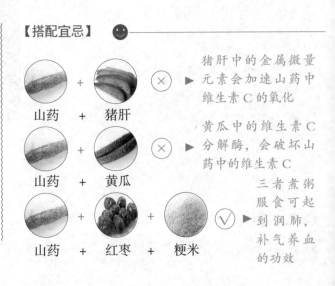

山药 + 猪肝 ⊗ ▶ 猪肝中的金属微量元素会加速山药中维生素 C 的氧化

山药 + 黄瓜 ⊗ ▶ 黄瓜中的维生素 C 分解酶，会破坏山药中的维生素 C

山药 + 红枣 + 粳米 ✓ ▶ 三者煮粥服食可起到润肺，补气养血的功效

五谷美食

▶ 红枣山药排骨汤

[主料]　排骨500克，山药1根，红枣、枸杞子适量。

[调料]　大葱、生姜、盐、鸡精、绍酒各适量。

[做法]

❶ 排骨洗净剁小块，滚水煮5分钟，捞出，清水冲洗干净血水。

❷ 山药洗净去皮，切块；葱洗净切段；姜洗净去皮切片；红枣和枸杞子分别温水泡开。

❸ 倒水入锅，大火烧开，加入排骨、葱段、姜片、绍酒同煮30分钟左右；再加入山药、红枣同煮10分钟；最后加入枸杞子、盐、鸡精调味后再煮10分钟即可。

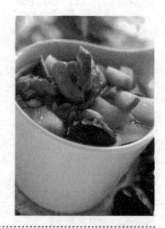

▶ 清炒山药木耳

[主料]　山药400克、水发木耳150克。

[调料]　精盐、味精、料酒、蚝油、香油、水淀粉、葱姜丝各适量。

[做法]

❶ 山药洗净去皮，切段，入沸水焯30秒，捞出浸凉后切成菱形片，再次焯水30秒捞出浸凉。

❷ 水发木耳择洗干净，撕成小块，焯水1分钟后捞出浸凉；葱姜分别洗净，葱切末、姜切丝。

❸ 加油入锅烧热，下葱姜爆香，倒入蚝油、山药和木耳，加入料酒、精盐、味精翻炒均匀，加适当水淀粉勾薄芡，淋上少许香油后出锅装盘即可。

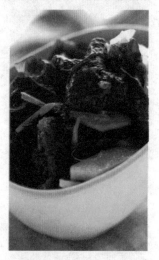

▶ 紫薯山药糕

[主料]

紫薯500克
山药1根

[辅料]

牛奶50毫升
鱼胶粉1大勺
红糖
蜂蜜适量

[做法]

❶ 紫薯、山药分别洗净去皮、切块煮烂捣泥；在紫薯泥里拌入红糖；山药泥里拌入蜂蜜和牛奶。煮紫薯和山药的水留下50毫升左右备用。

❷ 用煮紫薯山药的水化开鱼胶粉，分两半倒入紫薯泥和山药泥中，分别搅拌均匀。

❸ 先将紫薯泥倒入模具刮平，再倒入山药泥，冷藏成糕后轻轻磕出模具即可。

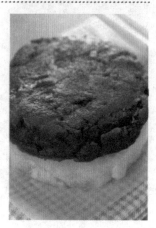

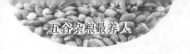
荸荠

■ 清热泻火、凉血利尿

【题解】

荸荠，因其外形酷似马蹄和板栗，所以又常称其为马蹄、地栗。荸荠皮色一般为紫黑色，肉质洁白，味甘美而多汁，口感清脆，自古就有"地下雪梨"之美誉，而北方人更是将其称之为"江南人参"。荸荠能消渴除热、补益中气，作为时令水果、生食或入菜熟食皆可。此外，荸荠还可用来制作淀粉，入药等。

● 谷粮名片

名称：荸荠、马蹄、地栗、乌芋

性味：性温；味甘

归经：肺、胃经

成熟季：2~3 月

功能主治：口腔疾病、咽喉肿痛、高血压

适宜人群：咽炎患者、咳嗽痰多者

● 产地分布

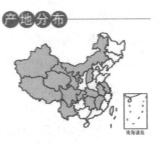

■ 主产地

北京、两广、两湖、江浙、安徽、江西等地

● 解析图

荸荠地上全草

性寒，味苦，主清热利尿。

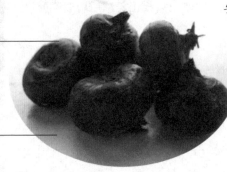

荸荠球茎

性寒，味甘，主清热
止咳，降血脂。

成熟周期					
1	2	3	4	5	6
7	8	9	10	11	12

成熟期：2~3 月

【医家箴言】

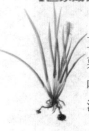

明 医学家 李时珍 荸荠生长在浅水田中，它的苗在三四月出土，沿着一根茎直朝上长，没有枝叶，形状好像龙须。根部嫩白，秋后结果，大小好像山楂、板栗一样，脐部生有丛毛，累累向下伸入泥水中。野生的荸荠颜色浓黑，个头较小，吃起来渣滓很多。家里种植的荸荠颜色偏紫，个头更大一些，吃起来渣少汁多，清爽甘美。荸荠能够毁坏铜制品，所以不宜选用铜器贮存。

【选购保存小妙招】

挑选

荸荠的盛产季节在冬春两季，购买荸荠时，应挑选新鲜、干净、个头较大、颜色呈紫色、顶端芽较为粗短的优质荸荠。新鲜的荸荠横断面呈雪白色，若横断面已经发黄，则说明此荸荠已经不新鲜了。质量好的荸荠肉质细腻、汁水丰富、甘甜清爽、嚼食后渣滓较少。

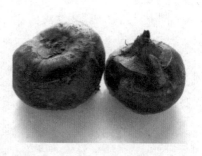

【药理作用】

英国在对荸荠的研究中发现一种叫作"荸荠英"的特殊物质，这种物质对黄金色葡萄球菌、大肠杆菌、产气杆菌及绿脓杆菌均有一定的抑制作用，对高血压以及癌症、肿瘤也有一定的治疗效果。

据研究发现，荸荠含有一种抗病毒物质可抑制流脑、流感病毒，有望能用于预防流脑及流感的传播。

【营养解析】

鲜荸荠味美多汁、口感甜脆，水分含量就占到了一半以上，因此也有着"地下雪梨"的美称。此外，荸荠所含的其他营养成分也较为丰富，主要有碳水化合物、蛋白质、脂肪、粗纤维、胡萝卜素、B族维生素、维生素C以及矿物质铁、钙、磷等。矿物质中，尤以磷含量最高，居于根茎类蔬菜之首。

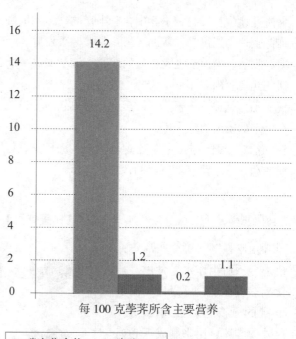

每100克荸荠所含主要营养

■ 碳水化合物　　■ 脂肪
■ 蛋白质　　　　■ 膳食纤维

[单位：克]

【实用小偏方】

❶ 控制高血压：荸荠、鲜藕、梨、鲜芦根、麦冬等量，榨汁饮用。

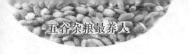

❷**防治食道癌**：荸荠10个，洗净后带皮蒸熟，每日服食。

❸**缓解咽喉肿痛**：荸荠洗净去皮，榨汁饮用，每次125毫升左右。

❹**预防流感，缓解发热后期心烦口渴、低烧等症状**：鲜荸荠250克洗净去皮，甘蔗1根切段，入锅同煮，熟后吃荸荠饮汤。

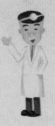

【专家提示】

　　荸荠一般人均可食用，每次10个左右，生食熟食均可。儿童、发热病人、咳嗽多痰、咽干喉痛、消化不良、大小便不利、癌症患者可以多吃一些；高血压、便秘、糖尿病、尿多者、小便淋沥涩通者、尿路感染患者则可将其当作食疗之物；常吃荸荠还可预防流脑及流感的传播。

　　因荸荠性寒，故消化力弱、脾胃虚寒、大便溏泄和有血瘀者不宜食用。

【保健功效】

促进儿童生长发育：荸荠中含有丰富的磷，能促进人体生长发育和维持生理功能正常，帮助牙齿、骨骼健康发育，同时可促进体内的糖、脂肪、蛋白质三大物质的代谢，调节酸碱平衡，特别适宜成长期的儿童食用。

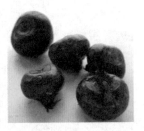

辅助治疗糖尿病：荸荠鲜嫩多汁，对热病津伤口渴之症、糖尿病皆有一定的辅助治疗作用。

辅助治疗尿路感染：荸荠水煎汤汁能利尿排淋，可用于治疗小便淋沥涩通，是尿路感染患者的食疗佳品。

【食用指南】

荸荠生吃性寒，可凉血清热，最适合饭后当作水果食用。煮食或炒食性平，可为身体提供丰富的营养物，滋补强身。此外荸荠还可用来制成点心馅料、罐头、蜜饯等小吃、零食。不过荸荠虽可口，但老人食用过多易气急攻心。

【搭配宜忌】

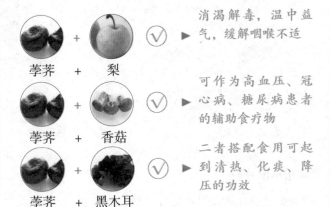

荸荠 + 梨　✓ ▶ 消渴解毒，温中益气，缓解咽喉不适

荸荠 + 香菇　✓ ▶ 可作为高血压、冠心病、糖尿病患者的辅助食疗物

荸荠 + 黑木耳　✓ ▶ 二者搭配食用可起到清热、化痰、降压的功效

五谷美食

▶ 绿豆荸荠粥

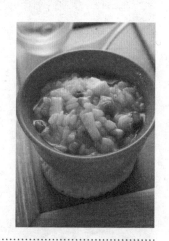

[主料]　绿豆 60 克，荸荠 100 克，粳米 100 克。

[做法]

❶ 绿豆、粳米淘洗净，绿豆提前浸泡 2 小时，粳米提前浸泡半小时。

❷ 荸荠洗净，去皮，切小块。

❸ 加水入锅，待水滚沸时，放入绿豆、粳米同煮，煮到绿豆六成熟时加入荸荠块，煮至粥熟即可。

▶ 荸荠银耳莲子羹

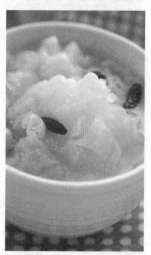

[主料]　干银耳 3 朵，鲜荸荠 5 个，干莲子 10 克，枸杞子 5 克。
[调料]　冰糖适量。

[做法]

❶ 干银耳温水泡发，洗净去蒂；干莲子温水泡发，去心去衣；枸杞子冲洗干净后，清水泡开；鲜荸荠洗净，去皮，切成小块。

❷ 注水入锅，大火烧开后将所有食材一同入锅，边煮边适当搅拌。

❸ 待粥汤再次烧开后转小火继续慢炖 1 小时，化入冰糖调味即可。

▶ 鲜荸荠糕

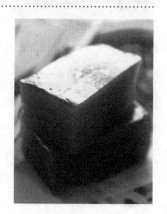

[主料]

┌ 荸荠粉 500 克
└ 红豆 150 克

[辅料]

┌ 冰糖 500 克

[做法]

❶ 红豆洗净，清水浸泡 5 小时，煮熟捣烂。

❷ 在锅内倒入适量水，中火将冰糖煮溶；再用三饭碗左右的水将荸荠粉化开，调匀，缓缓加入糖浆中，边倒边搅拌至粉浆呈半透明状。

❸ 捣烂的红豆加入粉浆中，搅拌均匀，倒入抹有油的蒸锅内。大火隔水蒸约 20 分钟，出锅后凉凉即可。

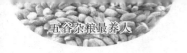

魔芋

■ 消肿散结、解毒止痛

题解

魔芋是一种多年生草本植物，通常也将其加工食物直接称之为魔芋。魔芋主要产于东半球热带、亚热带地区，我国四川、湖北、云南、贵州、陕西、广东、广西、台湾等省的山区均有分布。魔芋属于碱性食品，经常食用动物性酸性食品过多的人，可以多吃点魔芋，以维持身体酸、碱平衡，保持体内及肠道的清洁。

● 谷粮名片

名称：魔芋、蒚蒟、蒟蒻芋、雷公枪
性味：性寒；味辛
归经：心、脾经
功能主治：肿痛、高血糖、肥胖症
适宜人群：高血压患者、肥胖症患者、癌症患者

产地分布

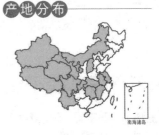

■ 主产地
江西、陕西、云南、两广等地

● 解析图

魔芋根

性寒，味辛，主治痛肿风毒。

魔芋粉

可降压降糖、减肥。

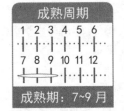

成熟周期					
1	2	3	4	5	6
7	8	9	10	11	12

成熟期：7~9 月

【医家箴言】

　　明 医学家 李时珍　魔芋春天长苗，五月移栽时，长 25~50 厘米，老根也可自己长出苗。经过二年生的，根大得像碗一样。魔芋根去除外皮后，纹理为白色，味道麻人。球根挖掘出后，需要先擦洗干净，然后捣烂或者切成片状，以酽灰汁煮沸十几次，再用水淘洗五遍，做成冻子。不用灰汁就做不成。把做成冻子的魔芋切成细丝，用沸水烫后，加入调料烹饪食用，口感润滑，形状像水母丝。

【选购保存小妙招】

挑选

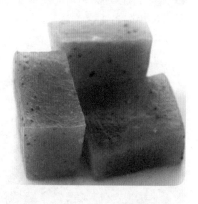

因为魔芋本身有毒，食用前必须经过蒸煮、漂洗等工序脱毒，所以购买时要到流动性大的超市，选择质量有保证的加工厂家。购买魔芋粉时，要注意精粉、微粉和纯化微粉的区别。精粉最便宜，纯化微粉最贵。精粉颜色呈褐色、杂质多、颗粒粗；微粉呈稍深的白色，中间有黑黄色小点；纯化微粉则呈米白色，几乎无杂质。

【药理作用】

国外的一些营养学家曾经做过这样的试验，将小白鼠分成两组，分别投喂等量的高脂肪食物，但一组不加魔芋，另一组加少量魔芋粉。一段时间后，可发现加喂魔芋粉的一组小白鼠体内胆固醇含量比另一组低 100 毫克以上。因此科学家认为，魔芋中含有的某些化学物质，具有降低血清胆固醇和三酰甘油的作用。

【营养解析】

魔芋营养成分构成最突出的特点是膳食纤维含量很高，而脂肪含量却很少，因此一直被看作天然的降脂减肥食品。此外，魔芋还含有 16 种氨基酸，其中 7 种为人体所必需。魔芋所含的微量矿物质元素包括钙、磷、铁在内一共 10 种，其钙质的含量虽不是很高，但却很容易被人体吸收，是食疗补钙的不错选择。

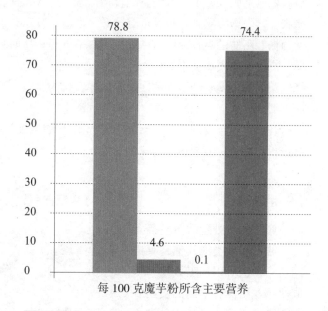

每 100 克魔芋粉所含主要营养

■ 碳水化合物　■ 脂肪
■ 蛋白质　　　■ 膳食纤维

[单位：克]

【实用小偏方】

❶ 便秘：魔芋粉 3~5 克，加温水 250 毫升冲调服用，每日 2~3 次，饭前 15 分钟服用。

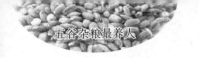
❷ 减肥：魔芋粉 5 克，苦瓜粉 5 克，可可粉 5 克，混合后，温水冲调服用，每日中餐和晚餐后半小时各 1 次。

❸ 帮助糖尿病患者控制血糖：魔芋粉 5 克，加水适量冲调成糊状食用，一日 3~4 次，饭前 5~10 分钟饮用为宜。

【专家提示】

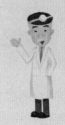

魔芋一般人群均可食用，尤其可作为糖尿病患者、高血糖、高血脂、便秘者、心血管疾病患者、肥胖者的理想食品。但生魔芋有毒，必须经过碱水煎煮处理方可食用，一般情况下，食用者直接购买已经处理好的魔芋或魔芋制品即可。

魔芋性寒，所以不宜经常大量食用，有伤寒感冒症状的人应少食。此外，消化不良者、有皮肤病者也宜少食。

【保健功效】

降血糖、减肥：魔芋含有大量的食物纤维，进入肠胃后可吸收水分膨胀，增强饱腹感；并且其可溶性纤维会形成胶态，延缓了人体对葡萄糖和脂肪的吸收，使血糖和血脂水平下降。从而起到预防高血糖、高血脂类疾病发生的作用。

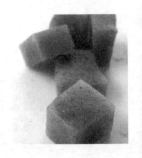

降低胆固醇：魔芋纤维能够促进胆固醇转化为胆酸，减少胆酸通过肝再循环，从而降低胆固醇，抑制胆固醇上升。

预防肠癌：魔芋食用纤维可帮助吸附和稀释致癌物及有毒物，使之迅速排出体外，从而达到防癌的功效。

【食用指南】

魔芋经草木灰处理后可直接煮食，或者和肉类或其他蔬菜搭配炒食，也可以加工成魔芋粉或魔芋丝结等魔芋制品食用。魔芋丝结可用于煮汤或炒食，口感滑爽鲜美。魔芋粉作为一种新兴的保健食品，食用起来更为方便快捷，冲调服用或做成汤羹皆可。

【搭配宜忌】

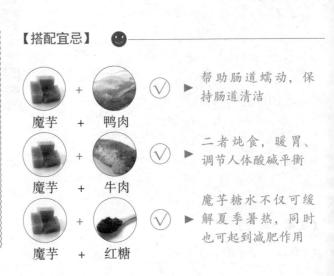

魔芋 ＋ 鸭肉 ✓ ▶ 帮助肠道蠕动，保持肠道清洁

魔芋 ＋ 牛肉 ✓ ▶ 二者炖食，暖胃、调节人体酸碱平衡

魔芋 ＋ 红糖 ✓ ▶ 魔芋糖水不仅可缓解夏季暑热，同时也可起到减肥作用

五谷美食

▶ 酱烧魔芋豆腐

[主料]　魔芋200克。

[调料]　葱1段，姜1块，蒜2瓣，甜面酱、生粉、盐、糖、酱油各适量。

[做法]

❶ 葱姜蒜分别洗净，蒜切片，姜切碎，葱斜切成段。魔芋豆腐切成小方块，开水焯1~2分钟捞出。

❷ 碗中加盐，糖，酱油少许，淀粉调成汁。

❸ 倒油入锅，油热后将魔芋下锅翻炒几下后盛出。锅留底油烧热，加入姜蒜爆香，再加适量甜面酱翻炒两下。倒入魔芋豆腐、葱段、调味汁翻炒均匀即可。

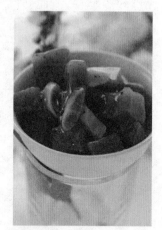

▶ 魔芋炖牛肉

[主料]　牛肉300克，魔芋200克。

[调料]　豆瓣酱、干辣椒、八角、桂皮、花椒、姜蒜末、芹菜段、盐、冰糖、鸡精各适量。

[做法]

❶ 牛肉洗净切块飞水；魔芋切块，沸水焯2分钟，捞起沥干。

❷ 将牛肉、八角、桂皮、姜蒜末放入炖锅，再倒入足量清水，大火炖煮。同时另取一炒锅，倒入少许油，放入花椒，待油7成熟时，再倒入干辣椒和豆瓣酱，大火爆香。

❸ 将爆香的酱汁倒入砂锅，加少许冰糖调味，继续炖煮，煮开之后加入魔芋，等到牛肉炖至烂熟时，加入盐和鸡精调味，小火烧煮一下，撒上芹菜段出锅即可。

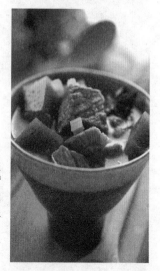

▶ 木瓜魔芋糖水

[主料]

魔芋500克
木瓜1个

[辅料]

红糖适量

[做法]

❶ 魔芋洗净切成小块，放入滚水中焯1~2分钟；木瓜洗净去皮切块。

❷ 在锅内加入适量水，烧开后依个人口味化入适量红糖。

❸ 将木瓜和魔芋倒入红糖水中，待糖水再次煮沸后关火，盛出凉凉即可。

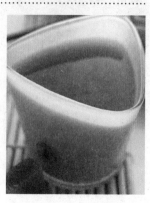

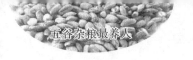
红腰豆

● 补血益气、防衰抗辐射

题解

红腰豆是干豆中营养最丰富的一种，原产于南美洲。红腰豆不仅含有丰富的维生素A、B族维生素、维生素C及维生素E，丰富的抗氧物、蛋白质、食物纤维，而且还含有铁质、镁、磷等多种营养素，具有很强的补血、增强免疫力、帮助细胞修补及防衰老功效。此外，红腰豆还能帮助降低胆固醇及控制血糖，所以也非常适合糖尿病患者食用。

● 谷粮名片

名称：红腰豆、猪腰豆、大赤豆

性味：性平；味甘

归经：肝、肾经

功能主治：贫血、体虚、高血糖

适宜人群：糖尿病患者，高脂血症患者

产地分布

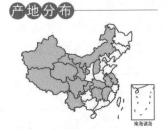

■ 主产地
河北、云南、广西等地

● 解析图

红腰豆花
性平，味甘，主补益气血、美容颜。

红腰豆叶
性平，味甘，主滋阴养血。

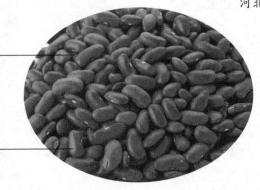

成熟周期

1	2	3	4	5	6
7	8	9	10	11	12

成熟期：9~10月

【选购保存小妙招】

挑选

购买红腰豆时，要注意挑选外形酷似"鸡腰子"，颗粒饱满、大小均匀、色泽红润自然的优质腰豆。可用手抓取适量凑近闻一闻，品质好的腰豆具有淡淡的豆类清香，无异味、霉味、潮味等特殊味道。另外，挑选时一般以较干燥的为佳，因为带潮气的贮存时容易出现霉变、虫蛀等情况。

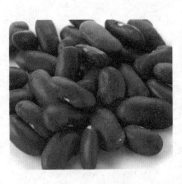

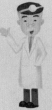

【专家提示】

红腰豆一般人群均可食用，尤其适宜气虚体质，阳虚体质，瘀血体质者，以及患有高血糖、高脂血症、缺铁性贫血的人。

食用红腰豆时一定要将其完全煮熟，因为生红腰豆中含有的植物凝血素会刺激消化道黏膜，导致消化道细胞营养吸收功能降低；如果进入血液，还会破坏体内红细胞及其凝血作用，导致过敏反应。

【保健功效】

补血、增强免疫力：红腰豆含有丰富的维生素 A、B 族维生素、维生素 C 及维生素 E，以及蛋白质、铁质、镁、磷等多种营养素，具有补血、预防缺铁性贫血、增强免疫力等功效。

降低胆固醇、控制血糖：红腰豆含有大量纤维却不含脂肪，经常食用可帮助降低人体胆固醇浓度、控制血糖，尤其适宜糖尿病患者食用。

美容、延缓衰老：红腰豆富含大量抗氧化物，经常食用有助于延缓肌肤衰老。

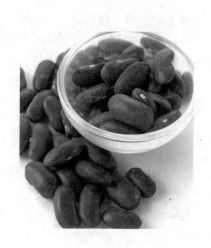

【搭配宜忌】

 +   ► 二者同食可起到强腰补肾的作用

红腰豆 + 虾仁

 + +  ► 三者一同煲汤食用具有很好的滋补功效

红腰豆 + 排骨 + 山药

 +   ► 二者煮粥食用可帮助补虚补血

红腰豆 + 粳米

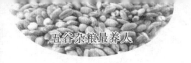

五谷美食

▶ 红腰豆蛋炒饭

［主料］ 蒸熟的米饭 100 克，红腰豆 40 克，鸡蛋 1 个，小虾仁 25 克。

［调料］ 葱花、水淀粉、植物油、味精、盐、胡椒粉各适量。

［做法］

❶ 红腰豆洗净，入沸水煮至八成熟，捞起投凉沥干备用；小虾仁在水淀粉中过浆。

❷ 倒油入锅，待油烧至四成热时，倒入挂好浆的虾仁，翻炒至熟；再投入红腰豆一起翻炒，待腰豆炒熟后，盛出备用。

❸ 在锅内倒入适量油，油热后，磕入鸡蛋，翻炒均匀，再下米饭、虾仁、腰豆一起翻炒一会，加盐、味精、胡椒粉调味，出锅前撒上葱花即可。

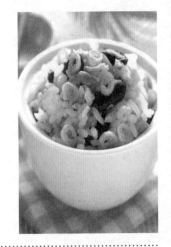

▶ 红腰豆莲藕炖排骨

［主料］ 红腰豆 50 克，排骨 300 克，莲藕 1 节。

［调料］ 精盐、鸡精适量。

［做法］

❶ 排骨洗净，滚水焯 15 分钟，滤去浮沫和血水，冲洗干净。

❷ 莲藕洗净去皮切块；红腰豆淘洗干净。

❸ 将排骨、腰豆放入砂锅中，加好水，大火煮沸后加入莲藕同煮，待汤再次滚沸后转小火慢炖 2 小时，出锅前加盐、鸡精即可。

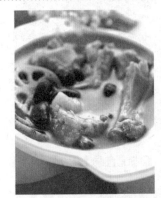

▶ 三豆沙拉

［主料］

┌ 红腰豆　黑豆
│ 四季豆
│ 玉米粒各 200 克
└ 小生菜 1 个

［辅料］

┌ 橄榄油　红酒醋
│ 蜂蜜　奶酪
└ 精盐适量

［做法］

❶ 将适量红酒醋、橄榄油、蜂蜜、奶酪和盐放入大碗中，拌匀做成调味汁待用。

❷ 四季豆洗净切段，过水焯熟；红腰豆、黑豆、玉米粒淘净后也入水焯熟；生菜洗净撕碎。

❸ 将所有食材都放入大沙拉盆中，倒进调好的调味汁，充分拌匀后，腌渍 20 分钟即可。

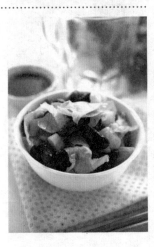

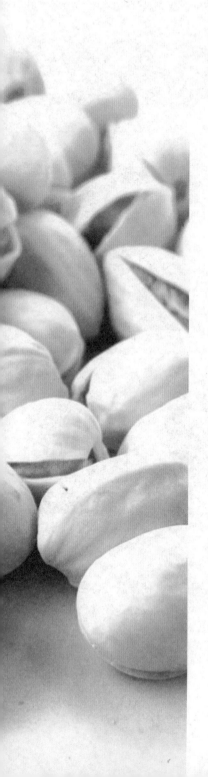

第四章

营养加分，珍果为益
——坚果干果养生篇

　　坚果、干果一般不作为主食食用，但习惯上还是将其归入杂粮一类。坚果、干果类虽不是三餐饮食结构中的必须，但因其营养丰富，所以在人体健康拼图上仍占据了重要位置。比起其他杂粮来，坚果、干果类最大的特点是含有大量不饱和脂肪酸，对保护心脑血管及抗衰老非常有益，可谓真正的健康零食。

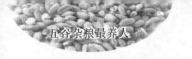
核桃

■ 补脑益智、延缓衰老

题解

核桃为世界著名的"四大干果"之一，原产于近东，可生食、炒食，也可以用来榨油、制作点心和糖果。核桃不仅味美，而且含有很高的营养物质，有着"万岁子""益智果"等美称。在我国，核桃自古以来就是备受推崇的滋补圣品，因为它具有很强的补脑功效，所以深受脑力劳动者和老年人的喜爱。

● 谷粮名片

名称：核桃、山核桃、羌桃、黑桃

性味：性温；味甘

归经：肾、肺、大肠经

功能主治：气虚、血虚、健忘

适宜人群：神经衰弱者、体虚者、肺虚者

产地分布

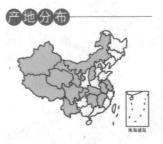

■ 主产地

河北、新疆、山西、云南等地

● 解析图

核桃树皮

主水痢。春季研皮汁洗头，可黑发。

核桃壳

烧存性，可治疗下血、崩漏。

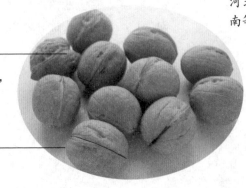

成熟周期

1	2	3	4	5	6

7	8	9	10	11	12

成熟期：8~9 月

【医家箴言】

唐 医学家 孟诜 经常吃核桃仁可以开胃，通润血脉，使皮肤变得白嫩细腻。

北宋 医官 刘翰 食用核桃可以滋润肌肤，令头发乌黑发亮，经常食用还可以起到利尿、治疗痔疮的效果。

明 医学家 李时珍 核桃有补气养血，润燥化痰，益命门，处三焦，温肺润肠的作用，而且对虚寒喘咳、腰脚疼痛，心腹疝痛、血痢肠风等病症都有一定的治疗功效。

【选购保存小妙招】

挑选

优质的核桃个大，壳薄，出仁率高，桃仁片大，干燥，色泽白净，含油量高。购买时要尽量挑选果仁丰满，仁衣颜色黄白，仁肉白净新鲜的；而果仁干瘪，仁衣颜色暗黄、褐黄或带深褐斑纹，泛油，甚至会黏手、有哈喇味的则为次核桃或已经变质的产品，不宜再购买。

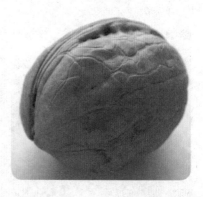

【药理作用】

据研究显示，每100克核桃肉中含有20.97个单位的抗氧化物质，约为柑橘、菠菜的20倍，西红柿的67倍，胡萝卜的520倍。

临床试验则证明，经常吃核桃可以减少血液中胆固醇的含量，并减少患心血管疾病的可能性。巴塞罗那教学医院饮食与营养部主任埃米利奥·罗斯则认为，在这种意义上，每日饮食中加入少量核桃粉或进食1~2个核桃，可以使血液中的坏胆固醇含量减少15%。

【营养解析】

核桃含有一半以上的脂肪，其中71%为亚油酸，12%为亚麻酸；蛋白质含量较为丰富，高时可达20%，核桃蛋白质组成成分及比例都比较均衡，属优质蛋白。另外核桃还含有约10%的糖类，以及钙、磷、铁、胡萝卜素、维生素 B₂、维生素 B₆、维生素 E、胡桃叶醌、磷脂、鞣质等营养物质。

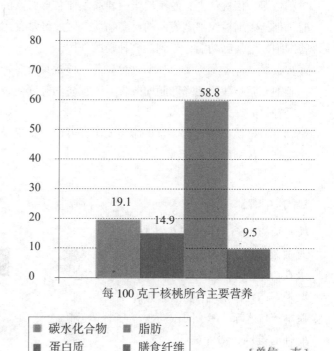

每 100 克干核桃所含主要营养

■ 碳水化合物　　■ 脂肪
■ 蛋白质　　　　■ 膳食纤维

[单位：克]

【实用小偏方】

❶失眠：核桃仁 5 个，白糖 30 克，混合后捣成泥状，放入锅里加黄酒 50 毫升，小火煎 30 分钟，每日 1 剂，分两次服用。

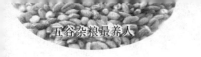

❷**胆结石**：核桃肉、冰糖、芝麻油各 500 克，核桃捣烂后与冰糖、芝麻油混合拌匀同蒸熟，7~10 天内吃完。

❸**哺乳期妇女乳汁不通**：核桃肉 5 个，捣烂，黄酒冲服。

【专家提示】

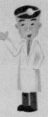

一般人群皆可食用，每次 5~6 个，每周以两三次为宜。核桃也可作为心脑血管疾病、动脉硬化、神经衰弱、冠心病、肺气肿、肾虚腰痛、常便秘人群的辅助食疗食品，另外，中老年人和绝经期妇女经常吃点核桃可起到延缓衰老、预防老年病的作用。

但核桃火气大，含油脂多，吃多了会令人上火和恶心，所以一次不宜多吃，而正在上火、腹泻的人则应暂时忌食。

【保健功效】

补脑健脑：核桃仁含有的优质蛋白质和人体营养必需的不饱和脂肪酸，都是大脑组织细胞代谢的重要物质，因此经常食用核桃能滋养脑细胞，增强脑功能，起到健脑补脑的作用。

保护心脏、降低胆固醇、预防动脉硬化：核桃具有多种不饱和与单一非饱和脂肪酸，能降低胆固醇含量、预防动脉硬化，对心脏也有一定好处。

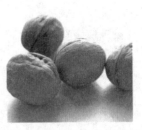

抗衰老：核桃仁中含有丰富的维生素 E，可使细胞免受自由基的氧化损害，帮助延缓衰老。

【食用指南】

核桃可以配药用，也可以生吃或做菜做粥。将核桃加适量盐水煮，可补肾；将核桃与薏仁、栗子等同煮作粥吃，能治尿频、遗精；与芝麻、莲子同做糖蘸，能补心健脑，治疗虚汗；与桂圆肉、山楂搭配着生吃则可改善心脏功能。

【搭配宜忌】

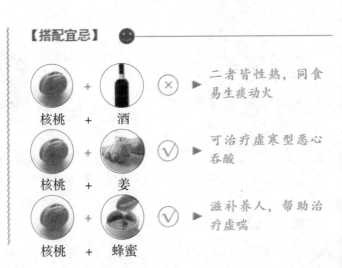

核桃 ＋ 酒 ✕ ▶ 二者皆性热，同食易生痰动火

核桃 ＋ 姜 ✓ ▶ 可治疗虚寒型恶心吞酸

核桃 ＋ 蜂蜜 ✓ ▶ 滋补养人，帮助治疗虚喘

五谷美食

▶ 核桃粥

[主料] 核桃仁 50 克，粳米 100 克。

[做法]

❶ 粳米淘洗净，提前浸泡半小时；核桃捣碎备用。

❷ 加水入锅，大火烧开后，将捣碎的核桃仁与粳米一起倒入锅中。

❸ 煮至滚沸后，转小火继续煮半小时即可。

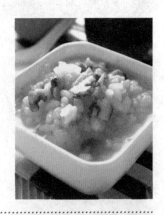

▶ 核桃鸡丁

[主料] 鸡脯肉 350 克，核桃仁 15 克，枸杞子 8 克，鸡汤 100 克，鸡蛋 2 个。

[调料] 料酒、胡椒粉、湿淀粉、姜片、葱花、油、盐、白糖各适量。

[做法]

❶ 鸡肉洗净，切成 1 厘米大小的丁；核桃仁温水泡开，剥去薄皮；枸杞子用温水泡开；鸡蛋去黄留清。

❷ 鸡丁装入碗中，加适量精盐、蛋清、湿淀粉调匀拌好，另取一碗放入味精、白糖、胡椒粉、鸡汤、湿淀粉调成汤汁。

❸ 倒油入锅，大火烧至油七成热时，下核桃仁炸至微黄，捞起备用。再把挂好浆的鸡丁倒入锅中，快速翻炒几下，下姜片、葱花，倒入汤汁快速翻炒，随即加入核桃仁、枸杞子炒匀即可。

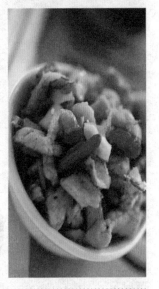

▶ 核桃酪

[主料]

核桃仁 200 克

糯米 100 克

[辅料]

白糖

花生油

水淀粉适量

[做法]

❶ 核桃仁清水泡软，撕去核桃衣；糯米淘洗干净，提前清水浸泡 2 小时。

❷ 花生油入锅烧热，下核桃仁炸酥，捞出凉凉后和泡好的糯米一起加水 200 毫升磨成浆。

❸ 将糯米核桃浆倒入锅中，加糖小火烧沸后撇去浮沫，淀粉勾薄芡后出锅即可。

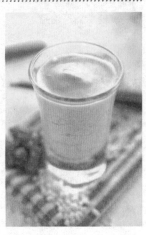

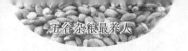

黑芝麻

● 补血明目、延年益寿

题解

黑芝麻为胡麻科脂麻的种子，形状为扁圆形，表面平滑或有网状纹，呈暗黑色，尖端有棕色点状种脐。芝麻的分布覆盖世界热带各地区，在我国，则主要分布于江西、广东、广西、福建、云南等地。黑芝麻含油量高达61%，是我国主要油料作物之一。同时，也是烹制许多美食佳肴必不可少的原料。

● 谷粮名片

名称：黑芝麻、胡麻

性味：性平；味甘

归经：肝、肾、肺经

功能主治：肾虚、便秘、体虚

适宜人群：头发早白者、便秘腹泻者、贫血者

● 产地分布

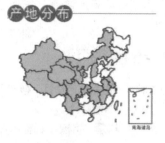

南海诸岛

■ 主产地

山东、河南、湖北、四川、安徽、江西

● 解析图

芝麻叶

性寒，味甘。可治疗痈肿热毒。

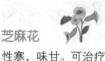

芝麻花

性寒，味甘。可治疗秃发、冻疮。

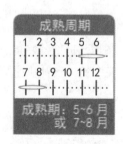

成熟周期

| 1 | 2 | 3 | 4 | 5 | 6 |
| 7 | 8 | 9 | 10 | 11 | 12 |

成熟期：5~6月 或 7~8月

【医家箴言】

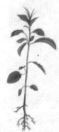

　　明 医学家 李时珍　脂麻（芝麻）就是胡麻，本来生长于大宛，在五谷中居首位。长期服用它，可以知万物，通神明，延年益寿。

　　宋 文学家 苏东坡　凡患有痔疮的人，应禁吃酒、肉、盐酪、酱菜和粳米饭，只宜将淡面、蒸过九次的胡麻即黑芝麻、去皮的茯苓，加入少许白糖，做成面吃。长期食用可使人气力不衰，百病自除，痔疮渐消，此为长寿要诀。

【选购保存小妙招】

挑选芝麻时，应选择色泽鲜亮、纯净，皮薄，颗粒大而饱满，嘴尖而小的产品。颜色发暗，颗粒不饱满或萎缩，嘴尖过长，有虫蛀、破损的均为劣质芝麻。另外，如果黑芝麻的颜色过于黑亮，没有深浅区别，闻之有一股墨臭味，遇水掉色，则说明此种黑芝麻为染色制品。

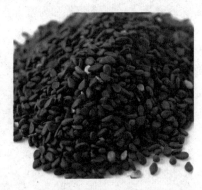

【药理作用】

芝麻中含有一种叫作芝麻木脂素的生物活性物质。这种活性物质以芝麻素和芝麻林素为主要成分，尤其是芝麻素占到了总含量的一半以上。大量研究表明，芝麻素具有很强的抗氧化、降低血清胆固醇，以及明显降低动脉硬化危险因子低密度脂蛋白（LDL-C）的能力。另外，芝麻木脂素在保护肝脏、调节免疫及抑制肿瘤方面也具有很好的作用。

【营养解析】

黑芝麻的脂肪油含量可达 40% 以上，包括丰富的油酸、亚油酸、棕榈酸等甘油酯以及维生素 E、叶酸、烟酸、卵磷脂、蛋白质和钙质等。其中维生素 E 的含量为植物性食品之首，经常服用可促进细胞分裂，加快新陈代谢，起到抵抗衰老和延年益寿的作用。

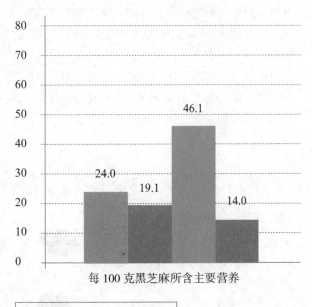

每 100 克黑芝麻所含主要营养

碳水化合物 脂肪 蛋白质 膳食纤维

[单位：克]

【实用小偏方】

❶ **妇女产后乳少**：黑芝麻 250 克炒香研末，猪蹄汤冲服饮用。每次 16 克，每日 3 次。

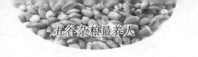

②肝肾不足、大便干燥：黑芝麻、桑叶各50克，白芝麻、蜂蜜适量。黑芝麻、桑叶、白芝麻炒熟研末，加蜂蜜调和为蜜丸，每日2次，每次6~9克，可长期服用。

③便血：黑芝麻、红糖各200克，炒焦拌匀，每日早晨服用20克。

【专家提示】

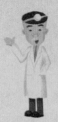

　　黑芝麻历来为补肾强身、延年益寿的食疗佳品，一般人均可食用。尤其适宜肝肾不足所致眩晕、眼花、腰酸腿软、耳鸣耳聋、头发早白之人食用；妇女产后乳汁缺乏的也可多吃一些；身体虚弱、贫血、高脂血症、高血压病、老年哮喘、肺结核、习惯性便秘者、糖尿病、慢性神经炎、痔疮者也非常适宜食用。但患有慢性肠炎、便溏腹泻者应忌食。

【保健功效】

预防贫血：黑芝麻中含有的铁和维生素E，可有效预防缺铁性贫血。

降低胆固醇：黑芝麻含有多种人体必需的氨基酸，以及丰富的铁元素、维生素E和维生素B_1，可加速人体代谢功能、活化脑细胞、降低血管胆固醇含量。

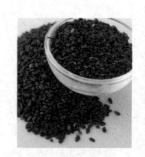

预防胆结石：如果胆汁中的胆固醇过高即与胆汁中的胆酸、卵磷脂的比例失调，就会产生沉积进而形成胆结石，而黑芝麻含有的卵磷脂则可以分解、降低胆固醇，从而达到防止胆结石形成的功效。

【食用指南】

黑芝麻营养价值极高，但却常因食用方法不当而导致人体无法良好吸收，常见的将黑芝麻爆香后作菜增香就是典型的例子。若想通过食用黑芝麻来补益身体，最适合的吃法是将其与其他杂粮一起磨成面后做成黑芝麻糊食用，不仅香味浓郁，滋补效果也最好。

【搭配宜忌】

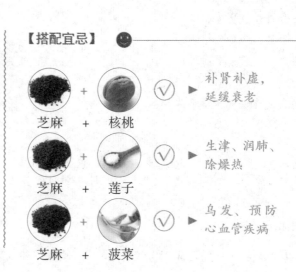

芝麻　+　核桃　✓　▶　补肾补虚，延缓衰老

芝麻　+　莲子　✓　▶　生津、润肺、除燥热

芝麻　+　菠菜　✓　▶　乌发、预防心血管疾病

五谷美食

▶ 芝麻酱凉面

[主料]　熟凉面 150 克，小黄瓜丝 20 克，胡萝卜丝 15 克，花生 2
　　　　大匙，原味花生酱 1.5 大匙，芝麻酱 1 茶匙，香菜 1 根。

[调料]　白醋、糖、盐、芝麻油各适量。

[做法]

❶ 把原味花生酱和芝麻酱拌在一起，加入适量凉水，搅拌均匀，
再加入其他调味料拌匀。

❷ 花生压碎，香菜洗净切末备用。

❸ 将熟凉面盛盘，放上小黄瓜丝、胡萝卜丝，撒上花生、香菜末，
淋上调料汁即可。

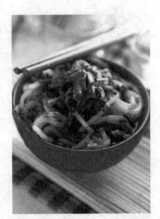

▶ 核桃黑芝麻糊

[主料]　熟核桃仁，熟花生，熟黑芝麻，熟黑豆，燕麦片各 50 克，
　　　　藕粉 20 克。

[调料]　红糖适量。

[做法]

❶ 将熟核桃仁、熟花生、熟黑芝麻、熟黑豆、燕麦片各 50 克
一起放在料理机里磨成粉。

❷ 将打磨出的粉与藕粉混合，密封保存。

❸ 吃的时候，取适量粉先用少量凉水化开，再开水冲调，然后
加入少量红糖调味即可。

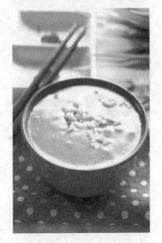

▶ 黑芝麻冰激凌

[主料]

　香草冰激凌 250 克
　黑芝麻粉 3 大匙

[辅料]

　芝麻油 1 小匙

[做法]

❶ 将香草冰激凌放置于室温下，溶到用手
指头轻压会稍微陷入的程度。

❷ 将芝麻粉和麻油加到冰激凌中，搅拌
均匀。

❸ 将拌好的冰激凌再放入冰箱冷藏至凝固
即可。

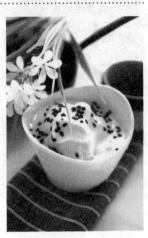

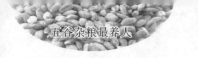

杏仁

■ 祛痰平喘、宣肺止咳

【题解】

杏仁，原产于中亚、西亚、地中海一带，我国常见的主要有南杏仁、北杏仁以及新疆巴旦木的大杏仁，其中南杏仁俗称甜杏仁，北杏仁称为苦杏仁。杏仁具有粗糙的木质外壳，成熟时，外壳会自动裂开而露出其中的核仁。其仁呈扁平卵形，上覆有一层褐色的薄皮，常用来榨油，油脂含量可高达50%，是常见的护肤原料。

● 谷粮名片

名称：杏仁、杏梅仁

性味：性温；味苦

归经：肺、大肠经

功能主治：气喘、多痰、咳嗽

适宜人群：肺虚者

产地分布

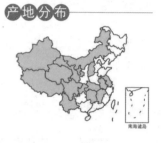

■ 主产地

全国除广东、海南等热带区

● 解析图

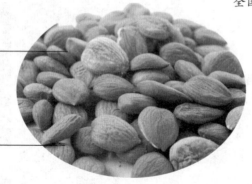

杏花

可治疗关节红肿热痛。

杏叶

主治全身浮肿。

成熟周期

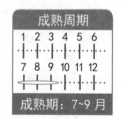

1	2	3	4	5	6
7	8	9	10	11	12

成熟期：7~9 月

【医家箴言】

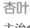

唐 医学家 孙思邈　用杏仁煮汤，如果出现白色沫子且不会溶解，吃了后会气壅身热；隔夜的杏仁汤，会动冷气。

宋 苏颂《本草图经》　杏仁，现在各处皆可见到。入药以东部人工种植的为优，野生的山杏不可入药。

明 医学家 李时珍　面粉、豆粉碰到杏仁会烂。曾有一个官兵因吃面粉而积食，医师用积气丸、杏仁各等分做成丸，开水送下，服用几次就好了。

【选购保存小妙招】

挑选

带壳的杏仁可得到最好的保存，因此购买杏仁时，可以优先选择壳不分裂、发霉的杏仁。如果要购买散装的去壳杏仁，则要尽量到流通比较快的大商店，挑选时不要选择已经软掉的或干枯的；而应以颜色略黄，大小较统一，灰质少，气味清香，嚼之回味悠远的为宜。

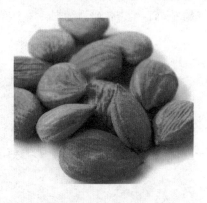

【药理作用】

有报告认为，杏仁热水提取物粗制剂对人子宫颈癌有一定的抑制作用。体外实验则证明：杏仁中所含的氢氰酸、苯甲醛、苦杏仁苷均有微弱的抗癌作用。如果氢氰酸加苯甲醛、苦杏仁苷加 β - 葡萄糖苷酶则可明显提高抗癌活力。给小鼠自由摄食苦杏仁，可抑制艾氏腹水癌的生长，并使生存期延长。临床试验亦表明：苦杏仁苷对肿瘤有较好的疗效。

【营养解析】

杏仁是一种营养素密集型坚果，含有近一半的脂肪，近1/4的蛋白质，蛋白质含量甚至超过了核桃、腰果、开心果等同类坚果。此外，杏仁所含的微量矿物质元素硒是坚果中含量最高的，硒元素与杏仁本身所含的维生素 E 相结合后，清除人体自由基的能力更强，这也是杏仁与同类食品相比的优势之一。

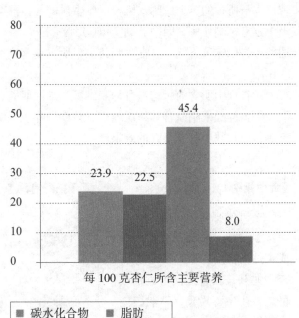

每 100 克杏仁所含主要营养

■ 碳水化合物　■ 脂肪
■ 蛋白质　　　■ 膳食纤维

[单位：克]

【实用小偏方】

❶ **久咳不止、干咳无痰、肠燥便秘**：甜杏仁、胡桃仁各 15 克。小火微微炒香后，一同捣碎研为细末，加蜂蜜或白糖适量温水冲调服用，一日 2 次。

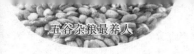
②鼻中生疮：生杏仁适量，捣碎取汁涂于患处。

③疮痛：生杏仁研为细末，加少许轻粉、麻油调匀，涂抹于患处。

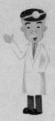

【专家提示】

　　杏仁一般人群均可食用，但不宜过量，一次以 10~20 克为宜，以免消化不良。有呼吸系统疾患的人、癌症患者、术后放化疗的人以及体虚多白带的女性、有遗精白浊症状的中老年人、常尿床的孩子尤可经常食用。

　　因杏仁性苦温，所以仅仅适宜风邪、肠燥等实证，阴亏、郁火的人如肺结核、支气管炎、慢性肠炎、干咳无痰等症的患者就不适宜长久食用。

【保健功效】

止咳平喘：苦杏仁中含有的苦杏仁苷在体内能被肠道微生物酶或苦杏仁本身所含的苦杏仁酶水解，产生微量的氢氰酸与苯甲醛，对呼吸中枢有抑制作用，因而有助于镇咳、平喘。

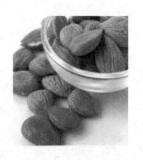

通便：杏仁味苦下气，且富含脂肪油，所以能起到润滑肠道、通便的作用。

美容：杏仁中所含的脂肪油可抑制细菌、滋润肌肤、软化皮肤角质层、保护神经末梢血管和组织器官、帮助消除色素沉着、雀斑、黑斑等，对护肤美容有很好的效果。

【食用指南】

杏仁不宜生吃，但可炒熟、蒸熟、温油炸，或加工成粉后做成杏仁糊食用。需要注意的是，杏仁尤其是苦杏仁食用过量很可能发生中毒现象，一般表现为眩晕、心悸、恶心呕吐、昏迷、休克等，可内服杏树皮或杏树根煎剂解救。

【搭配宜忌】

杏仁	+	牛奶	✓	▶ 有润肺、滋养皮肤、美容的功效
杏仁	+	板栗	✗	▶ 二者同食容易导致胃痛
杏仁	+	小米	✓	▶ 容易引起呕吐或腹泻

五谷美食

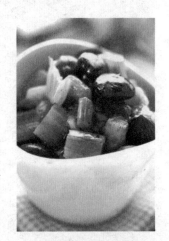

▶ 西芹炒杏仁

[主料]　西芹 200 克，杏仁 100 克。

[调料]　蒜蓉、盐、味精、高汤各适量。

[做法]

❶ 西芹洗净，拣去粗筋，切小段，入水焯 1~2 分钟捞出，冷水浸凉后沥干。

❷ 热锅下油，大火爆香蒜蓉，下杏仁，炒至稍泛黄色时加入西芹段一起翻炒。

❸ 加入少许高汤，调入味精、盐翻炒均匀后出锅即可。

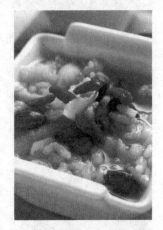

▶ 百合杏仁粥

[主料]　粳米 100 克，百合 30 克，杏仁 30 克，枸杞子 5 克。

[调料]　冰糖适量。

[做法]

❶ 粳米淘洗净，清水浸泡半小时；杏仁、百合、枸杞子分别温水泡开。

❷ 注水入锅，大火烧开后将所有食材一同倒入，煮至滚沸，然后转小火继续煮半小时。

❸ 依个人口味化入适量冰糖，搅拌匀后起锅即可。

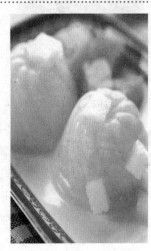

▶ 水果杏仁豆腐

[主料]

- 甜杏仁 300 克
- 牛奶 1 袋
- 琼脂 10 克
- 应季水果丁 1 杯

[辅料]

- 白糖适量
- 蜂蜜适量

[做法]

❶ 杏仁清水浸发，去衣，磨成浆汁，滤除渣滓。琼脂放入冷水浸泡 5 分钟后，加热至溶化。

❷ 将杏仁汁入锅煮沸后，加入牛奶、白糖一起混合均匀，再次煮沸后加入融化的热琼脂，搅拌匀后倒入容器。凉凉结冻，放入冰箱冷藏。

❸ 食用时，将杏仁豆腐轻轻磕出模具，再在上面撒上水果丁，加适量蜂蜜调味即可。

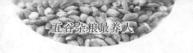

腰果

● 降压美容、延年益寿

【题解】

腰果也叫鸡腰果，原产于巴西东北部，16世纪时引入亚洲和非洲，目前属印度、巴西、莫桑比克、坦桑尼亚等国种植最多，我国的种植地主要集中在海南和云南。腰果果仁营养丰富，可直接生食或作为菜品食用，也常常用于制作腰果巧克力、油炸盐渍食品或点心。此外，腰果油还可作为高级油料、涂层。

● 谷粮名片

名称：腰果、鸡腰果、介寿果

性味：性平；味甘

归经：脾、胃、肾经

功能主治：心血管疾病、肾虚

适宜人群：心血管疾病患者、肾虚者

● 产地分布

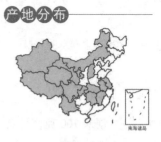

■ 主产地

海南、云南

● 解析图

腰果柄
可食用，口味酸辣，也可用来酿酒。

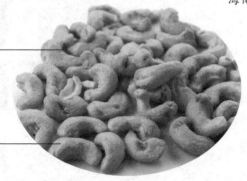

腰果叶
可以制成茶饮用。

成熟周期

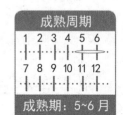

| 1 | 2 | 3 | 4 | 5 | 6 |
| 7 | 8 | 9 | 10 | 11 | 12 |

成熟期：5~6月

【医家箴言】

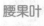

唐 陈藏器 《本草拾遗》 腰果仁主治烦渴，可润肺、去烦、除痰。

唐 李珣 《海药本草》 腰果主治烦躁、心闷、痰膈、伤寒清涕、咳逆上气等。

当代 国家中医药管理局 《中华本草》 坚果形如粗大的豆，形状奇特，果柄比坚果约大3倍，颜色呈淡红色或黄色。具有两层壳，外壳薄，略有弹性，成熟前呈橄榄绿，成熟后呈草莓红色；内壳坚硬如其他坚果。

【选购保存小妙招】

挑选

腰果并不适合长久保存，所以应尽量到流动量较大的商店购买。挑选时，应选择外观呈完整月牙形，气味香甜，油脂丰富，无蛀虫、无斑点、无挂丝、无灰质、口感脆甜的产品。如果腰果有黏手、受潮、油花现象，嚼之口感有异，则不宜购买。

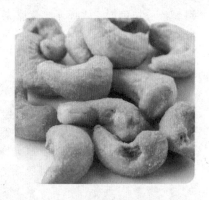

【药理作用】

加拿大蒙特利尔大学和喀麦隆雅温得大学的一项新研究证明，腰果能够起到预防糖尿病的作用。该医学院的药理学教授皮埃尔.S.哈达德说："腰果仁提取物能明显刺激血糖被肌肉细胞所吸收，这是其他植物某些部分的提取物都没有的作用，这说明腰果仁提取物很可能含有潜在抗糖尿病特性的活性成分。"

【营养解析】

腰果仁营养丰富，含有丰富的蛋白质和脂肪，各种维生素含量也都很高。腰果热量较高，热量来源主要是脂肪，其次是碳水化合物和蛋白质。腰果中的脂肪酸主要是不饱和脂肪酸，且主要为油酸，亚油酸仅占10%，因此，腰果与其他富含亚油酸的坚果相比，酸败的可能性较小。

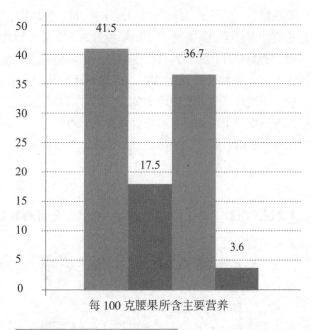

每 100 克腰果所含主要营养

■ 碳水化合物　　■ 脂肪
■ 蛋白质　　　　■ 膳食纤维

[单位：克]

【实用小偏方】

❶失眠：粳米 100 克，腰果 30 克，栗子 30 克，白果 20 克，圆白菜 15 克，香菇 15 克，胡萝卜 15 克，发菜 5 克，姜 5 克，同煮粥服用。

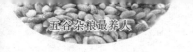
❷神经衰弱：腰果、莲子、茯苓、薏米、芡实、藕粉各50克，糯米100克，做成米糊服食。

❸镇痛、抗惊厥：雪莲子、生腰果各200克、金针菇250克、姜片少许、天麻10克、盐适量，炖汤服食。

【专家提示】

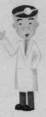

除对腰果过敏者外，一般人均可食用腰果，每次以10~15粒为宜。尤其是肾虚体衰者、心脑血管疾病患者以及平时摄入维生素不足的老年人，可以直接将腰果作为日常的小零食经常食用，此外，产后乳汁分泌不足的妇女也可通过食用腰果来帮助催乳。

但因腰果含油脂丰富，故胆功能严重不良者、肠炎、腹泻患者和痰多患者应忌食；此外肥胖症患者要注意少食。

【保健功效】

消除疲劳、补充体力：腰果中维生素 B_1 含量丰富，仅次于芝麻和花生，可以很快补充体力、消除疲劳，非常适合易疲倦的人食用。

保护心脑血管：腰果含有大量的单不饱和脂肪酸，单不饱和脂肪酸没有多不饱和脂肪酸的致癌、促进机体脂质过氧化等潜在不良反应，相反可降低血液中胆固醇、三酰甘油和低密度脂蛋白含量，增加高密度脂蛋白含量，对心脑血管大有益处。

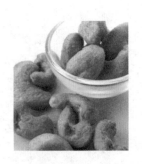

防衰、美容：腰果含丰富的维生素 A，可帮助抗氧防衰，保持皮肤光泽。

【食用指南】

腰果可直接吃，也可用来做菜、煲汤，或者制成腰果巧克力、点心、油炸盐渍食品。但需注意部分人对腰果有过敏症状，轻者可能腹痛、恶心，重者甚至会导致休克、死亡。首次吃腰果时，最好先试吃一两粒确定无过敏症状后再继续食用。

【搭配宜忌】

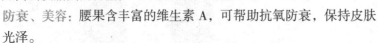

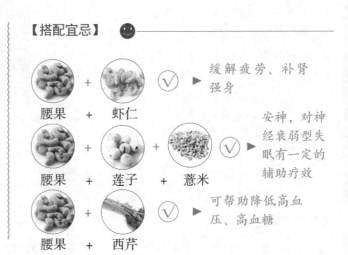

腰果 + 虾仁 ✓ ▶ 缓解疲劳、补肾强身

腰果 + 莲子 + 薏米 ✓ ▶ 安神，对神经衰弱型失眠有一定的辅助疗效

腰果 + 西芹 ✓ ▶ 可帮助降低高血压、高血糖

五谷美食

▶ 西芹百合炒腰果

[主料]　西芹 100 克，百合 50 克，胡萝卜 50 克，腰果 50 克。

[调料]　油、盐、水淀粉、鸡精、香油各适量。

[做法]

❶ 百合洗净切去头尾、分开成瓣，沥水控干；西芹洗净切段；胡萝卜洗净切片。

❷ 锅中放入适量油，冷油小火放入腰果炸至金黄捞起，凉凉。

❸ 将油倒出一半，待剩下的油烧热后下胡萝卜、西芹大火翻炒约 1 分钟。放入百合，调入少许盐，最后放入炸熟的腰果，加鸡精，勾薄芡，淋入几滴香油出锅即可。

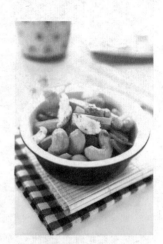

▶ 土豆洋葱腰果汤

[主料]　土豆 80 克，洋葱 50 克，生腰果 50 克，胡萝卜 40 克，青豆仁 40 克，玉米粒 40 克。

[调料]　高汤 700 毫升，盐、胡椒粉少许。

[做法]

❶ 土豆、洋葱、胡萝卜洗净沥干水分后切丁；生腰果清水浸泡备用。

❷ 取锅，加入高汤和浸泡好的生腰果大火煮至滚沸，再小火续煮 10 分钟，加入胡萝卜丁、土豆丁和洋葱丁继续煮至汤滚。

❸ 投入青豆仁、玉米粒煮约 10 分钟后，加入调味料拌匀即可。

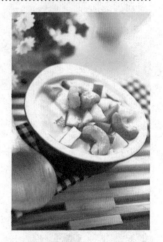

▶ 腰果雪梨酥

[主料]

雪梨 120 克

腰果 100 克

鸡蛋 1 个

[辅料]

淀粉

食用油

精盐

白糖各适量

[做法]

❶ 雪梨去皮去核、切厚片，清水浸泡；腰果压碎为粗粒。

❷ 在每片雪梨上依次拍上少许干淀粉；鸡蛋打散，加入干淀粉、精盐、白糖和适量清水调成蛋糊；将裹有干淀粉的雪梨均匀地拌入蛋糊，再在每片雪梨上撒上腰果粒。

❸ 倒油入锅，油热后下雪梨，待其颜色炸至金黄时捞起，控干油后摆入盘内即可。

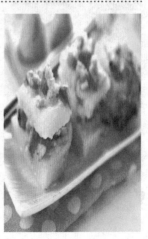

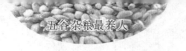

松子

● 润肺滑肠、软化血管

题解

松子，即松树的种子，又称为海松子。其既可作为日常休闲的零食，又是一种重要的中药材，具有很高的食疗价值。目前国内市场上的松子主要有东北松子和巴西松子两种。巴西松子主要进口自巴西、巴基斯坦、阿富汗等地，常用来加工为高档休闲食品；东北松子比巴西松子略小，更多时候是作为中药材食用。

● 谷粮名片

名称：松子、海松子、新罗松子

性味：性小温；味甘

归经：肝、肺、大肠经

功能主治：高血压、便秘

适宜人群：老年人、心血管疾病患者

产地分布

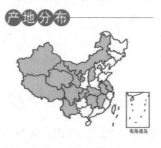

南海诸岛

■ 主产地

云南、山西、浙江、四川等地

● 解析图

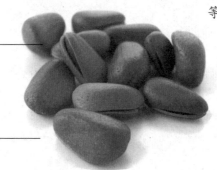

松树针

性温，味苦、涩，可治疗皮肤病。

松树皮

性温，味苦、涩，主治祛风除湿、活血止血。

成熟周期

1	2	3	4	5	6
7	8	9	10	11	12

成熟期：5~6月

【医家箴言】

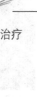

明 缪希雍 《神农本草经疏》 松子味甘补血，血气充足后自然会滋养五脏，使人不饥饿。经常食用有延年、轻身的效果。

明 医学家 李时珍 松子产于辽东、云南及中原。辽东及云南的海松子五叶一丛，球内结子，大小差不多和巴豆一样，有三个棱，一头尖。松子肉质很鲜美，放置久了也会出油。中原松子大小仿佛柏子，只可入药，不能食用。

【选购保存小妙招】

　　购买时应挑选壳色浅褐，色泽光亮，松仁、松仁芽肉色洁白的优质松子。若松子壳呈深灰或黑褐色，暗无光泽，松仁发黄或黄中带红，松仁芽已经发青或发黑，则都为较次的松子。此外，还要注意挑选干燥、松仁肉易脱出的产品，若松仁肉不易脱离，则证明该松子已受潮。

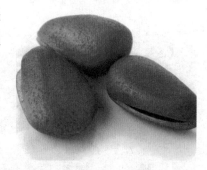

【药理作用】

　　据家兔对比实验证明，松子可防治胆固醇所致的主动脉病变，但降低胆固醇作用不明显。

　　松子粗提物体外溶石实验表明：松子对胆固醇及含胆固醇量较多的混合型胆石有较好的溶化和溶解作用，所剩颗粒较小、较少；对含胆色素量较多的混合型结石溶解时间延长，所剩颗粒较多、较大；对胆色素结石不溶。

【营养解析】

　　松子的营养价值很高，脂肪含量高达70%左右，此外还含有优质蛋白质、碳水化合物以及矿物质钙、磷、铁和不饱和脂肪酸等营养物质，几乎涵盖了人类所需的基本营养物。其中，脂肪成分主要为亚油酸、亚麻油酸等不饱和脂肪酸，有软化血管和防治动脉粥样硬化的作用。

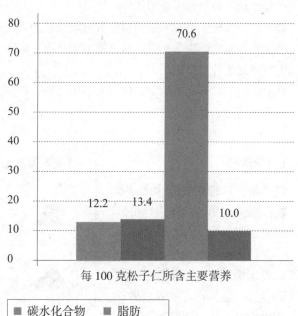

每 100 克松子仁所含主要营养

■ 碳水化合物　■ 脂肪
■ 蛋白质　　　■ 膳食纤维

[单位：克]

【实用小偏方】

❶ **肺燥咳嗽**：松子仁 50 克，胡桃仁 100 克。混合研为细末，加入蜂蜜 25 克小火熬为膏状，凉后密封保存。每次取 10 克，温水调和服食。

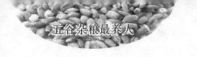
❷老年人虚证导致的便秘：柏子仁、大麻子仁、松子仁等量，一起混合研为细末，加适量蜂蜜揉为桐子大小。饭前以少黄丹汤服食，每次 20~30 丸。

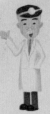

【专家提示】

松子一般人均可食用，尤其适宜肺阴亏虚、便秘、肝血不足、脾肺两虚、头晕眼花、腰膝酸软、气短乏力的人食用。中老年人经常食用可起到预防衰老和防治高脂血症的作用。怀孕期间的妇女经常食用松子，对孕妇和胎儿发育均有好处。

但因为松子油性大，所以脾虚腹泻者、肥胖者、滑精者、胆功能严重不良者、多痰患者最好少食或忌食。

【保健功效】

软化血管、防治动脉硬化：松子脂肪中的亚油酸、亚麻油酸等不饱和脂肪酸，有助于软化血管和防治动脉粥样硬化。老年人经常食用，可起到预防心血管疾病的作用。

补脑健脑：松子中的不饱和脂肪酸可增强脑细胞代谢，维护脑细胞功能和神经功能正常；谷氨酸可增强记忆力；磷和锰对大脑和神经也有很好的补益作用。

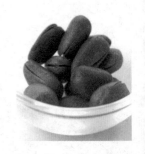

补虚：松子具有滋阴润燥、扶正补虚的功效，特别适合体虚、便秘咳嗽等病患者食用。

【食用指南】

松子最常见的吃法是炒食和煮饭、煮粥食用，此外，也可以用来点缀面包、点心等食品。以菜品来说，鸡油炒松子、松仁鸡、松仁粳米粥等都是传统的食补佳品，具有滋养机体，润燥止咳、软化血管等功效，尤其适合肺燥咳嗽、肤质不佳、肠燥便秘者食用。

【搭配宜忌】

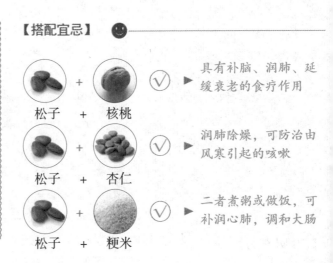

松子 + 核桃 ✓ ▶ 具有补脑、润肺、延缓衰老的食疗作用

松子 + 杏仁 ✓ ▶ 润肺除燥，可防治由风寒引起的咳嗽

松子 + 粳米 ✓ ▶ 二者煮粥或做饭，可补润心肺，调和大肠

五谷美食

▶ 松仁玉米

[主料]　玉米粒400克，松子仁100克，红辣椒1个，青辣椒1个，小葱2棵。

[调料]　食用油、精盐、白糖、味精各适量。

[做法]

❶ 辣椒洗净切小丁，小葱洗净切末；玉米粒沸水焯煮4分钟至八成熟，捞出沥干。

❷ 中火将炒锅烧至温热，下松仁干炒，炒时注意经常翻动，待松仁颜色变为金黄时盛出凉凉。

❸ 倒油入锅，中火烧热，下香葱炒出香味后放入玉米粒、辣椒丁和松仁煸炒，调入精盐和白糖，加少量水盖锅焖煮一会，加入味精翻炒均匀即可。

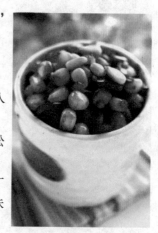

▶ 松仁土豆酥

[主料]　土豆200克，松仁50克，鸡蛋2个。

[调料]　淀粉适量、食用油、精盐、白糖、味精适量。

[做法]

❶ 土豆洗净去皮，上锅蒸至八成熟，取出凉凉后切厚片。

❷ 鸡蛋打散，加入适量精盐、味精、白糖、淀粉调成糊，倒入土豆片拌匀，再粘上松仁。

❸ 锅内倒入油，中大火烧热，放入土豆片，炸至香脆，颜色变黄时，捞起控油入盘即可。

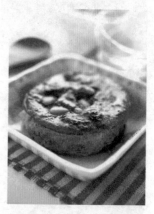

▶ 松仁牛排

[主料]

　牛通脊100克
　松仁适量
　鸡蛋1个

[辅料]

　面粉　精盐
　味精　酱油
　料酒各适量

[做法]

❶ 牛通脊洗净，切大片，用刀背拍松后，加入适当酱油、盐、料酒腌渍。鸡蛋打散在小碗内。

❷ 将腌渍好的牛脊肉拍上适量干面粉，裹上一层蛋液，沾上松仁。

❸ 坐锅点火，放入适量色拉油，待油烧至四成热时放入松仁牛排，中火炸至金黄色时捞出控油，装盘即可。

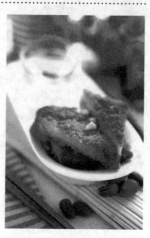

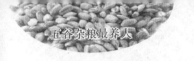

栗子

■ 养胃健脾、活血止血

题解

栗子，也常称为板栗，原产于中国大陆地区，现欧洲、美洲、越南等地亦有分布。我国栽种的板栗大致可分为北方板栗和南方板栗两种，北方板栗较小，果肉香糯，适于炒食，著名的品种有明栗、尖顶油栗、迁西板栗等；南方板栗个头较大，果肉偏粳性，适合用来做菜，著名品种有九家种、魁栗、浅刺大板栗等。

● 谷粮名片

名称：栗子、板栗、毛栗

性味：性温；味甘平

归经：脾、肺、肾经

功能主治：腹泻、脾胃虚弱

适宜人群：脾胃虚者、肾虚者

产地分布

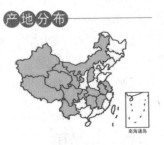

南海诸岛

■ 主产地

北京、河北、山东、河南等地

● 解析图

栗花
主治颈淋巴结结核。

栗壳
煎汤，主治反胃消渴。

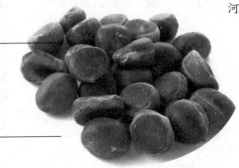

成熟周期
1 2 3 4 5 6
7 8 9 10 11 12
成熟期：9~10 月

【医家箴言】

宋 医药学家 苏颂 栗子处处都有，而兖州、宣州最多。栗子树高达 5~8 米，叶子和栎树叶子很像。四月开青黄色的花，长条似胡桃花。栗果有房猬，大的有拳头大小，房中有三四个子；小的如桃李，房中只有一两个子。栗子成熟后，栗房自动裂开，子就掉出来。

明 医学家 李时珍 栗子到九月霜降时成熟，只有自己掉出来的栗子才能久藏，否则容易腐坏。

【选购保存小妙招】

挑选

购买生栗子时，应挑选外壳看起来像是覆了一层薄粉不太光泽、茸毛比较多的，这才是当年的新栗子，若栗壳颜色深如巧克力，茸毛比较少，只在尾尖有一点点的则可能为陈年栗子。另外，还要注意栗子的个头大小和口味没有特定的关系，有时小的山栗子味道反而更好。

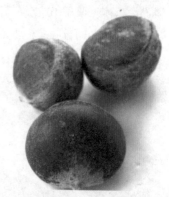

【药理作用】

可食用的栗肉部分具有补肾，预防和治疗高血压、冠心病、动脉硬化等疾病的功效，然而据实验证明，不可食用的栗子壳也有着众多的药理价值。栗壳中含有丰富的酚类、有机酸、糖、多糖、黄酮、植物甾醇、内酯、香豆素和鞣质等化学成分，药理运用上可起到抗氧化、抗菌、抗病毒、降血糖、降血脂等作用。

【营养解析】

栗子含有丰富的营养成分，包括糖类、蛋白质、脂肪、多种维生素、无机盐和矿物质等；其中维生素 B_2 的含量至少是大米的四倍，鲜栗子的维生素 C 更比苹果高出十倍多，熟栗子的维生素 C 会减少近一半，但仍然远远高于苹果。需要注意的是，栗子含糖量较高，肥胖者和高血糖患者少吃为宜。

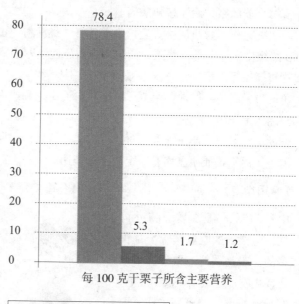

每 100 克干栗子所含主要营养

■ 碳水化合物　■ 脂肪
■ 蛋白质　　　■ 膳食纤维

[单位：克]

【实用小偏方】

❶ 肾虚导致的腰膝酸软，脚弱乏力：每日早晨空腹嚼食生栗子 10 个，然后服食猪肾粳米粥一碗。

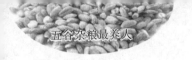

② 皮肤发炎：鲜栗子叶适量，洗净捣烂，敷于患处。

③ 赤白痢疾：栗子 10 克，马齿苋 10 克，枣儿红 10 克，一同水煎服。

④ 跌打损伤、筋骨肿痛：生栗子适量，捣成泥状，敷于患处，一日两换。

【专家提示】

栗子一般人均可食用，尤其是入秋后，适量吃一些栗子可起到温补脾胃的作用，尤其适宜肾虚骨弱，脾胃气虚的人。因为栗子富含柔软的膳食纤维，所以糖尿病患者也可适量地吃一点。

但栗子生吃难消化，熟食又易滞气，所以一次不宜多食。最好是把其当成两餐之间的零食，或做在饭菜里吃，而不是饭后大量吃，以免一次食用过量，导致消化不良。

【保健功效】

温养脾胃、益气血：栗子熟吃可健肝脾、养胃、补肾、益气血；生食可舒筋活络，治疗腰腿酸痛。

防治高血压、骨质疏松等症：栗子含有大量淀粉、蛋白质、脂肪、B 族维生素等多种营养素，能防治高血压病、冠心病、动脉硬化、骨质疏松等疾病。

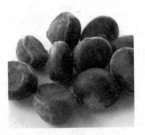

防治口腔溃疡：经常食用栗子对小儿口舌生疮和成人口腔溃疡均有一定防治作用。

辅助治疗久泻、便血：栗子对脾胃虚弱或脾肾阳虚所引起的便溏腹泻、久泻不止或便血均有一定的治疗作用。

【食用指南】

中秋以后，糖炒栗子随处可见，但栗子的吃法实际上是很多的。若是新鲜的栗子，可以直接生吃；若做菜，栗子烧鸡、栗子红烧肉、栗子焖羊肉、栗子排骨汤等都特别适宜冬补；此外，将栗子用来熬粥，与大米粗细搭配食用也非常不错。

【搭配宜忌】 ☺

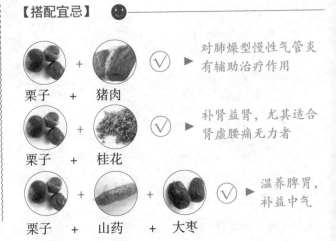

栗子 + 猪肉 ✓ ▶ 对肺燥型慢性气管炎有辅助治疗作用

栗子 + 桂花 ✓ ▶ 补肾益肾，尤其适合肾虚腰痛无力者

栗子 + 山药 + 大枣 ✓ ▶ 温养脾胃，补益中气

五谷美食

▶ 栗子烧肉

[主料]　五花肉 500 克，板栗 10 个。

[调料]　葱花、姜末、花椒、八角、盐、冰糖、料酒、老抽各适量。

[做法]

① 五花肉洗净切块，滚水焯过。板栗用刀划一下，放入滚水煮两三分钟，捞起迅速放入凉水，投凉后顺着板栗裂开的口剥去外壳和内衣。

② 倒油入锅，油热后放入葱姜、花椒、八角煸香，下五花肉翻炒均匀，加入适量料酒、老抽调味调色。加入足量热水没过五花肉，大火煮沸后，转小火继续煮。

③ 约煮半个小时后，放入去皮的板栗，再煮 15~20 分钟，加入适量冰糖、盐，翻炒均匀即可。

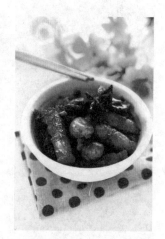

▶ 糖烧板栗

[主料]　板栗 500 克。

[调料]　白糖适量。

[做法]

① 白糖温水化开，备用；板栗洗净，沥干水分后，用刀在板栗上划一个口子。

② 烤箱 220℃ 预热 5 分钟；烤盘垫上锡箔纸，放入板栗，烤 15 分钟左右，即板栗壳爆开的程度。

③ 拉出烤盘，用小勺子给开口的板栗逐一沾上点糖水，再继续烤至板栗熟透即可。

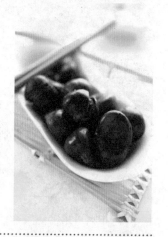

▶ 栗子小米糕

[主料]

小米 250 克
板栗 50 克

[辅料]

白糖
椰蓉适量

[做法]

① 小米淘洗干净，提前清水浸泡 4 小时；板栗用刀划一下，滚水焯过，投凉，然后顺着板栗裂开的口剥去外壳和内衣，再将栗肉捣为细碎的小颗粒。

② 将小米和栗子碎仁混合后，加入适量水放入电饭锅煮熟。

③ 煮熟后，趁热将白糖放进栗子小米里充分搅拌均匀，放入模子，压实后轻轻磕出，裹上一层椰蓉即可。

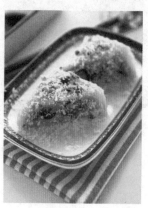

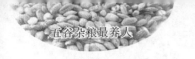

榛子

● 消渴止泻、补脾益气

【题解】

榛子又称山板栗、锤子，外形酷似板栗，具有坚硬的外壳，去壳后果仁圆润肥美，含有特殊香气，榛子含油量很大，吃起来香美可口、余味绵远。目前榛子主要分布于亚洲、欧洲及北美洲，我国主要见于东北、华东、华北、西北及西南地区。榛子除了常见的带壳炒食外，也可用来做果酱、糖果、点心等。

● 谷粮名片

名称：榛子、山板栗、锤子

性味：性温；味甘

归经：脾、胃经

功能主治：高血压、心血管疾病

适宜人群：老年人、动脉硬化者、高脂血症患者

● 产地分布

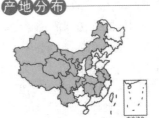

■ 主产地

东北三省、华北各省、甘肃、陕西等地

● 解析图

榛子仁

性平，味甘，主滋补强身。

榛子花

性平，味甘，可止血消肿镇痛。

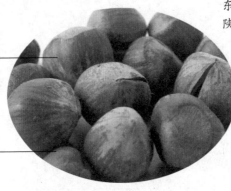

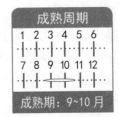

成熟周期

1	2	3	4	5	6
7	8	9	10	11	12

成熟期：9~10月

【医家箴言】

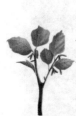

明 医学家 李时珍　榛子树矮小如荆棘，丛生。冬末开花，花的样子很像栎花，成条状下垂，可长达5~7.5厘米。二月生叶，形状好像初生的樱桃叶，有较多的皱纹，并且有细齿和尖。果实藏在苞内，苞三五相黏，一苞一果。榛子形状和栎果差不多，都是底大顶尖，生的时候为青色，成熟后变为褐色。壳厚而坚硬，肉白而圆，像杏仁一般，也有皮尖。

【选购保存小妙招】

挑选

购买榛子时，出仁率是一项很主要的判断标准。用手沿榛子的裂缝掰一下，如果很容易就能掰开，果仁白皙鲜嫩，色泽光亮，闻之略带清香，嚼之酥脆醇香则为优质的榛子。如果需要嗑开或借助工具才能掰开，且掰开后多为半仁、碎仁，香味也很淡，则不宜购买。

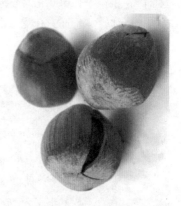

【药理作用】

榛子中含有一种叫甾醇的物质，对维持人体生理活性具有重要作用。甾醇能够抑制胆固醇的生化合成，对冠心病、动脉粥样硬化、溃疡、皮肤鳞癌、宫颈癌等有显著的预防和治疗效果。此外，甾醇还对皮肤有着温和的渗透性，可以保持皮肤表面水分，促进皮肤新陈代谢，抑制皮肤炎症、老化，防止日晒红斑，护发、生发、养发等。

【营养解析】

榛子营养价值极高，果仁中除了蛋白质、脂肪、糖类外，还含有丰富的胡萝卜素、维生素 B_1、维生素 B_2、维生素 E 等。人体所需的 8 种氨基酸，榛子样样俱全，而且其含量远远高过核桃。此外，榛子中各种微量元素如钙、磷、铁等的含量也比其他同类坚果的含量更高。

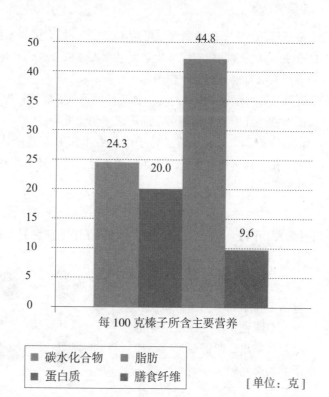

每 100 克榛子所含主要营养

■ 碳水化合物　■ 脂肪
■ 蛋白质　　　■ 膳食纤维

[单位：克]

【实用小偏方】

❶ **大病体虚**：榛子仁 15 克，小火炒香，研成细末，与 50 克藕粉、适量白糖混合，开水冲调，作为早餐或一般点心服用。

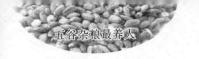

❷ 消渴：生榛子仁 100 克，洗净加盐腌渍后，油炸至金黄色，作餐食用，具有生津润喉的功效。

❸ 脾胃不良：榛子仁 60 克、山药 50 克、党参 12 克、陈皮 10 克，加水煮粥服食。

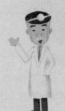

【专家提示】

　　一般人皆可食用，尤其适宜病后体虚、脾胃虚弱、不思饮食、糖尿病、高胆固醇者食用。此外，因榛子含有抗癌化学成分紫杉酚，可以辅助治疗卵巢癌和乳腺癌以及其他一些癌症，延长病人的生命，因此也适宜癌症患者食用。

　　但因为榛子含有丰富的油脂，所以腹泻者、痰多者、胆功能严重不良者应慎食，一般人每次的食量也应控制在每次 20 粒以内。

【保健功效】

滋补身体：榛子的油脂含量可达 40% 以上，且大多为不饱和脂肪酸，这使得其所含的脂溶性维生素更易为人体所吸收，对体弱、大病初愈的人都有很好的补养作用。

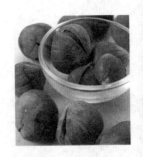

开胃、防治便秘：榛子具有一种天然的香气，能够开胃、刺激食欲，而丰富的纤维素油脂则可帮助消化，防治便秘。

防衰、美容、软化血管：榛子中的维生素 E 含量高达 36%，能帮助人体有效延缓衰老，增强肌肤的弹性，此外还可起到防治血管硬化的作用。

【食用指南】

干果店的榛子大致可分为两类：小榛子和大榛子。小榛子包括毛榛子和平榛子，口感较好，香味纯正。毛榛子的根部略向外鼓出，呈圆弧形；平榛子的根部则较为平滑。大榛子多是由土耳其或美国进口，个头虽大，但味道比较淡。

【搭配宜忌】

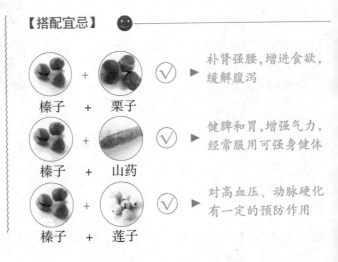

榛子 ＋ 栗子 ✔ ▶ 补肾强腰，增进食欲，缓解腹泻

榛子 ＋ 山药 ✔ ▶ 健脾和胃，增强气力，经常服用可强身健体

榛子 ＋ 莲子 ✔ ▶ 对高血压、动脉硬化有一定的预防作用

五谷美食

▶ 榛子枸杞子粥

[主料] 榛子仁 30 克，枸杞子 15 克，粳米 50 克。

[做法]

❶ 榛子仁捣碎，枸杞子温水泡开。

❷ 在锅内加入适量清水，大火烧开后倒入粳米，一边煮一边适当搅拌。

❸ 待米煮开后，再加入榛子碎仁和枸杞子同煮，待粥再次滚沸后转小火继续煮半小时即可。

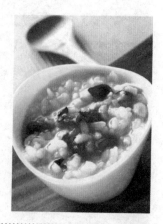

▶ 榛仁芽菜沙拉

[主料] 黄瓜半根，芹菜 2 根，新鲜豆芽 350 克，去衣榛子仁 100 克。

[调料] 甜柳橙 1 个，乳酪 150 克，榛子油、盐、黑胡椒、芥末各少许。

[做法]

❶ 烤箱预热至 200℃，榛子仁压碎为粗粒，放入烤箱，烤至金黄色；黄瓜和芹菜洗净沥干，切成小片，放在沙拉盆中；豆芽热水焯 1 分钟，投凉沥干后也放入沙拉盆中。

❷ 柳橙去皮取汁，加入适量榛子油、盐、黑胡椒、乳酪、芥末，搅拌均匀，做成沙拉酱。

❸ 将沙拉酱浇入沙拉盆中，轻轻搅拌均匀，最后撒上烤香的榛仁即可。

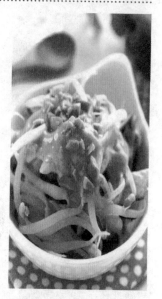

▶ 榛仁豆浆

[主料]

榛仁 30 克

黄豆 70 克

[辅料]

蜂蜜适量

[做法]

❶ 黄豆洗净，提前清水浸泡 6~8 小时；榛仁提前温水浸泡半小时。

❷ 将浸泡好的黄豆和榛仁一起放入豆浆机中，添加清水至上下水位线之间，按下豆浆键。

❸ 待豆浆机提示做好后，将豆浆过滤倒出，添加适量蜂蜜调味即可。

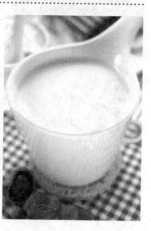

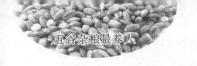
葵花子

■ 保护心血管、预防肠癌

题解

葵花子即向日葵的果实，俗称瓜子。不仅是广受欢迎的消闲食品，同时也是常见的制作糕点的原料。此外葵花子还是重要的油脂来源，由葵花子压榨而得的食用油具有很强的保健功效，是高档的健康油脂之一。葵花子作为休闲零食时，可生食，也可以炒熟加工成各种口味食用，但熟食容易上火，应注意控制食量。

● 谷粮名片

名称：葵花子、瓜子、向日葵子
性味：性平；味甘
归经：大肠经
功能主治：高血压、贫血、心脑血管疾病
适宜人群：神经衰弱者、高脂血症患者

产地分布

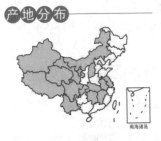

南海诸岛

■ 主产地

东北、内蒙古、山西等地

● 解析图

葵花
性平，味甘，主治湿热。

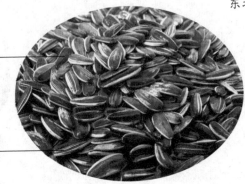

葵花叶
性淡，味苦，可治疗
高血压、头痛、胃胀等。

成熟周期

1	2	3	4	5	6

7	8	9	10	11	12

成熟期：7~8月

【医家箴言】

　　明 王象晋 《群芳谱》 丈菊（向日葵）又叫作番菊花或迎阳花，茎长达数米，秆坚粗类似竹子。叶子和麻很像，多直生，偶有分枝。一株只生一朵花，花很大，形状像盘盂，花盘外有单层的花瓣，花盘和花瓣都呈黄色。花盘芯如蜂房状，到秋天后逐渐变成紫黑色，而且手感变坚硬。待其成熟后，将花盘摘下，取其子再种下，很容易就长出新植株。

【选购保存小妙招】

挑选

优质的葵花子外壳黑亮，颗粒饱满，大小均匀，触手干燥，用手轻捏有硬实之感。若外壳色泽暗淡，有剥落褪色，轻捏后能感到空软、潮湿，说明质量较差，不宜购买。此外，优质的葵花子易咬开，壳瓣分开的声音响脆，里边果仁干燥白净，嚼之清香，回味绵远。

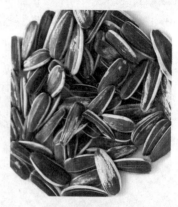

【药理作用】

葵花子含有丰富的脂肪油，其中包括大量亚油酸、磷脂、β–谷固醇等甾醇；另外还含有蛋白质、糖类和柠檬酸、酒石酸、绿原酸等有机酸及胡萝卜素。据大鼠试验，葵花子中的磷脂对高脂血症和高胆固醇血症有一定的抑制作用。而脂肪油，特别是亚油酸部分，则对抑制大鼠实验性血栓形成有着重要作用。

【营养解析】

葵花子含有丰富的植物油脂、胡萝卜素、麻油酸等，其中油脂含量可达 50% 左右，且主要为不饱和脂肪酸，不含胆固醇，是常见的高档健康油脂来源。此外葵花子还含有蛋白质、糖类、多种维生素及锌、铁、钾、镁等微量元素，蛋白质的质量甚至可和各种肉类相媲美。

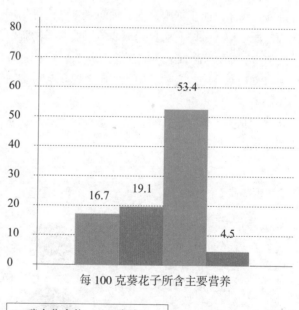

每 100 克葵花子所含主要营养

■ 碳水化合物　■ 脂肪
■ 蛋白质　　　■ 膳食纤维

[单位：克]

【实用小偏方】

❶疮痈疖肿、乳腺炎：向日葵花适量，洗净捣烂外敷；或取其干品研末，麻油调敷。

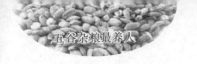

② 妇女经期腹痛：干葵花盘 30~60 克，水煎后加红糖适量饮用，每次分 2 次服完。

③ 淋症、前列腺炎：向日葵茎髓 20 克，灯芯草、竹叶、通草各 5 克，水煎服。

④ 胃脘疼痛：向日葵根 30 克，白术 10 克，水煎服。

【专家提示】

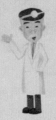

一般人群均可食用，尤其适宜高脂血症、动脉硬化、神经衰弱、癌症、蛔虫、高血压患者作为日常小零食经常食用。但患有肝炎的病人最好忌食，因为肝炎患者食用葵花子容易损伤肝脏，引起肝硬化，加重病情。

葵花子作为消闲食品，边聊边吃，很容易过量，但炒熟后的葵花子，过食易导致口干、牙痛、舌痛、生疮等症，需要注意。

【保健功效】

平定情绪、抗衰防衰：葵花子含有大量的维生素 E，经常食用可起到安定情绪、防止细胞衰老、预防老年疾病等作用。

降低胆固醇、预防高血压、冠心病：葵花子油脂中，亚油酸含量可达 70%，有助于降低人体血液胆固醇水平，有益于保护心血管健康。经常食用对预防冠心病、中风、降低血压、保护血管弹性都有一定作用。

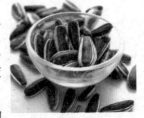

增强记忆力：葵花子含有优质的蛋白质及多种矿物质元素，能帮助治疗失眠，增强记忆力。

【食用指南】

食用葵花子时，应尽量用手或剥壳器剥壳，而不要常用牙齿嗑，以免损伤牙釉质。经常用牙齿嗑，容易使舌头和口角糜烂；而且在吐壳时会将大量津液带走，时间久了还容易使味觉迟钝。此外，吃生葵花子比多味和炒香的葵花子更健康。

【搭配宜忌】 😊

葵花子 + 粳米 ✓ ▶ 生津润燥，缓解高血压、头晕头痛

葵花子 + 蜂蜜 ✓ ▶ 二者搭配食用，有助于缓解便秘

葵花子 + 芝麻 ✓ ▶ 可帮助软化血管，降低患高血脂、心脑血管疾病的风险

五谷美食

▶ 瓜子花生糖

[主料] 葵花子 120 克，花生 100 克，黑芝麻 50 克。

[调料] 麦芽糖 80 克，糖 60 克，奶油、盐各适量。

[做法]

❶ 葵花子、花生、黑芝麻分别炒香或烤香，葵花子和花生压为粗粒。

❷ 将麦芽糖和糖放入锅内，加水中小火熬煮，待到用筷子将糖浆滴到水中能马上硬脆时关火。加入果仁粗粒、奶油和少量盐，搅拌均匀。

❸ 将拌好的糖浆倒入已铺好保鲜膜的不锈钢盆中，凉凉后取出切块即可。

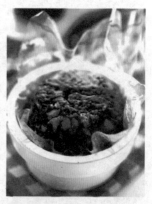

▶ 五香瓜子

[主料] 葵花子仁 500 克。

[调料] 食盐、姜、八角、花椒、桂皮、茴香各适量。

[做法]

❶ 葵花子清水洗净；生姜片、花椒、八角、小茴香、桂皮适量，纱布包好，做成调料包。

❷ 锅内加入适量水，放入葵花子和调料包，加适量盐，大火煮开后，转小火慢煮。

❸ 煮至瓜子熟透且入味后捞出，晾干即可。

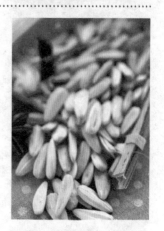

▶ 葡萄干葵花子蛋糕卷

[主料] 低筋面粉 100 克，葡萄干 30 克，葵花子 20 克。

[调料] 鸡蛋 4 个、白糖 30 克、牛奶 80 毫升、玉米油 40 毫升、白醋几滴。

[做法]

❶ 将鸡蛋蛋液分离，蛋黄打散加入牛奶、玉米油拌匀，再筛入面粉搅拌均匀。蛋清加入几滴白醋，打至出泡，分三次加入白糖，最后打至硬性发泡。

❷ 葡萄干清水淘净后放入蛋黄液中拌匀，加入 1/3 蛋清，混合拌匀后一同倒回装蛋清的盆中，再次拌匀。

❸ 将伴好的面粉倒入铺好油纸的烤盘，轻轻震出气泡。烤箱预热 160°C，中层，烘烤 25 分钟，取出凉凉后，卷起、切段即可。

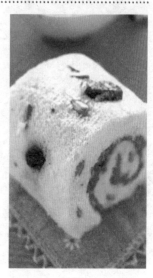

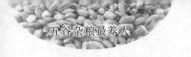

南瓜子

■ 补益脾气、利水下乳

【题解】

南瓜老熟后，切开取其种子，即为南瓜子。南瓜子微呈扁圆形，一端较长，表壳呈黄白色，边缘稍有棱。剥开外壳后，可见微绿的核仁，食之口感微甜，且带有特殊的清香气味。南瓜子除了加工为休闲零食外，还是一味常见的中药材，具有很强的杀虫作用，可用于治疗绦虫病、血吸虫病、蛔虫病等。

● 谷粮名片

名称：南瓜子、北瓜子、窝瓜子
性味：性平；味甘
归经：脾、大肠经
功能主治：蛔虫病、产后缺乳、糖尿病
适宜人群：脾虚消瘦者、糖尿病患者

产地分布

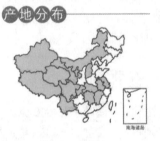

■ 主产地

江浙、河北、山东、四川等地

● 解析图

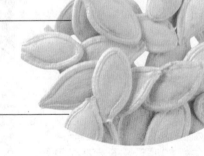

南瓜肉

性平，味甘，主治湿热。

南瓜蒂

性平，味甘，主清热、安胎。

成熟周期

| 1 | 2 | 3 | 4 | 5 | 6 |
| 7 | 8 | 9 | 10 | 11 | 12 |

成熟期：9~10月

【医家箴言】

　　明 医学家 李时珍 南瓜出自南方少数民族地区，后传入闽浙，现在燕京各地也有。三月下种，四月生苗，南瓜的茎，中间是空的，可长至几十米，叶子形状像蜀葵但大如荷叶。八九月开花，像西瓜花；结的瓜很圆，比西瓜更大，皮上有棱，瓜的颜色或绿或黄或红。南瓜子和冬瓜子类似，肉厚色黄，不可生吃。南瓜去皮后煮着吃，味道像山药，和猪肉一起煮味道很好。

【选购保存小妙招】

挑选

购买南瓜子时，要选择瓜子外壳表面光滑、色泽洁白、无斑纹、无破损、颗粒饱满、大小均匀的优质产品。好的南瓜子外形宽厚饱满、种仁粒大，闻起来有淡淡的南瓜清香，抓几粒试着用牙磕一下，好南瓜子很容易就能磕开，且出肉完整，不易断裂或破碎。

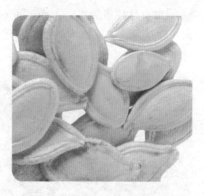

【药理作用】

实验证明，南瓜子乙醇提取物有驱虫作用。试验中，40% 的南瓜子粉煮液或 30% 的瓜子提取物对体外牛肉绦虫或猪肉绦虫的中段及后段都有麻痹作用，能使之变薄变宽，节片中部凹陷，但对其头及未成熟节片则无此作用。用合成的南瓜子氨酸饲喂犬及小鼠，对犬包囊带虫、豆状带虫及小鼠短膜壳绦虫皆有杀灭效果。

【营养解析】

南瓜子含有丰富的脂肪油、蛋白质、胡萝卜素、维生素 B_1、维生素 B_2、维生素 C、南瓜子氨酸等成分，其中南瓜子脂肪主要为亚麻仁油酸、油酸等的甘油酯。经常食用，可有效改善脾虚导致的营养不良、消瘦乏力、水肿等不健康症状，提高人体机能和对疾病的抵抗力。

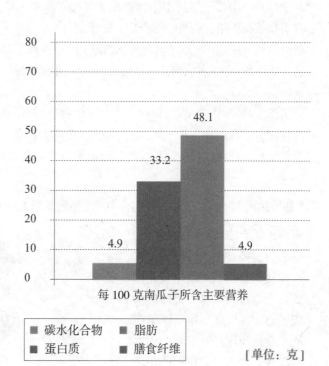

每 100 克南瓜子所含主要营养

■ 碳水化合物　　■ 脂肪
■ 蛋白质　　　　■ 膳食纤维

[单位：克]

【实用小偏方】

❶ 水肿、小便短少：南瓜子 20 克，薏苡仁 30 克，洗净一同加水煎服。

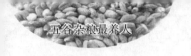

❷妇女产后乳汁不足：南瓜子仁 15 克捣泥，加糖沸水冲饮，一次服用，早晚空腹各服 1 次。

❸蛔虫、急性血吸虫病：南瓜子 60~120 克。小火炒熟，研为细末。用蜂蜜或白糖调和后开水一次送服，一日 2 次。或者直接嚼服南瓜子仁。

【专家提示】

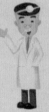

　　南瓜子一般人均可食用，尤其适宜有蛔虫病、蛲虫病、绦虫病、钩虫病、血吸虫病的患者食用；此外糖尿病人、前列腺肥大之人也可食用。产后手足浮肿和缺乳的妇人，可将南瓜子仁捣成泥后沸水冲饮，可起到催乳消肿的作用，煮粥或炒食则效果不太明显。

　　因南瓜子含油量大，所以不宜过食，一次 50 克左右即可。此外胃热病人宜少食，否则会感到脘腹胀闷。

【保健功效】

驱杀绦虫：南瓜子中的水溶性南瓜子氨酸对绦虫、蛔虫和血吸虫都有明显杀灭作用，若与槟榔合用，效果更好。

防治前列腺疾病：南瓜子富含的脂肪酸，可使前列腺保持良好功能。每天吃上 50 克左右的南瓜子，生熟均可，可有效防治前列腺肥大，预防前列腺癌。

帮助治疗咳嗽：南瓜子对百日咳、小儿咽喉肿痛均有一定的治疗效果。

改善营养不良：南瓜子含有丰富的油脂、蛋白质和维生素等营养素，与花生仁、核桃仁搭配食用，可逐渐改善营养不良状况。

【食用指南】

南瓜子晒干之后，较为传统的吃法为炒香食用，磨碎后用沸水冲饮或直接煎汤饮用等；现在也经常将其用作点心的装饰或馅料。但应注意南瓜子的吃法和食疗作用间有着较为固定的联系，食用时应根据所需来选择。

【搭配宜忌】

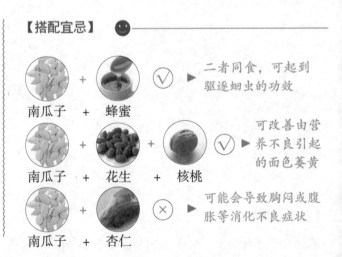

南瓜子 + 蜂蜜　✓ ▶ 二者同食，可起到驱逐蛔虫的功效

南瓜子 + 花生 + 核桃　✓ ▶ 可改善由营养不良引起的面色萎黄

南瓜子 + 杏仁　✕ ▶ 可能会导致胸闷或腹胀等消化不良症状

五谷美食

▶ 南瓜八宝饭

[主料] 圆形小南瓜 1 个，糯米、黑米、莲子、花生、红豆、葡萄干、松子仁、南瓜子仁适量。

[调料] 红豆沙、糖、油少许。

[做法]

❶ 红豆、花生、莲子提前一夜浸泡；糯米、黑米提前 3~4 小时浸泡；南瓜洗净，从距顶部 1/4 处切开，挖出内瓤，洗净待用。

❷ 将泡好的红豆、花生、莲子、糯米、黑米加入少量油拌匀，入蒸锅，大火蒸半小时。

❸ 蒸好后趁热拌入白糖，然后将米饭填入南瓜盅内，先填一层米饭，再铺一层葡萄干、松仁、南瓜子仁，最后再填一层豆沙；如此反复，直到将南瓜盅填满。

❹ 将填好的南瓜盅盖好，入蒸锅，大火蒸约半小时即可。

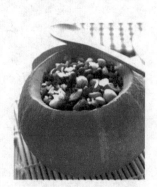

▶ 茶香南瓜子

[主料] 南瓜子 300 克。

[调料] 茶叶 15 克，冰糖 20 克，八角 1 粒，桂皮、盐、绿茶粉各适量。

[做法]

❶ 南瓜子洗净，沥干备用。

❷ 清水入锅，大火煮开后，转小火放入茶叶、冰糖、八角、桂皮和南瓜子，煮至汤汁烧至一半时，加入适量盐，待到汤汁基本收干，关火捞出沥干水分，拌入绿茶粉。

❸ 将拌好的南瓜子放在大盘中均匀摊开，入微波炉中用中小火力加热 2 分钟，取出翻搅一下再次加热 2 分钟，如此反复直至将南瓜烘干即可。

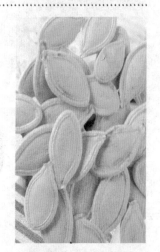

▶ 南瓜子豆浆

[主料]

南瓜子 30 克

黄豆 70 克

[辅料]

蜂蜜适量

[做法]

❶ 黄豆洗净，提前清水浸泡 6~8 小时；南瓜子去壳，提前浸泡 2 小时。

❷ 将浸泡好的黄豆和南瓜子仁一起放入豆浆机中，添加清水至上下水位线之间，按下豆浆键。

❸ 待豆浆机提示做好后，将豆浆过滤倒出，添加适量蜂蜜调味即可。

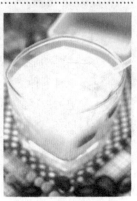

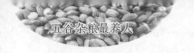

西瓜子

■ 清肺润肠、降压化痰

题解

　　西瓜子为夏季时令水果西瓜的种子，可供食用或药用。但因一般的西瓜子太小，故市场上见到的西瓜子通常来自特殊的瓜种，如兰州打瓜等。秋季瓜成熟后，用拳头将瓜直接打破，食用完果肉后，将种子留下，清水洗净，晒干后即可加工上市。加工过的瓜子常见的有糖盐瓜子、油香瓜子、酱油瓜子、盐炒瓜子等。

● 谷粮名片

名称：西瓜子、黑瓜子

性味：性寒；味甘

归经：肺、胃经

功能主治：虚热、肺痨、淋症、便秘

适宜人群：高血压患者、咳嗽痰多者

产地分布

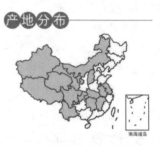

■ 主产地

甘肃兰州及皋兰、永登、靖远、会宁、大悟等县

● 解析图

西瓜皮

性凉，味甘，主治口舌生疮。

西瓜瓤

性寒，味甘，主治烦热消渴。

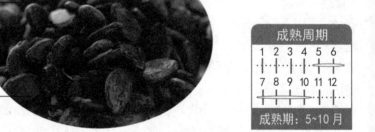

成熟周期

1	2	3	4	5	6
7	8	9	10	11	12

成熟期：5~10月

【医家箴言】

　　明 医学家 李时珍　西瓜北方种植很广，现在南方也有，但味道稍差于北方。二月下种，蔓生，花与叶都和甜瓜很像。七八月间成熟，围长可超过25厘米。皮上的棱线或有或无，颜色或青或绿，瓜瓤或白或红，红的味道更好。种子有红有黄，也有黑的或白的，子白的瓜味道最差。瓜瓤的味道有甜、淡、酸三种，将瓜子晒裂取其仁，可以生食，炒食。

【选购保存小妙招】

挑选

　　购买西瓜子时，应挑选外壳颜色黑白分明，壳面光滑平整、有明亮光泽，颗粒完整、饱满肥厚的优质产品。也可选一粒用牙磕一下，好的瓜子出仁容易、完整，且壳不容易碎裂或断开，仁肉白净，嚼之回味悠远。如果子仁萎蔫或中心带红或已经发黄，则说明此瓜子质量不好。

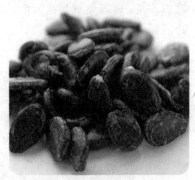

【药理作用】

　　据试验，西瓜子油能降低大鼠血清胆固醇和三酰甘油，减轻严重的大动脉硬化，减少动脉泡沫细胞的形成和平滑肌细胞的移动，从而起到防治心血管病的作用。

　　西瓜子去壳、干燥后，用冷压榨法提取的西瓜子仁油含有大量不饱和脂肪酸、亚油酸、氨基酸，且其油质很轻，油腻感不明显，渗透力强，在护肤方面有望成为矿物质油的替代品之一。

【营养解析】

　　西瓜子含有丰富的蛋白质、脂肪、B族维生素、维生素D以及戊聚糖、淀粉、粗纤维等营养物质，尤其是蛋白质含量占到总量的32.4%，但不含维生素A、维生素C及胡萝卜素。微量矿物质中，磷含量最高，并含有少量抗癌元素硒，但不含有钙和碘，日常食用时应注意和其他食物搭配，实现均衡营养。

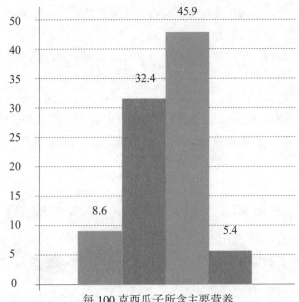

每100克西瓜子所含主要营养

■ 碳水化合物　　■ 脂肪
■ 蛋白质　　　　■ 膳食纤维

[单位：克]

【实用小偏方】

❶便秘、痰多：西瓜子仁适量，可当零食生嚼服用。

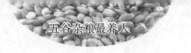

②糖尿病、尿混浊：西瓜皮 16 克，冬瓜皮 16 克，天花粉 12 克，水煎服用。

③口腔炎：西瓜皮适量，炒焦后加少许冰片研为细末，加蜂蜜调和后敷于患处。

④酒精中毒、酒后头晕、烦渴：西瓜榨汁饮用。

⑤解暑消肿：西瓜皮 500 克，绿豆 100 克，煎汤饮用。

【专家提示】

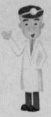

西瓜子作为消闲食品，老少皆宜，尤其适合气虚体质、气郁体质、湿热体质、阳虚体质、阴虚体质的人食用；同时也可作为常便秘者、高血压、食欲低下者、急性膀胱炎患者、高脂血症患者、咯血、咳嗽痰多者的食疗品。

但因西瓜子性寒，所以体寒、泄泻的人群最好忌食。此外西瓜子含油量大，食用过多易引起消化不良，故每次食用 50 克左右即可。

【保健功效】

化痰：西瓜子生食具有清肺化痰的功效，对咳嗽痰多和咯血等症都有辅助疗效。

健胃、防治便秘：西瓜子含有丰富的油脂，经常食用可起到健胃、通便的作用，尤其适合常便秘的老年人食用。

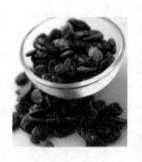

降血压、预防动脉硬化：西瓜子中的油脂多为不饱和脂肪酸，能够使胆固醇酯化，降低血液中胆固醇和三酰甘油的含量及血液黏稠度，改善血液微循环。起到降低血压、软化血管的功效，有助于预防高血压、动脉硬化等疾病。

【食用指南】

食用西瓜子以原味为佳，添加各种调味料做成的多味瓜子不宜多吃，咸瓜子吃得太多则容易伤肾。此外，吃瓜子时最好使用手剥，因为长时间地嗑瓜子不仅容易造成对牙齿的损伤，还可导致津液流失，造成口干舌燥、生疮等。

【搭配宜忌】

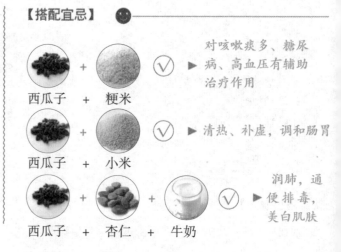

西瓜子 + 粳米 ✓ ▶ 对咳嗽痰多、糖尿病、高血压有辅助治疗作用

西瓜子 + 小米 ✓ ▶ 清热、补虚，调和肠胃

西瓜子 + 杏仁 + 牛奶 ✓ ▶ 润肺，通便排毒，美白肌肤

五谷美食

▶ 西瓜子仁粥

［主料］ 粳米 100 克，西瓜子 30 克。

［调料］ 盐适量。

［做法］

❶ 西瓜子淘洗净，去壳；粳米淘净，清水浸泡 30 分钟。

❷ 加水入锅，大火烧开，下米煮沸后加入西瓜子仁。

❸ 转小火继续熬煮半小时，加入适量盐调味，再继续焖煮 5 分钟，起锅即可。

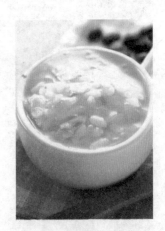

▶ 盐炒瓜子

［主料］ 西瓜子 1000 克。

［调料］ 盐适量。

［做法］

❶ 西瓜子挑除杂质，洗净。

❷ 撒上约 50 克的精盐，搅拌均匀后腌渍 3 小时；晾干。

❸ 将晾干的西瓜子下锅中小火炒熟即可。

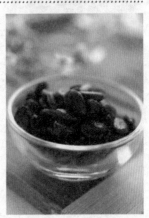

▶ 水果瓜仁沙拉

［主料］ 梨 2 个，苹果 2 个，香蕉 2 根，葵花子仁、西瓜子仁、南瓜子仁各 15 克，葡萄干 10 克。

［调料］ 低脂原味酸奶、橙汁适量。

［做法］

❶ 葡萄干提前清水泡开。

❷ 葵花子仁、西瓜子仁、南瓜子仁与泡开的葡萄干混合，搅拌机打碎。加入适量酸奶、橙汁，混合成沙拉酱。

❸ 梨、苹果、香蕉洗净去皮，切块，装入沙拉盆中，淋入果仁沙拉酱，拌匀即可。

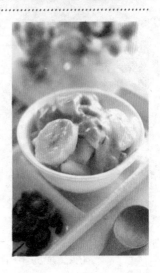

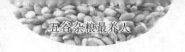

花生

■ 健胃利肾、补血健脑

题解

　　花生也称为落花生、番豆、泥豆等，原产于南美洲一带，目前以亚洲种植最为普遍，非洲次之。花生因含有丰富的蛋白质，故而有着"植物肉"的美称。花生既可直接生食，也可煮食、油炸、煲汤或加工为零食、点心。此外，花生还是日常食用油脂的重要来源，其油脂味香质优，已成为最为常见的食用油脂之一。

谷粮名片

名称：花生、落花生、长生果、地花生

性味：性平；味甘

归经：脾、肺经

功能主治：贫血、高血压、动脉硬化

适宜人群：贫血患者、心血管疾病患者

产地分布

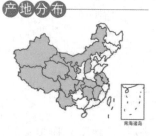

■ 主产地

辽宁、山东、江苏、两广、贵州、四川等地

解析图

花生仁

性平，味甘，主止血补血。

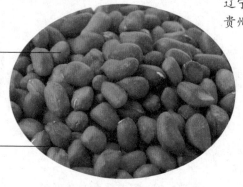

花生壳

性平，味淡、涩，主敛肺止咳。

成熟周期

1	2	3	4	5	6
7	8	9	10	11	12

成熟期：8~9 月

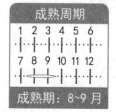

【医家箴言】

　　清 赵学敏《本草纲目拾遗》 花生以前没有，是后来由国外引入的。蔓生园中，花谢时，中心有丝垂入地下结实，所以也叫作落花生。其子藏于果房中，一房可有一粒、两粒或三粒，用来炒食味道很香。康熙初年，僧人应元去往日本觅种寄回，也可用来压油。

　　明 李时珍《本草纲目》 花生具有悦脾和胃、润肺化痰、滋养补气、利水消肿、清咽止痒的作用。

【选购保存小妙招】

挑选

　　购买新鲜花生时，应以外壳略潮，干净、饱满，剥开后果仁外衣鲜嫩、呈微白或浅红色，尝起来清香甜美的为优。

　　购买干花生时，应选择外壳土黄、干燥，果仁无干瘪，红色微深，无疤痕、红衣舒展，闻起来略带清香，嚼之肉质细腻、回味悠远的优质花生。

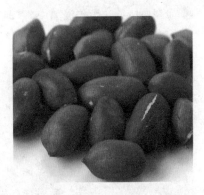

【药理作用】

　　现代医学认为花生红衣含有丰富的甘油酯和甾醇酯，具有抑制纤维蛋白溶解、提高血小板质量、促进骨髓制造血小板而缩短出血时间、增强毛细血管的吸收性、调节凝血因子缺陷等功能。即花生红衣有助于促进伤口愈合，具有补血的功效；但同时也意味着血液黏稠度高的人群应少吃花生或将花生红衣剥去再吃，以免血液黏稠情况加重。

【营养解析】

　　花生具有很高的营养价值，内含丰富的脂肪和蛋白质，以及B族维生素、维生素A、维生素D、维生素E、钙和铁等。矿物质含量也很丰富，特别是含有人体必需的氨基酸，有促进脑细胞发育，增强记忆的功能。

　　花生红衣主要含有纤维素、蛋白质、脂肪和多酚类物质，有很强的补血作用。

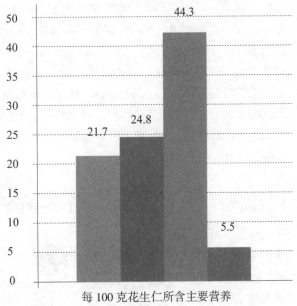

每100克花生仁所含主要营养

■ 碳水化合物　　■ 脂肪
■ 蛋白质　　　　■ 膳食纤维

[单位：克]

【实用小偏方】

❶辅助治疗血小板减少：花生仁（连衣）炒食，每日3次，每次60克，7天为一个疗程。

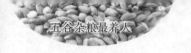
②治肺结核：花生仁生食，每日 4~5 次，每次 10~20 粒。如果见咳血者，带衣食之。

③治高血压：花生仁浸醋中，7 日后食用，每天早晚各吃 10 粒。

④妇女产后虚弱、缺乳：花生留红衣与猪蹄炖服，作餐食用。

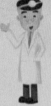

【专家提示】

花生老少均可食用，尤其适宜作为大病后或手术后病人、产后妇女的滋补食品以及老年人的保养食疗品。但是痛风、胆囊切除者、胃溃疡、慢性胃炎、慢性肠炎、肥胖症患者、糖尿病患者、高脂蛋白血症患者、消化不良者、跌打瘀肿者都应忌食。

此外，霉变的花生会产生致癌性很强的黄曲霉菌毒素，所以一定要注意不可吃发霉的花生仁。

【保健功效】

止血、补血：花生中富含的维生素 K 有止血补血的作用。尤其是花生红衣的止血作用比单纯的花生仁高出近 50 倍，对多种出血性伤病都有良好的止血功效。

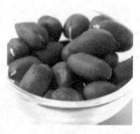

抗衰、健脑：花生含有丰富的油脂、维生素 E 以及一定量的锌，有助于延缓细胞衰老、增强记忆力，保持皮肤润泽有活力。

降低胆固醇含量、预防动脉硬化、高血压：花生含有的维生素 C 可加速胆固醇转化，防止胆固醇在动脉内壁沉积，进而帮助防治动脉硬化、高血压、冠心病。

【食用指南】

花生可炒、可炸，也可煮食，或者制成花生酥以及各种糖果、糕点等。其中以煮炖最佳，既保持了味道的鲜美，最大限度地避免营养素被破坏，又容易消化，是最滋补的食用方式。炒熟或油炸的花生，性质热燥，不宜多食。

【搭配宜忌】

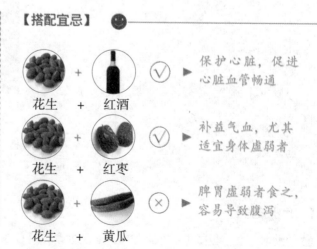

花生 + 红酒 ✓ ▶ 保护心脏，促进心脏血管畅通

花生 + 红枣 ✓ ▶ 补益气血，尤其适宜身体虚弱者

花生 + 黄瓜 ✗ ▶ 脾胃虚弱者食之，容易导致腹泻

五谷美食

▶ 花生红枣粥

[主料]　糯米 200 克，新鲜花生仁 50 克，大枣 25 克。

[调料]　红糖适量。

[做法]

❶ 糯米淘净，提前清水浸泡 2 小时；大枣温水泡开，去核。

❷ 注水入锅，大火烧开后，下花生仁，待水再次滚沸后，加入糯米和大枣，边煮边搅拌。煮至粥沸时，转小火慢熬半小时。

❸ 加入适量红糖调味，继续煮 5 分钟，出锅即可。

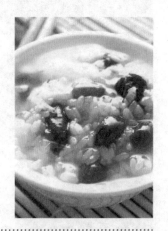

▶ 麻辣花生米

[主料]　生花生仁 100 克，干红椒 3 个，花椒 20 粒。

[调料]　盐，椒盐粉，食用油各适量。

[做法]

❶ 花生米温水泡开，剥去红衣，控干备用。

❷ 倒油入锅，油热后下花生米，转小火慢慢煎炸至花生米颜色变为金黄后，关火，捞出控油。

❸ 将炸过花生米的油留下少许，烧热后下红椒、花椒炒出香味。倒入炸好的花生米，小火翻炒片刻，盛出装盘。

❹ 等花生米凉一些后，撒上适量的盐及椒盐粉即可。

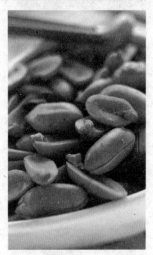

▶ 花生太妃糖

[主料]

花生仁 300 克

[辅料]

麦芽糖 80 克
白糖 200 克
色拉油 30 克

[做法]

❶ 花生仁淘洗净控干水分，于干锅中炒香凉凉，搓去红衣后稍稍压碎为粗粒。

❷ 麦芽糖、白糖、色拉油混合入锅，中大火煮 10 分钟左右，熬成糖液，倒入花生仁碎粒，继续搅拌，直至糖液成丝。

❸ 将熬好的花生糖液倒入抹有油的模具，凉凉后取出装盘即可。

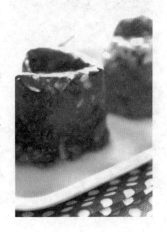

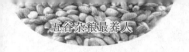

莲子

● 静心安神、补脾健胃

题解

莲子，又称白莲、莲实、莲米、莲肉，是睡莲科水生草本植物莲的种子。成熟的莲子略呈椭圆形，一端中心呈乳头状突起，多有裂口，其周边略下陷，颜色为浅黄棕色或红棕色，表皮有细纵纹和较宽的脉纹。莲子在我国已有很久的栽培历史，大部分地区均有分布，其中以江西赣州、福建建宁的质量最为上乘。

谷粮名片

名称：莲子

性味：性平；味甘、涩

归经：脾、肾、心经

功能主治：心慌、失眠、遗精

适宜人群：体质虚弱者、肾虚者

产地分布

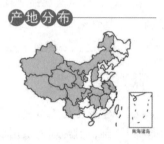

■ 主产地

华东、华中、华南水域

解析图

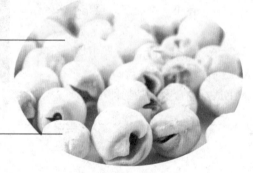

莲子肉
主补益十二经脉，益心肾，补虚损。

莲子须
可清心、固精、补血。

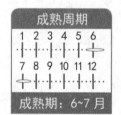

成熟周期

1	2	3	4	5	6
7	8	9	10	11	12

成熟期：6~7月

【医家箴言】

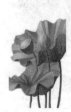

明 医学家 李时珍　莲子开始是黄色，逐渐由黄而青，青而绿，绿而黑，中间有白肉，内藏青心。石莲坚硬，可久存。莲子内藏生机，可生长成藕，藕复萌芽，辗转生生，繁衍不息。根据这个，医家取莲子服食，可除百病。因为莲味甘、气温而性啬，禀清芬之气，得稻谷之味，所以是益脾之果。古人治心肾不交、劳伤白浊，用清心莲子汤；补心肾，益精血，用瑞莲丸。

【选购保存小妙招】

挑选

选购莲子时，应以颗粒饱满、个大均匀，肉厚，无虫蛀，碎粒少，刀伤少，色泽鲜亮，颜色略呈米黄而非纯白的为优。莲心鲜嫩翠绿，肉色较白的是新货；莲心暗绿无光，枯萎干瘪，肉色过黄是陈货，不宜购买。也可用牙咬一咬，若易脆裂则表明干燥易保存，可放心购买。

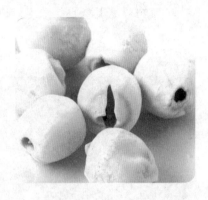

【药理作用】

据药理实验报告，从莲心中提取出的莲心碱结晶物质具有降压作用。经进一步验证，证明此生物碱降压原理主要是释放组胺，使外围血管扩张，其次为阻滞迷走神经，但其降压作用较短暂。

另有实验证明，当莲子提取物改为氧位甲基–莲心碱硫酸甲酯季铵盐后，可出现强而持久的降压作用，其降压药理主要是扩张外周血管，而非阻滞迷走神经。

【营养解析】

莲子含有丰富的碳水化合物、蛋白质、脂肪、钙、磷、铁、维生素C、葡萄糖、叶绿素等营养物质，矿物质中以钾元素的含量最为丰富。莲子脂肪中的脂肪酸主要成分为亚油酸、亚麻酸、油酸等，具有降低血脂、健脑益智、消除疲劳、延缓衰老等药用价值。

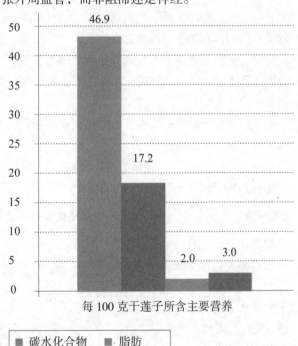

每100克干莲子所含主要营养

■ 碳水化合物　　■ 脂肪
■ 蛋白质　　　　■ 膳食纤维

［单位：克］

【实用小偏方】

❶ **长期过度疲劳、虚损**：鲜藕100克洗净去皮切块，红枣50克、莲子20克清水泡软，加冰糖适量一起炖熟，作餐食用或单独食用皆可。

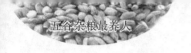

②少食、腹泻，小儿疳积；肺结核病人肺脾两虚：莲子肉、芡实、扁豆、薏苡仁、山药、白术、茯苓各 120 克，人参 15 克。共炒研末，每次 15~30 克，加糖调味，温水冲服。

【专家提示】

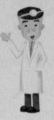

　　莲子一般人皆可食用，尤其适宜素体虚弱、脾虚久泻、腰疼、心悸、失眠多梦、遗精的男子以及赤白带下的妇人食用。此外，怀孕的妇女食用莲子还可预防早产、流产。但因莲子性涩，所以经常腹胀及大便燥结者最好少吃。莲子心性味苦寒，所以体寒者和便溏者应忌食。

　　莲子最忌受潮受热，受潮容易虫蛀，受热则莲心的苦味会渗入莲肉，影响药效。

【保健功效】

清心、去火、安神：莲子心能清心火，而且其所含生物碱具有明显的强心作用，有助于安神清心。

滋补强身：莲子营养丰富，尤其是所含的棉籽糖，对于久病、产后或老年体虚者，具有很好的滋补作用，经常食用可强健身体，增强体质。

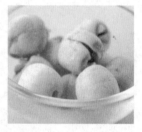

止遗涩精：莲子碱有平抑性欲的作用，遗精频繁或滑精者通过服食莲子可起到止遗涩精的作用。

降血压、抗癌：莲子所含非结晶形生物碱具有降血压作用；所含的氧化黄心树宁碱对鼻咽癌有抑制作用。

【食用指南】

一般食用时，因莲心味苦，可将其摘掉；但作为保健药膳食疗时，则最好保留。莲心是莲子中央的青绿色胚芽，具有清热、安神、固精、强心等功效，将其直接当作莲心茶饮用，对失眠多梦、遗精、高血压皆有治疗作用。

【搭配宜忌】 ☺

莲子 ＋ 糯米 ＋ 茯苓 √ ▶ 有显著的补益脾胃功效

莲子 ＋ 红枣 √ ▶ 补血、润肤、益气，可长期搭配食用

莲子 ＋ 牛奶 ✕ ▶ 大便秘结者忌一同食用，否则易加重便秘

五谷美食

▶ 红豆薏仁莲子粥

[主料]　糯米 200 克，红豆 100 克，薏仁 100 克，干莲子 50 克。
[调料]　冰糖适量。

[做法]

❶ 红豆洗净，提前清水浸泡 4 小时；薏仁、干莲子、糯米洗净，提前清水浸泡 2 小时。

❷ 注水入锅，大火烧沸后将所有食材一并倒入锅中，边煮边适当搅拌。

❸ 待粥煮开后，转小火继续煮半小时，化入冰糖，继续煮 10 分钟起锅即可。

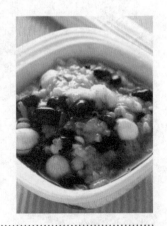

▶ 莲子炒藕片

[主料]　莲子 50 克，莲藕 300 克。
[调料]　葱 1 根，辣椒 1 个，盐、糖、胡椒粉、香油各少许。

[做法]

❶ 莲子洗净，煮熟备用；莲藕洗净切薄片；葱洗净，切段；辣椒洗净切片。

❷ 加适量油入锅，爆香葱段、辣椒片，下藕片翻炒至 8 分熟。

❸ 加少量水入锅，待汤汁煮沸后加入盐、糖、胡椒粉调味，接着下莲子一起翻炒均匀，再加盖中火焖煮 5 分钟，出锅即可。

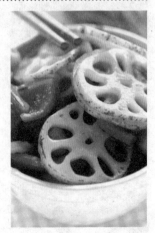

▶ 银耳莲子雪梨羹

[主料]

干银耳 75 克
干莲子 25 克
雪梨 1 个

[辅料]

冰糖适量

[做法]

❶ 银耳温水泡发，去蒂，洗净；干莲子泡发，去心；雪梨削皮，去核，切成小碎块。

❷ 注水入锅，大火将水烧开后，倒入莲子银耳，大火煮滚后转小火慢煮，直至银耳莲子酥烂。

❸ 加入雪梨和冰糖，继续炖煮半小时。出锅凉凉后，放冰箱冷藏 2 小时即可。

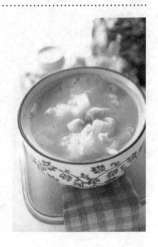

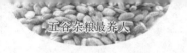

茯苓

■ 宁心安神、健脾利水

题解

茯苓外皮黑褐色，里面呈白色或粉红色，俗称松苓或茯灵，是一种寄生在松树根上的菌类植物，多见于马尾松或赤松的根部。茯苓药用，功效非常广泛，且不分四季，与相宜的药物配伍后不管寒、温、风、湿诸疾，都能发挥其独特功效，所以有"四时神药"的美称。除药用外，茯苓还可用来制作茯苓饼、茯苓糕等点心。

谷粮名片

名称：茯苓、茯神、茯灵

性味：性淡、平；味甘

归经：心、脾、肾经

功能主治：小便不利、水肿、泄泻、心慌

适宜人群：心悸失眠者、水肿者

产地分布

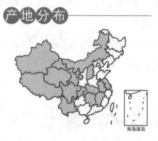

■ 主产地

河北、河南、山东、安徽、两广、云贵等地

解析图

茯苓皮

性平、淡，味甘，主治水肿。

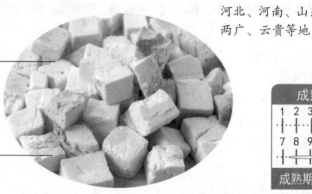

赤茯神

削去外皮后的淡红色部分，主治湿热。

成熟周期

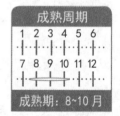

| 1 | 2 | 3 | 4 | 5 | 6 |
| 7 | 8 | 9 | 10 | 11 | 12 |

成熟期：8~10月

【医家箴言】

南朝梁 医药家 陶弘景 茯苓大的如三四升的器具，皮黑且有细皱纹，肉坚而白，以形状像鸟兽龟鳖的为好，内虚泛红色的不好。茯苓能防腐防虫蛀，埋地下三十年，纹理颜色均可不变。

明 医学家 李时珍 松树下有茯苓，则上有灵气如丝的东西，山里人常见到它，现在有人认为是菟丝，其实不是。茯苓有大如斗的，有坚硬如石头的，质量都很好，轻虚的不好，大概是年限短的原因。

【选购保存小妙招】

茯苓外形有类球形、卵形、椭圆形或者其他不规则形，一般长 10~30 厘米或更长，重可达 500~5000 克，外面有深褐色多皱褶的皮壳，内部则呈白色或淡粉红色，粉粒状。挑选时以体重坚实而沉，外皮颜色棕褐，表皮纹理细腻，无裂隙，断面层白而细腻或稍呈淡红色，黏牙力强者为佳。

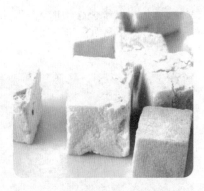

【药理作用】

茯苓所含的多聚糖类主要为茯苓聚糖，其含量最高可达 75%，也常被称为茯苓多糖，具有抗肿瘤的作用。关于茯苓抗肿瘤的作用机制，有实验证明，茯苓多糖抗肿瘤作用与胸腺有关。也有报告指出，茯苓多糖能激活局部补体，被激活的补体通过影响巨噬细胞、淋巴细胞或其他细胞及体液因子，以达到协同杀伤肿瘤细胞的目的。

【营养解析】

茯苓主要呈粉质状，膳食纤维可高达 80%，此外还含有茯苓多糖、葡萄糖、蛋白质、氨基酸、有机酸、脂肪、卵磷脂、腺嘌呤、胆碱、麦角甾醇、多种酶等营养成分。但维生素方面，茯苓所含种类较少，其中维生素 A、维生素 C 及维生素 E 的含量均为零。微量元素矿物质中，则以钾、铁、镁的含量最高。

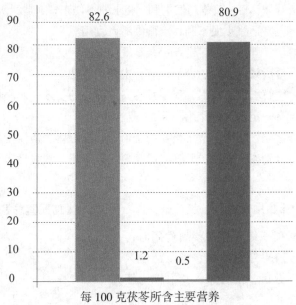

每 100 克茯苓所含主要营养

- ■ 碳水化合物　■ 脂肪
- ■ 蛋白质　　　■ 膳食纤维

[单位：克]

【实用小偏方】

❶ 治疗小儿脾虚泄泻，小便不利：茯苓、薏米各 25 克，陈皮 5 克，粳米适量，同煮粥食。

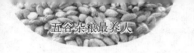
❷缓解妊娠呕吐：茯苓 25 克，陈皮 5 克，加水煎煮，凉凉后加入生姜汁 10 滴调和饮用。

❸调理小儿消化不良：茯苓、薏米、白面粉各 30 克，白糖适量，一同研成细末，加水和匀后压成饼，蒸熟而食。

【专家提示】

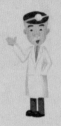

　　茯苓作为常见的食疗中药，经常食用可健脾去湿，助消化，壮体质，一般人皆适宜服用。尤其适合小便不利、脾虚食少、痰饮咳嗽、痰湿入络、大便泄泻、心悸、失眠多梦、健忘、水肿胀满、癌症、肝病以及糖尿病患者经常服食。但阴虚而无湿热、虚寒滑精、气虚下陷者应慎服。

　　茯苓可与多种药物配伍，食疗中最常见的有薏米、陈皮、人参、酸枣等。

【保健功效】

利尿消肿：茯苓药性平和，利水而不伤正气，是利水渗湿的常用药，尤其适宜小便不利、水湿停滞者食用。

治疗脾虚久泻、带下：茯苓既能健脾，又能利湿，对于脾虚运化失常所致的泄泻、带下，有标本兼治之功。

缓解心悸、失眠：茯苓具有安神静心的功效，对心悸、失眠多梦皆有一定的改善作用。

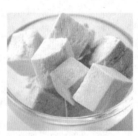

抗癌：临床上常将茯苓用于治疗脾虚湿盛、痰饮内停、湿热壅结型食管癌、胃癌、肝癌、鼻咽癌、乳腺癌、溃疡性黑色素瘤等。

【食用指南】

茯苓作为日常菜品食用时，一般可用来熬粥、煮汤、泡茶、做饼、浸酒等。其中较为经典的有茯苓薏米粥、茯苓栗子粥、茯苓麦冬粥、茯苓陈皮姜汁茶、茯苓饼、茯苓酥和茯苓酒等，都是既美味又滋补的食用方法。

【搭配宜忌】 ☺

茯苓 ＋ 山药 ✓ ▶ 补气益脾，尤其适合脾虚泄泻者食用

茯苓 ＋ 小麦 ✓ ▶ 做成茯苓饼食用，可利水渗湿，健脾

茯苓 ＋ 酸枣仁 ✓ ▶ 养血养肝，补益心脾，安神助眠

五谷美食

▶ 茯苓糕

[主料]　面粉 200 克，茯苓粉 15 克。

[调料]　发酵粉 3 克，泡打粉 3 克，白糖 20 克，葡萄干、花生仁适量。

[做法]

❶ 面粉、茯苓粉、泡打粉、糖混合后过筛。发酵粉加适量清水混合后静置 10 分钟左右，加入混合好的茯苓面粉中，搅拌成比较稠的面糊。

❷ 将面糊置于 40°C 的烤箱中发酵至原来的两倍大。

❸ 取出发酵好的面糊，整理好形状，在上边撒上适量葡萄干、花生仁，入蒸锅，大火蒸半小时即可。

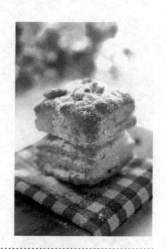

▶ 茯苓枸杞子鸡汤

[主料]　鸡块 500 克，四季豆 50 克，枸杞子 10 克，白茯苓 5 克，白术 5 克，白芍 5 克，甘草 3 克。

[调料]　姜 3 片，精盐适量。

[做法]

❶ 鸡块洗净，沸水焯透，捞出，冲洗干净；四季豆剔除尖端和粗丝，洗净；其他原料亦洗净备用。

❷ 加适量清水入锅，大火煮沸后将各种原料全部放入，大火煲 20 分钟。

❸ 转至小火继续煲 2 小时，撇出浮油，加精盐调味即可。

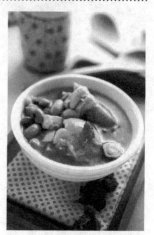

▶ 土豆茯苓奶昔

[主料]

土豆 1 个

茯苓 10 克

牛奶适量

[辅料]

蜂蜜适量

[做法]

❶ 土豆洗净去皮与茯苓一同蒸熟，或分别煮熟。

❷ 将煮熟后的土豆、茯苓分别凉凉。土豆去皮后切成小块，和茯苓一起投入搅拌机中，加入适量水和牛奶，搅拌打碎。

❸ 将打碎的土豆茯苓盛入杯中，食用时加入适量蜂蜜调味即可。

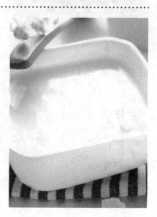

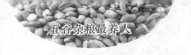

百合

● 润肺止咳、安养心神

题解

　　百合主要是一种观赏性植物，并非所有百合均可食用。在全球范围内的一百多个品种中作为蔬菜食用和药用的品种相对有限，其中最为常见的为毛百合和山丹百合。百合含有丰富的淀粉质及钙、磷、铁、B族维生素等营养物质，不仅具有很好的营养滋补功效，对于因秋燥引起的季节性疾病也有一定的预防作用。

● 谷粮名片

名称：百合、中庭、番韭、摩罗

性味：性微寒；味甘、微苦

归经：肺、心经

功能主治：神经衰弱、心烦失眠、咳喘

适宜人群：失眠者、久咳者

产地分布

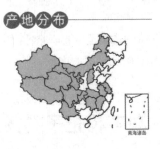

南海诸岛

■ 主产地

西南与西北部山区

● 解析图

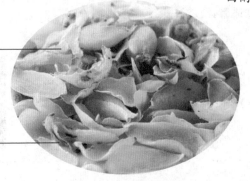

百合根

性平，味甘，主安心定神，养五脏。

百合花

晒干研末，和入菜油，可治疗小儿湿疮。

成熟周期

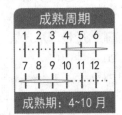

| 1 | 2 | 3 | 4 | 5 | 6 |
| 7 | 8 | 9 | 10 | 11 | 12 |

成熟期：4~10月

【医家箴言】

　　南朝梁 医药家 陶弘景　百合在道路附近各处都有生长，根长得像胡蒜，数十片相连。可以蒸着吃。

　　明 医学家 李时珍　百合只有一根茎，直立向上而长，叶子向四方生长，像短竹叶。五六月时，茎端开出白花，花瓣有12厘米长，花有六瓣，红蕊向四周垂下。百合结的果实略像马兜铃，子也像马兜铃子。将百合根上的瓣拿来栽种，如同种蒜一样。

【选购保存小妙招】

挑选

夏季为新鲜百合的上市时节，此时购买鲜百合最为适宜。挑选时应以个头大、颜色白润、肉质厚、瓣匀、底部凹处泥土较少的为优。如果百合颜色发黄，凹处泥土湿润，则表示可能已经烂心。

挑选干百合时，则应以干燥、肉厚、无杂质，且看起来晶莹透明者为佳。

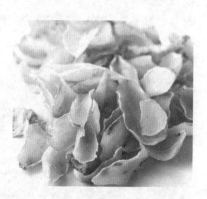

【药理作用】

小鼠实验证明，百合有明显的镇静作用。在小鼠停止进食8小时后，将百合提取液、酸枣仁提取液以及生理盐水分别注入三只小鼠，结果表明注射了百合提取液的小鼠睡眠率最高，提示百合具有明显的镇静作用。

小鼠负荷游泳实验显示，服用了百合提取液的小鼠游泳时间得到显著延长，说明百合具有增强体质的作用。

【营养解析】

每100克鲜百合所含的碳水化合物含量大致为37%，晒干后的百合碳水化合物含量则可达75%以上，其他营养物质如蛋白质、脂肪及微量元素磷、镁、钙等的含量也会略有增多，但总体变化不大。除去一般的营养成分外，百合还含有一类较为特殊的营养物质——生物碱，这种活性碱对抗癌有一定帮助。

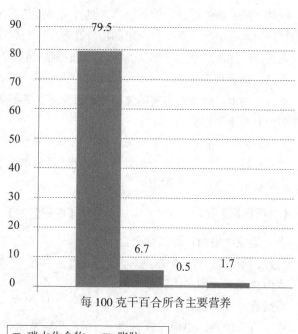

每100克干百合所含主要营养

碳水化合物 脂肪
蛋白质 膳食纤维

[单位：克]

【实用小偏方】

❶肺病咯血：百合、旋复花各等份，焙干后研为细末，加蜂蜜温水调服饮用，每日3次。

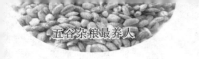

❷老年慢性支气管炎伴有肺气肿：百合 2~3 个，捣汁，温开水冲服，每日早晚各 1 次。

❸神经衰弱、失眠：百合 25 克，酸枣仁 12 克，菖蒲 6 克，水煎服，每日 1 次。

❹皮肤疮痛：生百合适量，捣烂，敷于患处，每天 2~3 次。

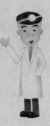

【专家提示】

　　百合一般人群均可食用，特别适合需要养肺、养胃的人，如慢性咳嗽、肺结核、口舌生疮、口干、口臭患者，一些心悸患者也可以适量食用。尤其是入秋时节，天气转燥，需要润肺、养胃的人也越来越多，此时正是食用百合的最佳时候。

　　但因为百合性偏凉，所以胃寒患者、风寒咳嗽、虚寒出血、脾胃不佳者都应尽量少食或忌食。

【保健功效】

润肺止咳：新鲜百合中的黏液质，具有润燥清热作用，对由肺燥或肺热引起的咳嗽等症具有一定的治疗功效。

安神：百合入心经，能清心除烦，尤其适宜热病后余热未消、多梦、心情抑郁者食用。

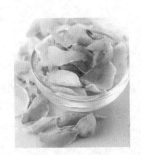

美容：新鲜百合含有丰富的黏液质和维生素，能够促进皮肤新陈代谢，有助于美容美肤。

抗癌防癌：百合含多种生物碱，能增强单核细胞系统的吞噬功能，对多种癌症均有较好的防治效果；对化疗及放射性治疗后的细胞减少症也有一定的治疗作用。

【食用指南】

作为菜品食用的百合以鲜百合为佳，最宜炒食、煮粥、煲汤或做成甜点食用。比较经典的菜品有西芹炒百合、百合炒肉片、百合炒芦笋山药、百合绿豆汤、百合白藕汤、甲鱼百合红枣汤、八宝百合粥、百合红枣粥、龙眼百合、冰糖百合等。

【搭配宜忌】

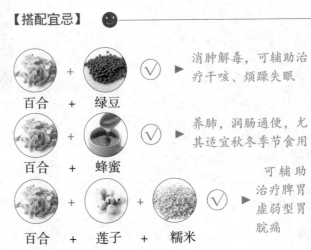

百合 + 绿豆 ✓ ▶ 消肿解毒，可辅助治疗干咳、烦躁失眠

百合 + 蜂蜜 ✓ ▶ 养肺，润肠通便，尤其适宜秋冬季节食用

百合 + 莲子 + 糯米 ✓ ▶ 可辅助治疗脾胃虚弱型胃脘痛

五谷美食

▶ 南瓜蒸百合

[主料] 南瓜半个，百合2个，金丝枣8个。
[调料] 白糖适量。

[做法]

❶ 南瓜去皮去瓤洗净后，切为厚片，铺于盘中，在其上均匀地撒上一层白糖。

❷ 百合洗净，去掉褐色部分，撒到南瓜上；金丝枣温水泡软，去核，也撒到南瓜上。

❸ 将南瓜盘子放入蒸锅，大火蒸开后转小火继续蒸约20分钟即可。

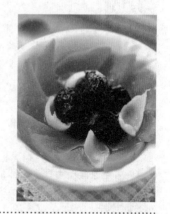

▶ 百合玉米炒西芹

[主料] 鲜百合2个，西芹3根，玉米粒150克。
[调料] 大蒜2瓣，盐、糖、鸡精各适量。

[做法]

❶ 鲜百合洗净，去掉褐色部分；西芹、玉米粒洗净，分别入滚水焯1~2分钟，捞起沥干待用；大蒜去皮洗净切片。

❷ 倒适量油入锅，爆香蒜片，下百合炒至断青。

❸ 将焯好的西芹和玉米粒加入锅内一起翻炒1分钟左右，加入少许清水，调入盐、糖、鸡精即可。

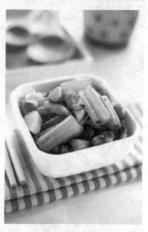

▶ 莲子百合红豆沙

[主料]

┌ 红豆500克
├ 干莲子30克
└ 干百合10克

[辅料]
┌ 陈皮
└ 冰糖适量

[做法]

❶ 红豆、莲子、百合分别洗净，提前清水泡浸2小时。

❷ 加水入锅，大火烧开后，先下红豆，等红豆煮滚后，下莲子、百合、陈皮一起煮至粥汤再次滚沸。

❸ 转小火继续慢熬至红豆软烂，汤汁渐干时，加入适量冰糖调味，再继续煮3~5分钟。如需冷食，则凉凉后冷藏2小时即可。

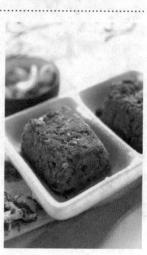

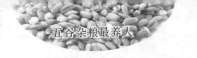
白果

● 敛肺平喘、止带缩尿

题解

白果，为银杏树的种子，故而又称为银杏子、公孙树子，既是一种常见的中药材，又是营养丰富的高级滋补品。白果具有益肺补气、保护血管、延缓衰老、增强记忆力等功效，多用来入菜煲汤或清炖食用，也可炒香直接吃。但都不宜食用过多，否则容易引起中毒，产生头痛、发热、抽筋、腹泻、呕吐等症状。

● 谷粮名片

名称：白果、银杏核、公孙树子、灵眼

性味：性平；味甘、苦、涩

归经：心、肺经

功能主治：哮喘多痰、带下病、遗尿

适宜人群：肺虚者、尿频者

产地分布

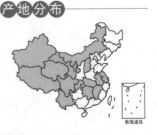

■ 主产地

江苏、广西、四川、山东等地

● 解析图

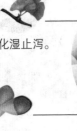

银杏叶

主益心敛肺、化湿止泻。

银杏仁

性平，味甘、苦、涩。
可平喘、止白浊。

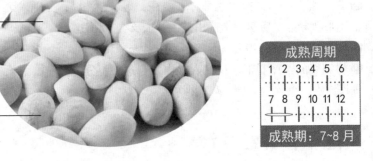

成熟周期
1 2 3 4 5 6
7 8 9 10 11 12
成熟期：7~8 月

【医家箴言】

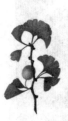

明 医学家 李时珍　银杏最早生于江南，因为叶子像鸭掌，所以又被当地人称为鸭脚。宋朝初期开始做贡品，因为它的形状像小杏，而核是白的，所以称为银杏，现在叫白果。白果二月开成簇的青白色的花，夜间二更开放，开了马上就落，所以人们很少看到。一根枝上可结百十来个果，经霜成熟，可捣烂去肉取其核做果品。核仁嫩时呈绿色，久了则会变黄。

【选购保存小妙招】

挑选

　　购买白果时，应挑选外壳光滑、洁白、新鲜，大小均匀，果仁饱满、坚实、无霉斑的优质白果。一般来讲，粒大、光亮、壳色白净的，品质新鲜，而外壳泛糙米色的，一般是陈货。也可以拿几个白果摇一摇，无声音的说明果仁饱满；有声音的，则可能是陈货或僵仁。

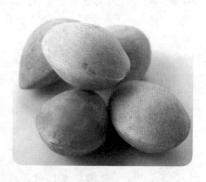

【药理作用】

　　白果具有抗菌作用，且果肉的抗菌能力强于果皮。据白果浸出液体外实验显示，白果汁、白果肉对体外堇色毛癣菌、星形奴卡氏菌等7种皮肤真菌均有一定的抑制作用。

　　在小鼠实验中，让老年小鼠口服白果浸出液12天后，小鼠脾脏组织的老年色素颗粒变得分散，数量减少，证明白果具有清除自由基、延缓衰老的作用。

【营养解析】

　　白果果仁含有丰富的营养元素，除一般的淀粉、蛋白质、脂肪、糖类外，还含有维生素C、核黄素、胡萝卜素、钙、磷、铁、钾、镁等微量元素，以及银杏酸、白果酚、五碳多糖、脂固醇等独有成分。具有很高的食用价值、药用价值和保健价值，对人体健康有着很好的保健作用。

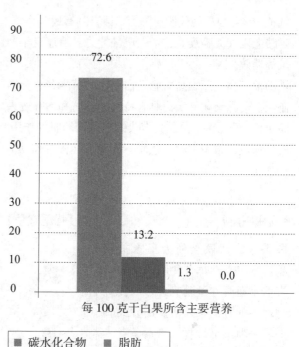

每 100 克干白果所含主要营养

■ 碳水化合物　■ 脂肪
■ 蛋白质　　　■ 膳食纤维

[单位：克]

【实用小偏方】

❶ 小儿腹泻：白果2个去皮研末，取鸡蛋一只打破一孔，装入白果末，蒸熟食之。

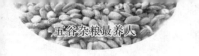

❷ 头面癣疮：生白果一枚，取其仁切断，反复擦于患处。

❸ 慢性淋浊、妇女带下及晕眩：白果仁200克炒熟去壳，淮山药200克，分别焙干后研为细末，混合均匀。米汤或温开水调服，每次10克，每日3~4次。

【专家提示】

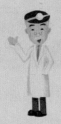

白果一般人均可食用，特别适宜肺虚者、尿频者以及体虚白带的女性，但有实邪者不可服用。

白果若食用不当易引起中毒，为了预防白果中毒，熟食、少食是根本方法。生食的使用量成人宜控制在5~7粒，小儿根据年龄体重掌握在2~5粒不等，隔4小时后方可再食。若熟食，则每次以20~30粒为宜，若去壳、去红软膜、去胚煮食，则再多吃一些也不易发生中毒反应。

【保健功效】

抵抗衰老：根据现代医学研究，银杏具有通畅血管、改善大脑功能、延缓老年人大脑衰老、增强记忆能力、治疗老年痴呆症和脑供血不足等功效。

辅助治疗高血压、高血脂：白果中的黄酮苷、苦内脂对脑血栓、高血压、动脉硬化等疾病具有特殊的预防和治疗效果。

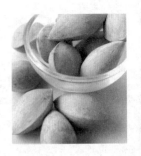

缩小便、止带浊：白果具有收缩膀胱括约肌的作用，对于小儿遗尿，气虚尿频，带下白浊，遗精不固等病症皆有辅助治疗的作用。

平喘止咳：白果益肺气，可宣肺镇咳。

【食用指南】

白果在宋代就被列为皇家贡品。日本人有每日食用白果的习惯，而西方圣诞节必备的食物之一就有白果。从食用方式上看，白果可炒食、烤食、煮食、配菜、做糕点、蜜饯、罐头、饮料以及酒等，其中尤以炖食、煮食最为滋补养人。

【搭配宜忌】

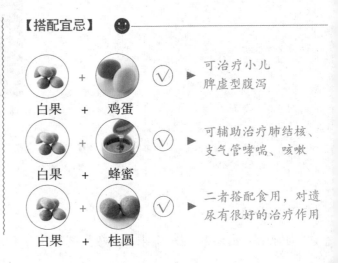

白果 + 鸡蛋 ✓ ▶ 可治疗小儿脾虚型腹泻

白果 + 蜂蜜 ✓ ▶ 可辅助治疗肺结核、支气管哮喘、咳嗽

白果 + 桂圆 ✓ ▶ 二者搭配食用，对遗尿有很好的治疗作用

五谷美食

▶ 白果炖鸡

[主料] 宰杀好的土母鸡 1 只，白果 300 克。

[调料] 枸杞子 30 克，红枣 15 粒，沙参 3 根，姜 1 小块，大葱 1 根，精盐少许。

[做法]

❶ 枸杞子、沙参洗净，红枣洗净去核；姜去皮拍扁，葱洗净切段。

❷ 鸡洗净，切大块，入沸水焯透捞出，冲洗干净浮沫、血污。

❸ 置锅旺火上，加足水后，放入鸡块、白果、生姜、葱段、枸杞子、沙参一起烧沸，然后转小火慢炖，直至鸡肉熟软，最后加入红枣再炖 1 小时调入精盐即可。

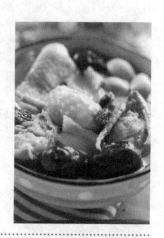

▶ 白果烧腐竹

[主料] 白果 18 颗，干腐竹 80 克。

[调料] 葱 1 段，姜 1 小块，高汤少许，干红辣椒、八角、老抽、生抽、盐各适量。

[做法]

❶ 白果敲去硬壳，开水烫去薄皮，剥出白果仁；腐竹掰断，冷水浸泡 1~2 小时至软，捞起冲洗干净后控干备用；姜洗净切片、葱洗净切末。

❷ 加油入锅，待油烧至 5 成热时，下白果和腐竹翻炒，加入盐、八角、姜片、干红辣椒及适量高汤、老抽和水，盖上锅盖中火焖煮。

❸ 焖煮至汁水快收干时，撒上葱花，出锅即可。

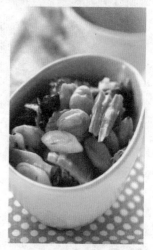

▶ 白果鲜奶雪梨汤

[主料]

白果 10 颗

雪梨 2 个

鲜牛奶 250 克

[辅料]

蜂蜜

白糖

湿淀粉各适量

[做法]

❶ 雪梨洗净去皮去核，切小块；白果去壳取肉，洗净备用。

❷ 注水入锅，烧开后，投入梨块、白果，煮至熟透。

❸ 加入牛奶、白糖搅拌匀，用湿淀粉勾芡，出锅放凉一会后，再加入适量蜂蜜调味即可。

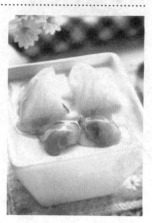

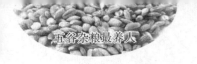

大枣

■ 益气补血、滋补容颜

题解

大枣，又叫红枣，是我国传统"五果"之一，起源于我国，至今已有八千多年的栽培历史。大枣可作为新鲜的时令水果，晒干后可入药，同时还可煲汤煮粥食用，是营养丰富的滋补圣品。民谚有"一日三枣，青春不老"之说，经常食用大枣，的确可起到抵抗衰老的作用，尤其适宜更年期女性及老年人食用。

● 谷粮名片

名称：大枣、红枣、山枣子

性味：性平；味甘

归经：脾、胃经

功能主治：贫血、脾胃湿寒

适宜人群：贫血者、神经衰弱者、月经不调者

产地分布

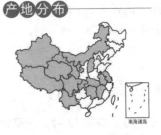

■ 主产地

山西、山东、四川等地

● 解析图

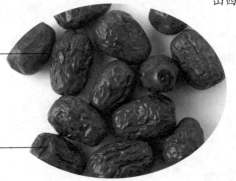

大枣叶

和葛粉同用，可治痱子疮。

三年枣核

主治腹痛邪气。

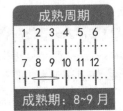

成熟周期					
1	2	3	4	5	6
7	8	9	10	11	12

成熟期：8~9 月

【医家箴言】

　　明 医学家 李时珍　密云所出的枣很小，但肉脆核细，味道十分甜美。晒干的枣叫干枣；切了再晒干的叫枣脯；煮熟后榨出的汁叫枣膏；蒸熟的叫胶枣，加糖和蜜拌蒸则更甜，加芝麻叶同蒸更润；胶枣捣烂后晒干即可得到枣油。

　　明 医学家 李时珍　现在的蒸枣多数用糖或蜜拌过，长期吃会损伤脾胃，助湿热。另外，枣子吃多了还会使牙齿变黄生虫。

【选购保存小妙招】

挑选

优质大枣个大均匀、果形短壮圆整，皱纹少，皮色呈紫红色，有较浅的痕迹。若果皮皱纹多，痕迹深，果形凹瘪，则质量较差；若红枣的蒂端有穿孔或黏有咖啡色或深褐色的粉末，说明已被虫蛀了，不宜购买。买时也可直接品尝，枣肉细腻香甜的则为佳品。

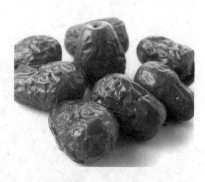

【药理作用】

据国外的一项临床研究显示：连续食用大枣的病人健康恢复要比单纯吃维生素药剂者快3倍以上。其原因除了大枣所含营养丰富外，还在于大枣含有一种叫环磷酸腺苷的物质，这种物质对人体细胞能量代谢有着重要作用，能够增强体力、消除疲劳、扩张血管、增加心肌收缩力、改善心肌营养等，从而有助于健康恢复。

【营养解析】

大枣富含蛋白质、脂肪、糖类、胡萝卜素、B族维生素、维生素C、维生素P等营养物，其中尤以维生素C的含量丰富，素有维生素王之美称。大枣中还含有树脂、黏液质、香豆素类衍生物、儿茶酚、鞣质、挥发油、13种氨基酸及钙、磷、铁、硒等36种微量元素。

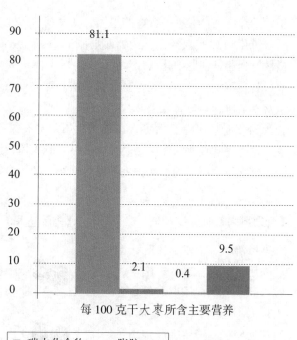

每100克干大枣所含主要营养

■ 碳水化合物　■ 脂肪
■ 蛋白质　　　■ 膳食纤维

[单位：克]

【实用小偏方】

❶ 心烦失眠：大枣20个，葱白7根，同煎汤，睡前服用。

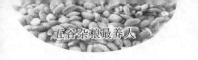
❷腹泻：大枣 10 个，薏米 20 克，干姜 3 片，山药 30 克，糯米 30 克，红糖 15 克，同煮粥服食。

❸月经不调：大枣 20 个，益母草、红糖各 10 克，水煎服，每日 2 次。也可用大枣 5 个，生姜 2 片，桂圆肉适量，一起煮汤食用，每日 1 次，连服数日。

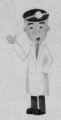

【专家提示】

　　大枣一般人皆可食用，尤其适宜气血不足、营养不良、胃虚食少、脾虚便溏、心慌失眠、贫血头晕、血小板减少者；心血管疾病患者、慢性肝病肝硬化患者、支气管哮喘、过敏性鼻炎、过敏性湿疹以及各种癌症患者也可将其作为食疗食物。

　　但腹部胀满、痰浊偏盛、肥胖病、糖尿病患者应少食；急性肝炎湿热内盛者以及患疳积和寄生虫病的小孩应忌食。

【保健功效】

辅助治疗肝炎：大枣中含有的果糖、低聚糖、酸性多糖等可保肝护肝；维生素 C 能减轻化学药物对肝脏的损害，从而起到辅助治疗慢性肝炎和早期肝硬化的疗效。

改善骨质疏松、贫血：大枣富含钙和铁，对改善中老年人骨质疏松及女性贫血均有显著效果。

辅助治疗高脂血症：大枣含有的维生素 P 具有维持毛细血管通透性、预防动脉硬化的作用；皂类物质可调节人体代谢、降低血糖和胆固醇含量；芦丁则可保护毛细血管通畅、防止血管壁脆性增加。

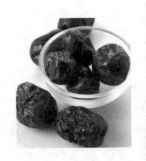

【食用指南】

大枣可鲜吃、干吃、生吃，也可以用来煮粥、煲汤、泡茶、做甜品、蒸糕、做点心等。生吃时，应注意将枣肉尽量嚼碎，否则易使枣皮滞留在肠道中；熟吃时，最好能将枣皮也一起烹饪。嚼食干枣后要及时刷牙，以免出现黄牙和蛀牙。

【搭配宜忌】

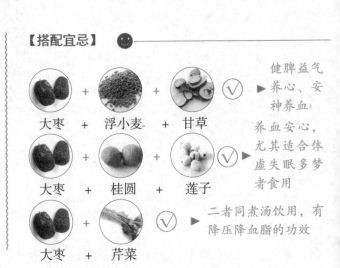

大枣 + 浮小麦 + 甘草 ✓ 健脾益气 ▶ 养心、安神养血

大枣 + 桂圆 + 莲子 ✓ 养血安心，▶ 尤其适合体虚失眠多梦者食用

大枣 + 芹菜 ✓ 二者同煮汤饮用，有 ▶ 降压降血脂的功效

五谷美食

▶ 红枣银耳莲子羹

[主料] 干银耳 30 克，红枣 20 克，莲子 20 克，枸杞子 10 克。
[调料] 冰糖适量。

[做法]

❶ 银耳提前清水浸泡 4~6 小时，去蒂，撕小块；莲子温水浸泡 1 小时左右，去衣；红枣温水泡开，去核；枸杞子冲洗干净。
❷ 将各原料一齐放入高压锅内，加好水后，小火焖煮半小时左右。
❸ 高压锅下气后再利用余热继续焖 1 小时，开盖后加入适量冰糖调味即可。

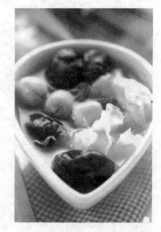

▶ 红枣绿豆炖排骨

[主料] 排骨 350 克，红枣 50 克，绿豆 50 克。
[调料] 姜 10 克，盐、鸡精、糖各适量。

[做法]

❶ 排骨剁小块，入滚水焯 15 分钟，滤去浮沫和血污，冲洗干净。
❷ 绿豆淘净，清水浸泡 2 小时；红枣洗净去壳；姜切片。
❸ 在锅内放入排骨、姜片、绿豆、红枣，加好水，大火烧开后转中火煲 45 分钟，加盐调味即可。

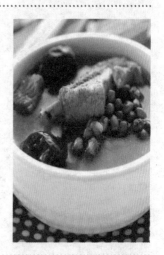

▶ 红枣枸杞子茶

[主料]

红枣 2~3 个

枸杞子 10 克

[辅料]

冰糖适量

[做法]

❶ 红枣、枸杞子洗净，清水泡开。
❷ 注水入锅，将泡开的红枣、枸杞子一同放入锅中，大火煮开。
❸ 放入冰糖，转小火继续慢煮 5 分钟，出锅即可。

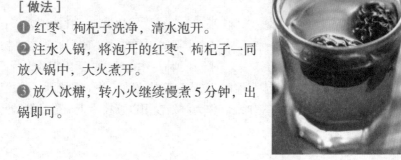

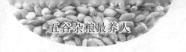

桂圆

● 安神明目、补益气血

题解

桂圆，也称为龙眼，是热带及亚热带地区的著名特产。因其对环境比较挑剔，世界上能种植龙眼的地方有限，目前栽种有龙眼的国家有泰国、越南、老挝、缅甸、斯里兰卡、印度等，我国则主要集中分布于广西、广东、福建和台湾等地。我国民间历来就有"南桂圆，北人参"的说法，可见其滋补功效非同一般。

● 谷粮名片

名称：桂圆、龙眼、益智
性味：性平；味甘
归经：心、肝、脾经
功能主治：贫血、神经衰弱、胎动
适宜人群：神经衰弱者、失眠、记忆力低下者

产地分布

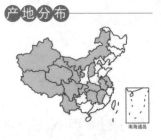

■ 主产地
两广、福建、台湾、海南等地

● 解析图

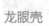

龙眼叶
性平，味甘、淡，主泻火解毒。

龙眼壳
性温，味甘，主治心虚头晕、耳聋、眼花。

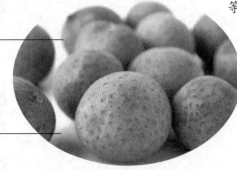

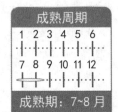

成熟周期
1 2 3 4 5 6
7 8 9 10 11 12
成熟期：7~8 月

【医家箴言】

宋 医药学家 苏颂 现在闽、广、蜀地出产荔枝的地方都有生长。它的树可高达5~8米，枝叶像荔枝但更小一些，冬季也不凋零。春末夏初开细白花。果实七月成熟，每枝可结二三十颗，如葡萄作穗状。桂圆果实外形为圆状，大小如弹丸，壳呈青黄色，有鳞甲纹。肉质比荔枝要薄一些，多浆汁，甘甜如蜜。

明 医学家 李时珍 作为鲜果食用以荔枝为贵，强身健脑药用则以龙眼为佳。

【选购保存小妙招】

挑选

挑选新鲜桂圆时，以果壳柔软且富有弹性、颜色稍浅、形状滚圆、均匀，剥开后肉质晶莹透明或半透明、味甜、核小者为佳。

挑选干桂圆时，要注意有无霉变和虫蛀。若外壳蒂口发白，有少数白霉花则说明里边果肉也已经发霉；也有外壳完好但果肉已霉变的，皆不能购买。

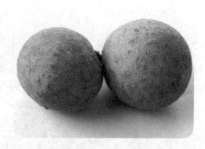

【药理作用】

根据体外试验发现，龙眼肉提取液有一定的抗自由基及提高细胞免疫功能的作用。龙眼中所含的龙眼多糖有助于清除活性氧自由基，延缓衰老。但抑制肝微粒体脂质过氧化物的作用呈双相性，即在一定剂量范围内，随着龙眼剂量的增加抗脂质过氧化作用也会增强，但剂量达到一定程度后会出现减弱现象，直至降低到与对照组没有差别。

【营养解析】

桂圆主要含有碳水化合物、蛋白质、脂肪、钙、磷、铁以及硫胺素、核黄素、烟酸、抗坏血酸等营养素。其中碳水化合物主要以葡萄糖、蔗糖的形式存在，所以吃起来很甜。干桂圆中的蛋白质、碳水化合物及矿物质含量明显提高，但受加工影响，抗坏血酸含量会有所下降。

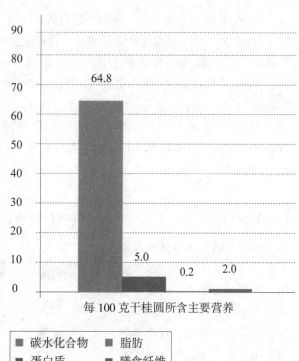

每 100 克干桂圆所含主要营养

■ 碳水化合物　　■ 脂肪
■ 蛋白质　　　　■ 膳食纤维

[单位：克]

【实用小偏方】

❶ **体弱、妇女产后体虚**：桂圆肉30克捣烂，加白糖少许，一同蒸至稠膏状，分2次沸水冲服用。

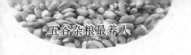

❷心脾两虚，食欲不振，心悸：桂圆肉 5 克，莲子 30 克，大枣 10 个，水煎服。

❸急性胃肠炎：干桂圆肉适量，研为细末，温水送服，每次 25 克。

❹脾虚引起的泄泻：桂圆肉 20 克，白术 10 克，水煎服，早晚各 1 次。

【专家提示】

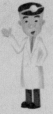

桂圆一般人均可食用，尤其适宜体质虚弱、气血不足、脾虚食少、心脾血虚、失眠多梦、惊悸不安、记忆力低下者以及体虚的老人和面色萎黄、无血色的妇女食用。

虽然桂圆理论上有安胎功效，但妇女怀孕后，大都阴血偏虚，阴虚则生内热。中医主张胎前宜凉，桂圆过食则生热，故孕妇应慎食。此外胃热有痰者、心肺火盛者及气膈郁结者皆应忌食。

【保健功效】

补虚强身：桂圆含有葡萄糖、蔗糖、蛋白质、脂肪、B 族维生素、维生素 C、磷、钙、铁等多种营养成分，具有很强的补益作用，尤其适合产后虚弱、病后体虚者食用。

安神补血：中医认为桂圆有壮阳益气、补益心脾、养血安神的功效，对贫血、心悸、失眠、健忘、神经衰弱等均有一定的辅助治疗作用。

防治子宫癌：研究发现，桂圆对子宫癌细胞的抑制率超过 90%，因此女性尤其是更年期的女性经常食用一些桂圆可起到预防子宫肿瘤的作用。

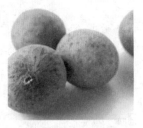

【食用指南】

新鲜桂圆于盛夏季节开始大量上市，可直接作为时令水果食用，既简便又能最大限度地减少营养流失；另外也可用来榨汁、做营养豆浆等。其他季节则以干桂圆为主，可将其用来煮粥、煲汤、泡茶、做菜或做成甜品、糖水、点心食用。

【搭配宜忌】

桂圆 + 生姜 ✓ ▶ 健胃养胃、补血养血

桂圆 + 芡实 + 莲子 ✓ ▶ 有助于益气补血，养心安神，健脾

桂圆 + 酸枣仁 ✓ ▶ 安神静心，可辅助治疗心悸等症

五谷美食

▶ 桂圆红枣饭

[主料]　糯米 300 克，红豆 50 克，干桂圆肉 10 枚，干红枣 10 枚。

[调料]　白糖、油适量。

[做法]

❶ 糯米淘洗干净，清水浸泡 1 小时；红豆淘洗净，清水浸泡 4 小时；桂圆肉温水泡开；红枣泡开去核。

❷ 加油入锅，待油四成热时，将糯米倒入翻炒，接着下红豆、桂圆肉、红枣和白糖，翻炒均匀。

❸ 加入适量清水，大火边煮边适当搅拌，煮至水与米持平时，转小火焖 30 分钟即可。

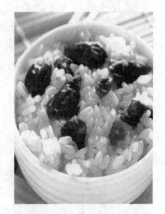

▶ 桂圆山药粥

[主料]　山药 100 克，粳米 50 克，干桂圆肉 15 枚。

[调料]　白糖少许。

[做法]

❶ 粳米淘洗干净，提前浸泡半小时；桂圆肉温水泡开；山药去皮，洗净，切薄片。

❷ 注水入锅，大火烧开后，将山药片与桂圆肉、粳米一同倒入锅内，煮滚沸后，转小火继续再煮半小时。

❸ 加入适量白糖，搅拌均匀后起锅即可。

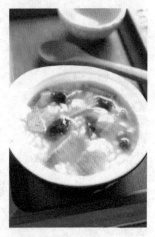

▶ 桂圆红枣鸡蛋糖水

[主料]

干桂圆 15 枚
黄芪 100 克
小红枣 15 粒
鸡蛋 1 个

[辅料]

冰糖适量

[做法]

❶ 干桂圆温水泡开；红枣去核，洗净；鸡蛋煮熟，投凉后剥壳待用。

❷ 加水入锅，大火煮开，下桂圆肉、红枣和黄芪同煮，待汤滚沸后转小火炖煮约 90 分钟。

❸ 加入冰糖和去壳的煮鸡蛋，继续小煮至冰糖全部融化即可。

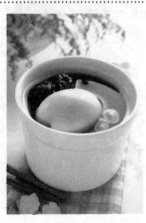

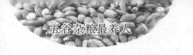

酸枣

● 开胃健脾、安神敛汗

题解

　　酸枣又名棘子、野枣、山枣，自古野生于我国，目前多分布于河北、河南、陕西、辽宁等地区。其果实呈圆形、扁圆形或椭圆形，果皮颜色为红色或紫红色，果肉较薄，味道酸甜可口。酸枣相较之于其他水果，含有更丰富的维生素C，除鲜食外，还可加工为饮料、小食品，常见的有酸枣汁、酸枣酒、酸枣糕等。

● 谷粮名片

名称：酸枣、酸枣棘、野枣、棘

性味：性平；味酸

归经：心、肝经

功能主治：脾虚少食、盗汗、失眠

适宜人群：脾胃虚弱者、神经衰弱者

产地分布

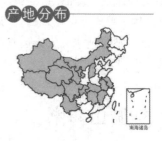

■ 主产地

河北、河南、陕西、辽宁、等地

● 解析图

酸枣叶

主治心腹寒热、四肢酸痛湿痹。

酸枣仁

性平，胃酸，主除热，利小便。

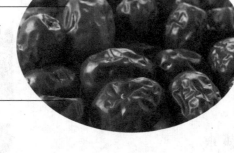

成熟周期					
1	2	3	4	5	6
7	8	9	10	11	12

成熟期：8~9月

【医家箴言】

　　明 李时珍 《本草纲目》 崇阳子说，酸枣树很高，可长至数米，直径一般为20~50厘米，锯开后，木质纹理极细。酸枣树木质坚硬且重，可以用来制作车轴、钥匙、筷子等。它的树皮细且硬，纹理像蛇的鳞纹一样。酸枣果实成圆状，很小，味道很酸，枣核微圆，颜色红得像朱丹一样。酸枣肉吃起来酸滑鲜美，山里人拿来当果品。经常服用可安五脏、轻身延年。

【选购保存小妙招】

挑选

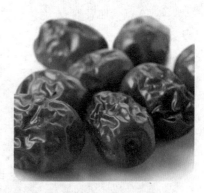

购买酸枣时，应注意选择外形和鲜枣差不多但比鲜枣略小，大小均匀，表皮光滑、鲜亮，颜色呈翠绿色或枣红色或二者间杂的新鲜酸枣。如果外皮已经变暗则说明不新鲜了，不宜再购买。也可以直接品尝味道，优质的酸枣果肉疏松，味道酸中带甜，回味悠远。

【药理作用】

据小鼠、家猫、家兔实验表明，酸枣仁煎剂具有镇静催眠的作用。无论是正常状态还是咖啡因引起的兴奋状态，注射酸枣仁煎剂后，均表现出抑制活动、延长睡眠的特性。

从酸枣叶中可提取出一种叫作"酸叶酮"的物质，是治疗冠心病的良药，同时酸枣叶中所含有的芦丁对心血管也有很强的保健作用。

【营养解析】

　　酸枣营养丰富，除了像其他水果一样含有蛋白质、维生素、碳水化合物以及钾、钠、铁、锌、磷、硒等多种微量元素外，还含有大量的维生素C，其含量之丰富，是红枣的2~3倍、柑橘的20~30倍，并且在人体中的利用率可达到86.3%，可迅速而有效地帮助人体补充维生素C。

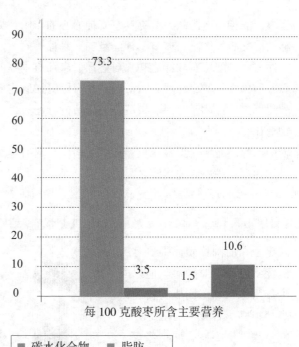

每100克酸枣所含主要营养

■ 碳水化合物　　■ 脂肪
■ 蛋白质　　　　■ 膳食纤维

[单位：克]

【实用小偏方】

❶ 神经衰弱：酸枣仁3~6粒，研为细末，加糖温水冲调饮用，睡前服用。

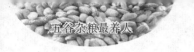
❷胆虚不眠：酸枣仁50克，炒香后捣为细末。每次10克，竹叶汤送服。也可用酸枣仁、人参各50克，加辰砂25克，乳香12克，同研为细末后加蜂蜜调为药丸服用。

❸盗汗：酸枣仁、人参、茯苓各30克，同研为末，每次5克，米汤送服。

【专家提示】

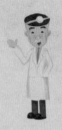

酸枣一般人皆可食用，尤其可作为神经衰弱、心脏病、心烦失眠、多梦、盗汗者的日常食疗品；同时脾虚食少、食欲下降、形体消瘦、面色委顿、头发枯黄的人也可多食用一些酸枣小食品或饮用适量的酸枣饮料。尤其是夏季，适当地喝一些酸枣汁，具有很好的消暑作用。但在购买酸枣饮品时，注意不要购买味道过甜的产品，尽量保持原有风味最好。

【保健功效】

宁心、安神：中医认为酸枣具有安神静心的作用，临床上常用它来辅助治疗心烦失眠、多梦、神经衰弱、易惊等病。

治疗盗汗：酸枣有敛汗之功，对盗汗、自汗有很好的治疗作用。

养肝、健脾：酸枣味酸，入肝经，具有保肝护肝之效；此外，酸枣酸甜可口，可刺激唾液、胃液等消化酶的分泌，促进食欲，帮助食物消化。

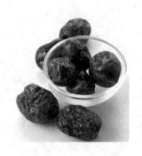

辅助治疗高血压：据临床试验证明，酸枣仁具有连续降压的作用，可作为高血压患者的食疗之品。

【食用指南】

酸枣上市时间极短，很少有人能经常吃到新鲜酸枣。但以酸枣作为原料加工而成的食品饮品却很多。常见的有酸枣汁、酸枣酒、酸枣糖、酸枣酱等，皆可促进消化、安神养心。还有用酸枣粉配制的香醋、酱油等，酸甜可口，清爽宜人。

【搭配宜忌】 ☺

酸枣 ＋ 茯苓 √ ▶ 可起到镇定、安养心神的作用

酸枣 ＋ 地黄 ＋ 粳米 √ ▶ 三者煮粥服食可治疗骨蒸、心烦

酸枣 ＋ 甘草 √ ▶ 可治疗虚劳、烦躁、失眠

五谷美食

▶ 酸枣仁粥

［主料］ 酸枣仁 12 克，柏子仁 12 克，桂圆肉 15 克，粳米 50 克。

［做法］

❶ 酸枣仁、柏子仁、桂圆肉冲洗干净；粳米淘净，清水浸泡半小时。

❷注水入锅，大火烧开后下米煮至滚沸。

❸ 投入酸枣仁、柏子仁、桂圆肉同煮，待粥汤再次滚沸后，转小火继续煮半小时即可。

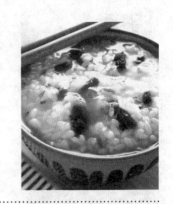

▶ 桂圆山药粥

［主料］ 芡实米 12 克，酸枣仁 10 克，桂圆 10 克。

［调料］ 白糖适量。

［做法］

❶ 酸枣仁炒香捣碎，用纱布包好；芡实米淘净，清水浸泡半小时；桂圆肉洗净。

❷注水入锅，大火烧开后，下芡实米。

❸待芡实米煮至滚沸后加入酸枣仁纱袋和桂圆同煮半小时，调入适量白糖，取出酸枣仁纱袋即可。

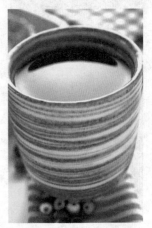

▶ 桂圆红枣鸡蛋糖水

［主料］

┌ 酸枣 200 克
│ 白糖 50 克
└ 蜂蜜 50 克

［辅料］

┌ 桂花 50 克

［做法］

❶ 酸枣洗净，滚水煮 10 分钟，捞出，去皮去核。

❷将酸枣肉用搅拌机打碎，拌入白糖、蜂蜜、桂花，再次打碎搅拌均匀。

❸将打好的酸枣肉摊开晾干，或放入烤箱低温烘烤干后取出即可。

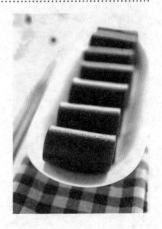

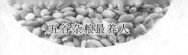

开心果

● 补血明目、延年益寿

题解

开心果，也称为阿月浑子、无名子或美国花生，外形酷似白果，与白果不同的是成熟后会自然裂开一条缝。其原产于伊朗，现多分布于意大利、土耳其等地中海沿岸各国及美国西南部、加利福尼亚州，我国开心果种植历史很早，但分布较为零散，主要集中于新疆天山以南的喀什和田、阿克苏等地。

谷粮名片

名称：开心果、阿月浑子、无名子、胡榛子
性味：性温；味辛、涩
归经：脾、肾经
功能主治：咳喘、水肿、便秘
适宜人群：老年人、便秘者、神经衰弱者

产地分布

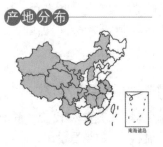

■ 主产地
新疆等地

解析图

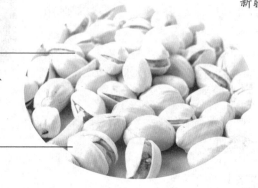

开心果衣
性温，味辛，可抗氧化、保护视力。

开心果木皮
性大温，味辛，主治肾虚阳痿。

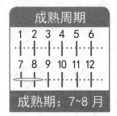

成熟周期

1	2	3	4	5	6

7	8	9	10	11	12

成熟期：7~8月

【医家箴言】

元 太医 忽思慧　食用开心果可调中顺气，解郁除忧。

明 医学家 李时珍　阿月浑子生长在西域各地，跟胡榛子是同一树种。一年生的叫胡榛子，两年生的叫阿月浑子。徐表《南州记》中说，无名树生长在岭南山谷，它的果实像榛子，当地人称作无名子，波斯国称它为阿月浑子。

清 医家 赵学敏　开心果可以滋润肺肠、平定咳喘、经常食用对人体很有好处。

【保健功效】

保护心脏：开心果富含精氨酸，可以缓解动脉硬化，降低血脂，减低心脏病发作危险，降低胆固醇，缓解急性精神压力反应等。

抵抗炎症：开心果中的生物活性物质具有抗炎作用，而开心果油则可以抗菌、帮助消退炎症。

保护视网膜：开心果中富含的花青素和叶黄素，不仅可以抗氧化，而且还具有保护视网膜的作用。

润肠通便：因为开心果含有大量油脂，因此有助于润肠通便，及时排出体内毒素。

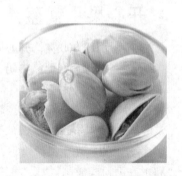

【营养解析】

开心果是高营养食品，除了含有大量不饱和脂肪外，还含有丰富的碳水化合物、蛋白质、维生素A、叶酸、烟酸、泛酸以及铁、磷、钾、钠、钙等微量元素。微量矿物质元素中，又以钾和磷的含量最高，尤其是钾元素的含量超出水果中钾含量最高的香蕉三倍多，可作为人体钾来源的一大补充。

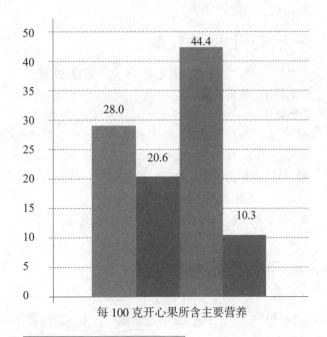

每100克开心果所含主要营养

■ 碳水化合物　■ 脂肪
■ 蛋白质　　　■ 膳食纤维

[单位：克]

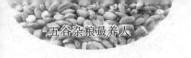

五谷美食

▶ 开心果小锅盔

[主料]　面粉 300 克，开心果、花生各 30 克，芝麻适量。

[调料]　酵母、红糖、牛奶、猪油、盐各适量。

[做法]

❶ 面粉加水调和，加入适量酵母、猪油、糖及牛奶揉匀，静置发酵。发酵好后将面团取出排气，放置 15 分钟后分成基本等重的小面团。

❷ 将开心果、花生微微烤香，压为粗粒，加入红糖、芝麻、猪油和少许面粉揉成馅料团。将馅料包入分好的小面团内，封好，滚圆压平。

❸ 将压平的小面饼上锅蒸约 10 分钟，焖 2 分钟；然后取出用小火油煎至金黄色即可。

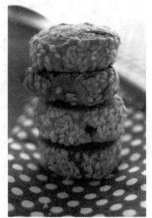

▶ 松仁开心果豆浆

[主料]　松仁 25 克，开心果 25 克，黄豆 50 克。

[调料]　蜂蜜适量。

[做法]

❶ 黄豆洗净，提前清水浸泡 6~8 小时；开心果和松子去壳，温水浸泡半小时。

❷ 将浸泡好的黄豆、松仁、开心果仁一起放入豆浆机中，添加清水至上下水位线之间，按下豆浆键。

❸ 待豆浆机提示做好后，将豆浆过滤倒出，加入适量蜂蜜调味即可。

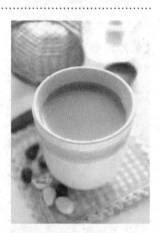

▶ 开心果蜜柚沙拉

[主料]

开心果 30 粒
蜜柚一半
红腰豆 1 大勺
生菜心 2 小颗
胡萝卜丁
甜玉米粒
甜豌豆适量

[辅料]

浓缩橙汁
沙拉酱适量

[做法]

❶ 开心果剥壳；生菜清洗控干、撕碎；蜜柚去皮掰成小块；红腰豆煮熟沥干。

❷ 加水入锅，大火烧开后，放入胡萝卜丁、甜玉米粒及甜豌豆焯水断生，捞起凉凉。

❸ 将沙拉酱加入适量浓缩橙汁，调制为橙味沙拉酱，淋入除开心果外的食材，拌匀后撒上开心果即可。

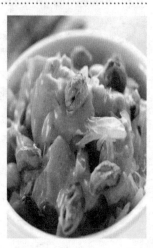

附录1 人体所必需的七大营养元素表

营养元素		功能	食物来源
碳水化合物		1.提供能量 2.是组织细胞的重要组成成分	全麦、谷物、豆类、蔬菜、水果、奶制品
蛋白质		1.提供能量 2.构成组织和细胞 3.更新和修补组织细胞，参与物质代谢及生理功能调控	肉类、鱼类、蛋类、豆类、谷类、牛奶、白菜等
维生素	维生素A	1.维护上皮细胞的健康及增进免疫功能 2.预防眼干燥症、夜盲症	鱼肝油、动物肝脏、胡萝卜、油菜、菠菜、韭菜等
	维生素B₁	1.防治脚气病 2.保证热能代谢正常进行，助长发育，预防神经炎	米糠、麦麸、小米、绿豆、黄豆、花生、酵母、肝脏、肉类等
	维生素B₂ （核黄素）	1.维持皮肤、口腔和眼的健康 2.防治口角溃疡、舌炎、唇炎等病	猪肝、鸡肝、鹌鹑蛋、菠菜、小米等
	烟酸 （维生素B₃）	1.机体组织辅酶的主要成分 2.维护皮肤、消化道及神经功能	动物肝脏、鸡肉、鸭肉、酵母、花生等
	腺嘌呤 （维生素B₄）	促进白细胞增生，防治各种原因引起的白细胞减少症，包括化疗引起的白细胞减少症	蛋类、猪肝、动物的脑、啤酒酵母、麦芽、大豆等
	遍多酸 （维生素B₅）	1.制造抗体 2.维护头发、皮肤及血液健康	酵母、谷物、动物肝脏、牛奶、豆浆、绿叶蔬菜等
	维生素B₆	1.是作用于氨基酸的辅酶 2.预防妊娠呕吐、放射病呕吐等	全麦、豆类、酵母、肝脏、肉、鱼、蛋、花生等

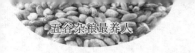

营养元素		功能	食物来源
维生素	叶酸（维生素 B₉维生素 M）	1.促进骨髓幼细胞成熟，对孕妇尤其重要 2.预防红细胞性贫血以及白细胞减少症	全麦、肝脏、菠菜、豆荚、西红柿、酸枣、腰果等
	维生素 B₁₂（钴胺素）	1.参与制造骨髓红细胞，防止恶性贫血 2.防止大脑神经受到破坏	蛋奶、乳酪、肉类、鱼类、蛤类、动物肝脏、肾脏等
	维生素 C	1.促进营养代谢，参与胶原蛋白合成，抗衰 2.防治坏血病，预防动脉硬化等	樱桃、红椒、柿子、草莓、青花菜、甘蓝、柠檬等
	维生素 D	帮助钙、磷吸收，促进牙齿和骨骼发育，预防佝偻病	鱼肝油、牛奶、蛋黄、奶酪、蘑菇等
	维生素 E	1.抗氧化，延缓细胞衰老 2.促进性器官成熟及胚胎发育	花生、核桃、芝麻等坚果类及瘦肉、乳类等
	维生素 K	参与凝血因子合成，预防出血性疾病	莴苣、海藻、奶、肝脏等
	维生素 H(生物素)	1.帮助合成维生素 C 2.维护皮肤组织完整和健全	草莓、葡萄、糙米、牛奶、牛肝、啤酒、瘦肉等
	维生素 P	防止维生素 C 被氧化，增强维生素 C 效果	橙、柠檬、杏、荞麦粉等
	维生素 T	帮助血液的凝固和血小板的形成	芝麻、蛋黄等
	维生素 U	防治胃溃疡及十二指肠溃疡	甘蓝、莴苣、卷心菜等
脂类	脂肪（脂肪酸和甘油的化合物）	1.氧化提供能量 2.储存能量 3.促进脂溶性营养素的吸收	花生油、豆油、菜油、麻油、猪油；核桃、杏仁、开心果、松子、花生等坚果；鸡蛋、鸭蛋、牛奶、肥肉等
	类脂（磷脂、糖脂、胆固醇等）	1.作为细胞膜结构的基本原料 2.参与激素合成	

营养元素		功能	食物来源
膳食纤维		1.改善肠道状况 2.调节脂类、糖类代谢，帮助控制体重 3.调节酸碱体质	糙米、全麦、玉米、燕麦、胡萝卜、豆类、薯类、蘑菇、银耳、海带等
（无机盐矿物质）	钙	1.保持心脏、神经健康；止血 2.防止肌肉收缩，促进骨骼和牙齿生长	乳类制品、虾皮、海带、豆类、杏仁、绿叶蔬菜等
	磷	1.维持心脏规律跳动 2.保护骨骼、牙齿，预防软骨病	动物肝脏、猪脑、羊脑、鸡蛋、鸭蛋、鹌鹑蛋等
	镁	1.有助于肌肉放松 2.可治疗经前综合征	麦芽、腰果、葡萄干、花生、大蒜、螃蟹等
	铜	造血、软化血管、促进细胞生长	腰果、蚕豆、黑麦、内脏等
	铁	血红蛋白的组成成分	蛋黄、紫菜、猪肝、桂圆等
	锌	1.促进身体、神经、大脑生长发育 2.调节睾丸和卵巢等器官的激素的分泌	鱼类、瘦肉、猪肝、蛋黄、豆类、小米、萝卜等
	钠	1.保持体内水分平衡，防止脱水 2.有助神经活动和肌肉收缩	泡菜、橄榄、火腿、芹菜、卷心菜、红芸豆等
	钾	1.帮助细胞营养代谢 2.调节血糖	芹菜、白色菜花、南瓜、小黄瓜、萝卜、蜂蜜等
	硒	抗氧化、抗癌、增强免疫力	海鲜、蘑菇、大蒜、白果等
	碘	预防甲状腺肿大、痴呆等	海带、紫菜、加碘盐等
	锰	维持正常脑功能；改善机体造血功能	糙米、核桃、土豆等
	铬	参与糖代谢，预防动脉硬化	牛肉、黑胡椒、肝脏等
水		1.营养物质的溶剂和运输的载体 2.调节体温和润滑组织	水果、蔬菜、豆浆、牛奶、谷类、薯类、肉类等

附录 2 中国居民膳食宝塔

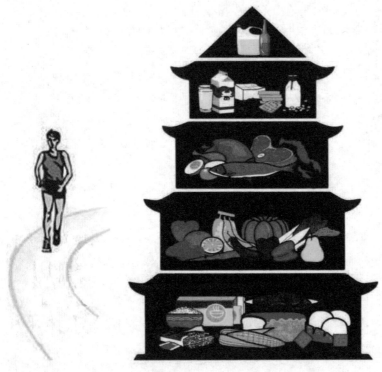

油脂类
25 克（0.5 两）

奶类及奶制品
100 克（2 两）
豆类及豆制品
50 克（1 两）

兽禽肉类
50　100 克
（1 两　2 两）
鱼虾类
50 克（1 两）
蛋类
25　50 克
（0.5 两　1 两）

蔬菜类
400　500 克
（8 两　1 斤）
水果类
100　200 克
（2 两　4 两）

谷类
300　500 克
（6 两　1 斤）

膳食宝塔要点提示

　　膳食宝塔没有建议每日糖的摄入量，因为目前我国居民平均摄入糖分的量还不多，对健康的影响还不大。但为了防止龋齿，尤其成长期的儿童、青少年不应吃太多的糖和含糖高的食品及饮料。

　　膳食宝塔图增加了水的形象，强调足量饮水的重要性。具体的饮水量可受年龄、环境温度、身体活动等因素的影响，一般情况在温和气候条件下，轻体力活动的成年人每日至少饮水 1200 毫升（约 6 杯）；若在高温或强体力劳动的条件下，则应适当增加。饮水应少量多次，主动饮水，不要感到口渴时再喝水。

　　膳食宝塔还增加了运动的形象。目前我国大多数成年人身体活动不足或缺乏体育锻炼，膳食宝塔提示养成天天运动的习惯，建议成年人每天进行累计相当于步行 6000 步以上的身体活动，如果身体条件允许，最好进行 30 分钟中等强度的运动。

　　饮酒问题在后面的《中国居民膳食指南》中加说明。

附录 3　中国居民膳食指南

　　中国居民膳食指南包括一般人群膳食指南和特定人群膳食指南两大部分。

　　一般人群膳食指南适用于 6 岁以上的正常人群。

　　特定人群膳食指南是根据各人群的生理特点及其对膳食营养需要而制定的,包括孕妇、乳母、婴幼儿、学龄前儿童、儿童青少年和老年人群等。

一般人群膳食指南
1.食物多样,谷类为主,粗细搭配
食物的多样包括谷类、薯类、豆类、坚果、动物性食物、蔬菜、水果、菌藻类以及植物油、淀粉、食用糖和酒类等。其中以谷物为主,一般成年人每天摄入 250~400 克为宜。注意粗细搭配是指每天最好能吃 50~100 克的粗粮食品
2.多吃蔬菜、水果和薯类
指南推荐我国成年人每天吃蔬菜、水果各 200~500 克,薯类 50~100 克
3.每天吃奶类、大豆或其制品
指南建议每人每天饮奶或食用奶制品 300 克,豆制品 30~50 克
4.常吃适量的鱼、禽、蛋和瘦肉
推荐成人每日摄入量:鱼虾类 50~100 克;畜禽肉类 50~75 克;蛋类 25~50 克
5.减少烹调油用量,吃清淡少盐膳食
建议每人每天烹调油用量不超过 30 克;食盐摄入量不超过 6 克
6.食不过量,天天运动,保持健康体重
建议不要吃到十成饱;同时最好每天能进行 30 分钟中等强度的运动
7.三餐分配要合理,零食要适当
建议每日早餐不晚于 8:30,晚餐不晚于 8:00;并且早餐能量不超过全天的 30%
8.每天足量饮水,合理选择饮料
建议每天六杯水,饮料则尽量选择豆乳饮品或纯果汁饮料
9.如饮酒应限量
建议成年男性一天饮用酒的酒精量不超过 25 克,成年女性则不超过 15 克
10.吃新鲜卫生的食物
包括采购、保存、烹饪三个环节都要注意保证食物的健康卫生

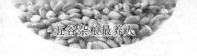
学龄前儿童膳食指南

1. 食物多样，谷类为主

2. 多吃新鲜蔬菜和水果

3. 经常吃适量的鱼、禽、蛋、瘦肉

4. 每天饮奶，常吃大豆及其制品

5. 膳食清淡少盐，正确选择零食，少喝含糖高的饮料

6. 食量与体力活动要平衡，保证正常体重增长

7. 不挑食、不偏食，培养良好饮食习惯

8. 吃清洁卫生、未变质的食物

注：学龄前儿童的饮食比起一般居民的饮食来，除了保证多样化外，还要注意有意养成孩子不挑食的习惯；此外，控制儿童对零食的选择也很重要

中国儿童青少年膳食指南

1. 三餐定时定量，保证吃好早餐，避免盲目节食

2. 吃富含铁和维生素C的食物

3. 每天进行充足的户外运动

4. 不抽烟、不饮酒

注：青少年时期正是人体生长发育的重要期，此时不可为了盲目的减肥而节食，均衡的营养和充足的运动对这一时期的成长同样重要

中国老年人膳食指南

1. 食物要粗细搭配、松软、易于消化吸收

2. 合理安排饮食，提高生活质量

3. 重视预防营养不良和贫血

4. 多做户外活动，维持健康体重

注：老年人的饮食比起一般居民的饮食来，更强调营养、易消化、少食多餐等，同时还要注意对高血压、高血脂、骨质疏松等老年病堤防，清淡饮食。平时可常吃些坚果类食品，以起到防衰、保护心血管的功效

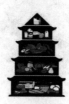

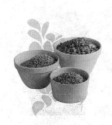